Anleitungen für klinische Laboratoriumsmethoden
Untersuchungen von Harn und Konkrementen

Anleitungen für klinische Laboratoriumsmethoden

Begründet von

M. Draeger und J. Konrad

als Praktikum für medizinisch-technische Assistentinnen

Herausgegeben von

Prof. Dr. sc. med. H. Stobbe

und

Doz. Dr. rer. nat. habil. H. J. Raderecht

Untersuchungen von Harn und Konkrementen

von

Prof. Dr. sc. med. W. Teichmann

4., überarbeitete Auflage
mit 39 Abbildungen und 14 Tabellen

VEB VERLAG VOLK UND GESUNDHEIT BERLIN 1987

Professor em. Dr. sc. med. Werner Teichmann
vormals Abteilungsleiter an der Klinik für
Innere Medizin der Wilhelm-Pieck-Universität Rostock

Teichmann, W.:
Untersuchungen von Harn und Konkrementen / von W. Teichmann. – 4., überarb. Aufl. – Berlin : Verl. Volk u. Gesundheit, 1987. – 232 S. : 39 Abb. u. 14 Tab.

1. Auflage 1967
2. Auflage 1975
3. Auflage 1980

ISBN 3-333-00169-1

4., überarbeitete Auflage

Lizenz-Nr. 210 (700/90/87)
LSV 2073, 2103
Lektor: Lieselotte Wietstruck
Hersteller: Nicola Käthner
Printed in the German Democratic Republic
Einbandgestaltung: Karl Salzbrunn, Berlin
Gesamtherstellung: Gutenberg Buchdruckerei Saalfeld, Betrieb der VOB Aufwärts
Bestell-Nr. 534 388 3
01900

Vorwort zur 1. Auflage

Die vorliegende Bearbeitung des Bandes „Untersuchungen von Harn und Konkrementen" der Reihe „Anleitungen für klinische Laboratoriumsmethoden" (begründet von M. DRAEGER und J. KONRAD) erhebt keinen Anspruch darauf, Lehr- oder Handbücher zu ersetzen; sie will aber der medizinisch-technischen Assistentin und auch dem jungen Arzt oder Apotheker, der selbst noch keine größeren Erfahrungen besitzt, eine verläßliche Anleitung am Arbeitsplatz sein.
Die Rationalisierung der klinischen Laboratoriumsdiagnostik zwingt zur Auswahl der zweckmäßigsten Untersuchungsverfahren. Gerade hinsichtlich der Untersuchungen von Harn und Konkrementen sind die Vorarbeiten der Standardisierung durch das Deutsche Arzneibuch, 7. Ausgabe (DAB 7), so weit gediehen, daß in dem vorliegenden Bändchen die empfehlenswerten Untersuchungsmethoden besonders gekennzeichnet werden konnten. Dagegen wurde bewußt verzichtet auf die Aufnahme einer Reihe von Untersuchungsverfahren, die dem heutigen Stand der klinischen Chemie nicht mehr entsprechen. In Anbetracht der großen Vorteile der chromatographischen Arbeitsweise erschien die Aufnahme einiger Angaben über papier- und dünnschichtchromatographische Untersuchungsverfahren ebenso geboten wie diejenige von Schnelltests, die angesichts der Erleichterung – und oftmals auch Verbesserung – der klinischen Laboratoriumsarbeit in den letzten Jahren rasche Verbreitung in der Praxis und bei der Durchführung von Reihenuntersuchungen gefunden haben.

Rostock W. TEICHMANN

Vorwort zur 4. Auflage

Die 4. Auflage der „Untersuchungen von Harn und Konkrementen" enthält alle den Harn betreffenden Standardmethoden des Bandes „Diagnostische Laboratoriumsmethoden" des Arzneibuchs der Deutschen Demokratischen Republik in der ab 1. Januar 1985 verbindlichen Fassung [I. und II. Lieferung (1983 und 1985)]; auch wurden bereits einige Methoden der im Manuskript vorliegenden III. Lieferung (1987) aufgenommen. Der von einigen Rezensenten früherer Auflagen gewünschten Beschränkung auf diese Standardmethoden wurde unter dem Gesichtspunkt der Absicherung von Havarie-Situationen nicht entsprochen und – trotz des beträchtlichen Zuwachses an Standardmethoden – eine Reihe einfacher Ausweichverfahren belassen. Verzicht auf Überholtes ließ dennoch die erforderliche Umfangserweiterung in Grenzen halten.

Für Maßangaben wurde ausschließlich das „Système International d'Unités" (= SI) benutzt; auch wurde die Terminologie des Bandes „Diagnostische Laboratoriumsmethoden" des Arzneibuchs der Deutschen Demokratischen Republik weitgehend übernommen.

Rostock *W. TEICHMANN*

Inhaltsverzeichnis

Einführung

Die Harnuntersuchung stellt den Ausgangspunkt der gesamten klinischen Chemie dar. Schon die alten Ägypter kannten schwangerschaftsbedingte Veränderungen der Harnzusammensetzung. Um 100 n. d. Z. unterschied der indische Arzt *Caraka* bereits eine ganze Reihe pathologischer Veränderungen der Harnbeschaffenheit; so war ihm die Glucosurie bekannt. Während sich das Mittelalter mit der bloßen Harnbetrachtung begnügte, setzte im 18. Jahrhundert die Entwicklung der chemischen Untersuchung des Harnes ein; so isolierte *Karl Wilhelm Scheele* (1742 bis 1786) bei seinen Arbeiten mit Harnsteinen im Jahre 1776 erstmalig die Harnsäure. Heute sind Harnuntersuchungen fester Bestandteil der Diagnostik nicht nur von Erkrankungen der Nieren und Harnwege, sondern auch von Stoffwechsel- und Leberkrankheiten, von Erkrankungen des Herz-Kreislauf-Systems, Infektionskrankheiten und bestimmten Affektionen des Nervensystems. Harnuntersuchungen können ferner wertvolle Befunde bei der Aufnahme körperfremder Stoffe (Arzneimittel, Gifte) vermitteln.

1. Allgemeines; chemische und physikalische Eigenschaften des Harnes

1.1. Normale Zusammensetzung

Mit dem von den Nieren abgeschiedenen Harn werden täglich durchschnittlich etwa 60 g (50–72 g) feste Substanzen, insbesondere die 10–18 g Stickstoff enthaltenden Abbauprodukte des Eiweißstoffwechsels, ausgeschieden. Die im Harn enthaltenen Substanzen werden eingeteilt in solche, die physiologischerweise, und solche, die nur unter krankhaften Bedingungen ausgeschieden werden; hierzu können solche Substanzen kommen, die nur nach Zufuhr von Arzneimitteln oder Giften auftreten. Als normale Harnbestandteile werden etwa 35 g organische und etwa 25 g anorganische Substanzen innerhalb von 24 h ausgeschieden (Tabelle 1/1).

Tab. 1/1 Zusammensetzung des normalen Harnes (Werte je Tag)

	(mmol/d)	(g/d)
organische Bestandteile		
Harnstoff	300—600	20,0—35,0
Harnsäure	1— 12	0,2— 2,0
Creatinin	8— 13	1,0— 1,5
übrige organische Stoffe		5,0—10,0
anorganische Bestandteile		
Kationen		
Natrium	100—265	2,3— 6,0
Kalium	30— 90	1,2— 3,5
Calcium	2— 13	0,1— 0,5
Magnesium	2— 10	0,1— 0,3
Ammonium (NH_4)	20— 60	0,4— 1,1
Anionen		
Chlorid	140—270	5,0— 9,5
Phosphat (PO_4)	16— 48	1,5— 4,6
Sulfat (SO_4)	15— 30	1,4— 2,9
übrige anorganische Stoffe		0,1—10,0

Zu den in Tabelle 1/1 unter „übrige organische Stoffe" zusammengefaßten Substanzen gehören Hippursäure, Glucuronsäure, Citronensäure, Oxalsäure, Verbindungen von Schwefelsäure mit Phenolen, Indoxyl und anderen Substanzen, geringe Mengen von Aminosäuren, Purinbasen, Milchsäure, Bernsteinsäure, Spuren von Proteinen, Kohlenhydraten und Acetonkörpern sowie Farbstoffe, Enzyme, Hormone und Vitamine.

1.2. Harnentnahme

Der Harn soll in gut gereinigten Glasgefäßen aufgefangen und möglichst frisch untersucht werden. Da die Konzentration der gelösten Substanzen im Laufe des Tages erhebliche Schwankungen zeigen kann, ist es für die meisten quantitativen Bestimmungsmethoden aussagekräftiger, die in einem bestimmten Zeitraum ausgeschiedene Substanzmenge anstelle von deren Konzentrationen zu ermitteln. Dazu ist es erforderlich, Sammelharn zu gewinnen. Hierzu entleert der Patient zunächst seine Blase; der gewonnene Harn wird verworfen. Der Zeitpunkt dieser Blasenentleerung ist der Beginn der Sammelperiode; die Harnsammlung beginnt also in der Harnblase des Patienten. Der Harn aller weiteren Blasenentleerungen wird in sauberen Gefäßen aufbewahrt. Am Ende der Sammelperiode erfolgt die letzte Miktion; die tatsächliche Sammelzeit zwischen vorausgegangener Blasenentleerung und letzter Miktion wird festgehalten. Die erforderliche Länge der Sammelperiode hängt von der durchzuführenden Untersuchung ab (s. dort). Das Harnvolumen ist mit einem Meßzylinder (nicht mit dem graduierten Urinsammelglas) zu bestimmen. Zur Untersuchung gelangt eine Probe des Harnes nach Vereinigung aller Sammelportionen und deren gründlicher Durchmischung. – Einzelne, bei Bedarf gewonnene Harnproben werden dagegen zum Nachweis von Substanzen verwendet, die sich beim Stehen verändern. Es kann zweckmäßig sein, solche Harnproben zu untersuchen, die erfahrungsgemäß den höchsten Gehalt an pathologischen Bestandteilen zeigen; so enthält der Morgenharn meistens reichlich zelluläre Bestandteile und Bakterien. Für bakteriologische Untersuchungen ist die Gewinnung von „Mittelstrahlurin" erforderlich (s. S. 87).

Die *Aufbewahrung* des gewonnenen Harnes ist abhängig von der beabsichtigten laboratoriumsdiagnostischen Untersuchung; Aufbewahrung im Kühlschrank (4 °C) reicht zur Hintanhaltung bakterieller Zersetzung meistens aus. Ist eine Konservierung erforderlich, so kommen folgende Zusätze in Betracht:

Thymol-Isopropanol. 5 m*l* Thymol-Reagenzlösung [666 mmol/*l*; 100 g Thymol (2-Isopropyl-5-methyl-phenol) werden in Propan-2-ol zum Liter gelöst] reichen für eine Tagesharnmenge aus. Bei der Bestimmung der 17-Ketosteroide und beim Gallensäurennachweis ist Thymol-Isopropanol zu vermeiden;

Chloroform. Im Volumenverhältnis von 1:200 dem Harn zugesetzt, kann es die Reduktionsproben auf Zucker stören, da es in alkalischem Harn zu Ameisensäure umgesetzt wird. Durch Erwärmen des Harnes zu entfernen;

Schwefelsäure. 1 m*l* Schwefelsäure (9 mol/*l*) auf 100 m*l* Harn (z. B. zur Catecholaminbestimmung); vor der Untersuchung wird mit 1 m*l* Natronlauge (10 mol/*l*) neutralisiert. Schwefelsäurezusatz macht die Bestimmung der Reaktion und der titrierbaren Acidität unmöglich, kann Glucuronide und Schwefelsäureester hydrolysieren und Formelemente zerstören.

Naturgemäß muß der Zusatz von Konservierungsmitteln unterbleiben, wenn man enzymatische Bestimmungen durchführen oder Zucker im Harn mit Hefe vergären will.

1.3. Identifizierung einer Flüssigkeit als Harn

Zur Identifizierung benutzt man den Nachweis der wesentlichsten Harnbestandteile.

Harnstoff

a) Nachweis mit Bromlauge. 5 m*l* Harn werden mit 2 m*l* Natronlauge (3,8 mol/*l*) und 10 m*l* Bromwasser versetzt; starke Gasentwicklung (Stickstoff) zeigt die Anwesenheit von Harnstoff an;
b) Nachweis als Harnstoffnitrat. 1 Tropfen Harn wird auf einem Objektträger über kleiner Flamme vorsichtig eingedunstet; dann läßt man einen kleinen Tropfen Salpetersäure (4,6 mol/*l*) zufließen. Eine dichte weiße Trübung in der Berührungszone zeigt die Anwesenheit von Harnstoff an; unter dem Mikroskop sind dachziegelförmig liegende rhombische Kriställchen von Harnstoffnitrat zu erkennen.

Creatinin

5 m*l* Harn werden mit 0,5 m*l* frisch bereiteter Lösung von Dinatriumpentacyanonitrosylferrat (= Nitroprussidnatrium) und 2 m*l* Natronlauge (2,5 mol/*l*; 100 g/*l*) versetzt. Bei Anwesenheit von Creatinin tritt Rotfärbung auf, die beim Ansäuern mit Essigsäure wieder verschwindet (Weylsche Reaktion).

Harnsäure

50 m*l* Harn werden mit Ammoniumchlorid gesättigt und mit Ammoniak deutlich alkalisch gemacht. Der gebildete Niederschlag von Ammoniumurat wird nach etwa 12 h abfiltriert. Einige Kristalle werden dann in einem kleinen Porzellanschälchen mit 5 Tropfen Salpetersäure versetzt und langsam bis zur Trockne eingedampft. Beim Befeuchten des gelbbraunen Rückstands mit wenig Ammoniak tritt Purpurviolettfärbung auf (= Murexidprobe).

1.4. Harnmenge

Die Bestimmung der Harnmenge erfolgt in graduierten Zylindern. Die normale Tagesmenge des Harnes beträgt bei Männern 1 500–2 000 m*l*, bei Frauen 1 200 bis 1 700 m*l*; bei Kindern ist die Harnmenge – bezogen auf die Körpermasse – verhältnismäßig größer. Die Harnmenge ist weitgehend abhängig von der Flüssigkeitszufuhr. Normalerweise werden etwa $^4/_5$ der Harnmenge am Tage und etwa $^1/_5$ während der Nachtruhe ausgeschieden; eine Vermehrung der nächtlichen Harnausscheidung wird als *Nykturie* bezeichnet. Krankhafte Vermehrung der Harnmenge wird *Polyurie*, krankhafte Verminderung derselben *Oligurie* genannt. Völliges Versiegen der Harnausscheidung bezeichnet man als *Anurie*.

1.5. Harnfarbe

Normaler Harn sieht hell- bis dunkelgelb aus. Die Harnfarbe ist durch ein Gemisch gelber und roter Farbstoffe (Urochrom, Urorosein, Urobilin u. a.) bedingt und von der Konzentration und der aufgenommenen Nahrung abhängig. Der Farbstoffgehalt des Harnes ist bei Niereninsuffizienz gewöhnlich herabgesetzt. Je intensiver die Harnfarbe ist, desto höher ist auch die Dichte (sog. „hochgestellte Harne"); eine Ausnahme von dieser Regel bilden die glucosehaltigen Harne (helle Farbe trotz hoher Dichte) bei Diabetes mellitus. Eine Übersicht über die wichtigsten Veränderungen der Harnfarbe gibt die Tabelle 1/2.

Tab. 1/2 Charakteristische Veränderungen der Harnfarbe

Farbton	Ursache
blaßgelb bis farblos	Wasserdiurese, Diabetes insipidus, polyurische Phase der akuten Niereninsuffizienz, chronische Glomerulonephritis
dunkelgelb bis gelbrot	geringe Flüssigkeitszufuhr, Wasserverlust durch Schweiß oder Fieber; hoher Gehalt an Urobilinoiden, Ausscheidung von Pyrazolonabkömmlingen
rötlich bis rot	Blut, Hämoglobin, Myoglobin; Anilinfarben; rote Rüben (Anthocyanin); Prontosil, Pyramidon (Rubazonsäure); Rotfärbung nach Alkalisieren: Phenolphthalein, Anthrachinonderivate, Santonin, Phenolrot
rötlich bis weinrot	Porphyrine
dunkelgelb, bierbraun bis grünbraun	Hämiglobin, Gallenfarbstoffe (Bilirubin und Biliverdin führen zu Gelbfärbung des Schüttelschaums); Phenolderivate
braunschwarz	Melanin, Homogentisinsäure (nach längerem Stehen an der Luft oder Alkalisieren)
grün bis blau	Methylenblau, Indigokarmin
milchigweiß	Fettgehalt des Harnes (Chylurie)

1.6. Durchsichtigkeit

Normaler, frisch entleerter Harn ist klar und frei von trübenden Beimengungen. Nach einigen Stunden Stehen scheidet sich ein zarter wolkiger Niederschlag (Nubecula) ab, der aus Schleim und abgestoßenen Epithelien besteht. Bei längerem Stehen treten Harntrübungen und Niederschläge (Sedimente) infolge Ausfallens von Salzen in der Kälte auf. Dagegen sind Harne, die bereits trüb entleert werden, meistens pathologisch verändert; eine Ausnahme bildet hier die Trübung des frisch gelassenen Harnes bei rein vegetarischer Ernährung infolge der Abscheidung von Calcium- und Magnesiumphosphaten aus alkalisch reagierendem Harn (*Phosphaturie*). Zur *orientierenden Unterscheidung der Harntrübungen* erhitzt man etwas Harn vorsichtig; Urate – außer Ammoniumurat – sind beim Erwärmen leicht löslich. Erwärmen unter Zusatz einiger Tropfen Essigsäure löst Phosphate und Ammoniumurat, auftretende Gasbläschen zeigen die Anwesenheit

von Carbonaten an. Nicht beim Erwärmen, aber auf Zusatz von Salzsäure gehen Oxalate in Lösung. Kalilauge löst Urate und bewirkt gelatinöse Transparenz von durch Eiter getrübten Harnen. Durch Fetttröpfchen getrübte Harne können mit Ethanol-Ether-Mischung (1 + 1) ausgeschüttelt werden.
Durch Bakterien bedingte Harntrübungen bleiben bei den genannten Manipulationen bestehen und können durch Zentrifugieren oder Filtrieren durch Kieselgurfilter beseitigt werden.

1.7. Geruch

Der charakteristische normale Harngeruch muß bei schweren entzündlichen Erkrankungen der Harnwege infolge bakterieller Zersetzung einem ammoniakalischen, faulig-jauchigen oder Schwefelwasserstoffgeruch weichen. Acetonausscheidung bedingt den charakteristischen Obstgeruch. Auch der Genuß mancher Speisen oder Gewürze und Arzneimittel kann den Geruch des Harnes verändern (Spargel, Knoblauch, Kaffee; Veilchengeruch nach Terpentin- und Eukalyptusöl). Stets ist der Geruch bald nach dem Entleeren festzustellen, da er bei längerem Stehen des Harnes verschwinden oder verändert werden kann.

1.8. Dichte, Osmolalität

Die Dichte des Harnes steht in umgekehrtem Verhältnis zur gebildeten Harnmenge; nur der Harn des Zuckerkranken besitzt eine hohe Dichte bei hohem Volumen. Die relative (auf Wasser = 1 bezogene) Dichte des Harnes schwankt physiologischerweise innerhalb der weiten Grenzen von etwa 1,005–1,030; sie hängt von der Menge der im Harn gelösten Stoffe ab. Bei Nierenkrankheiten kann die Niere die Fähigkeit verlieren, sich an die wechselnden blutchemischen Verhältnisse anzupassen. Zunächst verliert die Niere das Konzentrierungsvermögen, so daß ein Harn mit niedrigerer Dichte als beim Gesunden ausgeschieden wird (*Hyposthenurie*); erst später kommt es zum Verlust des Verdünnungsvermögens, so daß die Dichte des Harnes trotz wechselnder Harnmengen nur mehr um 1,010 schwankt (*Isothenurie*). Dieser Wert entspricht der Dichte des enteiweißten Blutes.
Die Bestimmung der relativen Dichte wird mit einem *Aräometer* ausgeführt, dessen Skale einen Dichtebereich von 1,000–1,060 umfaßt und in Abschnitte unterteilt ist, die einer relativen Dichte von 0,001 entsprechen.
In einen Glaszylinder gibt man unter Vermeidung von Schaumbildung so viel Harn, daß das anschließend eingesetzte Aräometer in der Flüssigkeit schwimmt, ohne den Boden oder die Wand des Glaszylinders zu berühren. Danach werden der mit dem tiefsten Punkt der gewölbten Flüssigkeitsoberfläche übereinstimmende Wert der Aräometerskale und, soweit das Aräometer ein Thermometer enthält, die Temperatur des Harnes abgelesen. Enthält das Aräometer kein Thermometer, so ist die Temperatur des Harnes gesondert zu ermitteln. Der auf der Aräometerskale abgelesene Wert wird als relative Dichte des Harnes angege-

ben, wenn die Harntemperatur und die auf dem Aräometer angegebene Justiertemperatur bei der Untersuchung übereinstimmen und der Harn keine größere Menge Eiweiß oder Glucose enthält.
Bei abweichender Harntemperatur muß ein Korrekturwert

$$k = 333 \cdot 10^{-6} \cdot a$$

errechnet werden, wobei für a die Temperaturdifferenz einzusetzen ist. Bei über der Justiertemperatur liegender Harntemperatur wird k zum abgelesenen Skalenwert addiert, bei kälterem Harn vom abgelesenen Skalenwert subtrahiert.
Bei Anwesenheit einer größeren Menge Eiweiß wird der Korrekturwert

$$k_{\text{Eiweiß}} = 250 \cdot 10^{-6} \cdot c$$

errechnet, wobei für c die Eiweißkonzentration (g/l Harn) einzusetzen ist. Dieser Wert wird vom abgelesenen Skalenwert subtrahiert.
Bei Anwesenheit einer größeren Menge Glucose wird der Korrekturwert

$$k_{\text{Glucose}} = 67 \cdot 10^{-6} \cdot c$$

errechnet, wobei für c die Glucosekonzentration (mmol/l Harn) einzusetzen ist. Dieser Wert wird vom abgelesenen Skalenwert substrahiert.
Bei eiweiß- ode glucosehaltigem Harn wird sowohl der korrigierte als auch der ohne Berücksichtigung von Eiweiß- oder Glucosekonzentration erhaltene Wert angegeben.
Die *Osmolalität* des Harnes ist ein Maß der Konzentration aller im Harn enthaltenen osmotisch aktiven Teilchen. Die Konzentration wird am einfachsten durch Messung der *Gefrierpunktserniedrigung* des Harnes gegenüber Wasser ermittelt. Diese Bestimmung wird mit dem elektronischen Halbmikro-Osmometer der Firma Knauer durchgeführt.
Der zu untersuchende Harn ist bis zur Messung in einem verschlossenen Gefäß bei 2–8 °C aufzubewahren. Getrübter Harn bzw. Harn mit einem Bodensatz ist umgehend zu untersuchen; er wird vor der Messung bei einer relativen Zentrifugalbeschleunigung von 800–1 500 zentrifugiert, die Probe wird dem klaren Überstand entnommen.
Zur Vorbereitung des Geräts wird zunächst der Kühlwasserdurchlauf in Betrieb gesetzt, wobei hinsichtlich der Wahl der optimalen Kühltemperatur die Empfehlungen des Herstellers für den jeweiligen Meßkopf sowie die allgemeinen Hinweise der Bedienungsanleitung zu beachten sind. Dann wird das Gerät eingeschaltet.
Zur Vorbereitung der Messung muß eine Eichung des Osmometers durchgeführt werden. Der Bezugspunkt „O mosmol/kg" wird festgelegt, indem zunächst 150 μl kohlendioxidfreies doppeltdestilliertes Wasser, das aus einer Glasapparatur gewonnen wurde, in das saubere und trockene Meßgefäß eingefüllt werden. Das Meßgefäß wird dann durch Aufschieben auf den Schliffstopfen am Meßkopf befestigt. Der Meßkopf wird in Meßstellung gebracht, wobei das Meßgefäß in die gekühlte Deckplattenöffnung eintaucht. Der Betriebsschalter steht auf „Δ". Das Wasser wird nun thermoelektrisch gekühlt (Peltier-Effekt); es läßt sich unter den Gefrierpunkt kühlen, ohne daß es gefriert. Beim Absinken der Temperatur auf unter 0 °C beginnt der Zeiger von links nach rechts über die Skale

zu wandern; erreicht er die Marke „Δ", wird mit dem Druckknopf an der rechten Seite der Frontplatte der eingebaute Vibrationsmechanismus betätigt und damit das Gefrieren ausgelöst. Wenn das Wasser gefriert, wird der Bereichsschalter auf „400 mosmol/kg" gestellt, dann wird mit einem Schraubendreher am Einstellelement „H_2O" der Zeiger auf den Punkt „0" der Skale eingestellt. – In gleicher Weise wird danach der Bezugspunkt „400 mosmol/kg" festgelegt. Dazu werden 150 *μl* „Natriumchlorid-Vergleichslösung 400 mosmol/kg" (12,687 g getrocknetes Natriumchlorid werden in 1 *l* bidestilliertem Wasser gelöst; die Vergleichslösung ist bei 2–8 °C aufzubewahren) in das Meßgefäß eingefüllt und wie vorstehend behandelt; nach dem Eintritt des Gefrierens wird der Bereichsschalter auf „400 mosmol/kg" gestellt und mit einem Schraubendreher am Einstellelement „400 mosmol" der Zeiger auf den Punkt „400" der Skale gebracht.
Für den eigentlichen Meßvorgang werden 150 *μl* des zu untersuchenden Harnes in das Meßgefäß eingefüllt, das durch Aufschieben auf den Schliffstopfen am Meßkopf befestigt wird. Der Meßkopf wird in Meßstellung gebracht, wobei das Meßgefäß in die gekühlte Deckplattenöffnung eintaucht. Der Betriebsschalter steht auf „Δ". Sinkt die Temperatur des Untersuchungsmaterials unter 0 °C, beginnt der Zeiger von links nach rechts über die Skale zu wandern. Erreicht er die Marke „Δ", wird mit dem Druckknopf an der rechten Seite der Frontplatte der Vibrationsmechanismus betätigt und damit das Gefrieren ausgelöst. Beim Eintritt des Gefrierens schlägt der Zeiger nach links aus. Der Bereichsschalter wird auf den entsprechenden Bereich gestellt. Der Zeiger wandert weiter nach links bis zum kleinsten Ausschlag und steigt danach wieder nach rechts an (Wendepunkt). Das Meßergebnis in „mosmol/kg H_2O" erhält man durch Ablesen des Zeigerausschlags im Wendepunkt. Das Untersuchungsergebnis wird in „mmol/kg" angegeben; 1 mosmol/kg H_2O entspricht 1 mmol/kg.
Der Normalbereich der Osmolalität des Harnes beträgt beim Erwachsenen 50 bis 1 400 mmol/kg, beim Neugeborenen 50–600 mmol/kg. Bei Nichtvorhandensein eines elektronischen Halbmikro-Osmometers kann die Bestimmung der Gefrierpunktserniedrigung mit dem Kryoskop nach *Beckmann* oder dem Widerstandsthermometer erfolgen. Das *Kryoskop* (Abb. 1/1a) besteht aus einem großen, mit Kältemischung gefüllten äußeren Gefäß, in welches das – durch einen Luftmantel getrennte – innere Gefäß mit dem Untersuchungsmaterial eingehängt wird. In das Untersuchungsmaterial tauchen ein Thermometer und ein Rührer ein. Während die Quecksilbersäule des Thermometers zunächst fällt, schnellt sie infolge des Freiwerdens von Wärme beim Übergang des Untersuchungsmaterials vom flüssigen in den festen Aggregatzustand plötzlich wieder hoch bis zum physikalischen Gefrierpunkt des Untersuchungsmaterials, auf dem sie für einige Zeit verharrt (Abb. 1/1b). Da der Gefrierpunkt einer 1 osmol/*l* enthaltenden Lösung −1,86 °C beträgt, erhält man das Meßergebnis in „mosmol/kg H_2O" durch Multiplikation der am Gefrierpunkt abgelesenen Temperatur mit 1 000 : 1,86 = 538.
Die *Viskosität* des Harnes ist etwas höher als diejenige des Wassers (Wasser = 1) und schwankt bei normaler Dichte zwischen 1,02 und 1,20. Deutliche Erhöhungen treten erst auf, wenn der Harn Eiweiß, Blut, Leukozyten oder Zylinder enthält; dann kann sie Werte bis 1,9 erreichen.

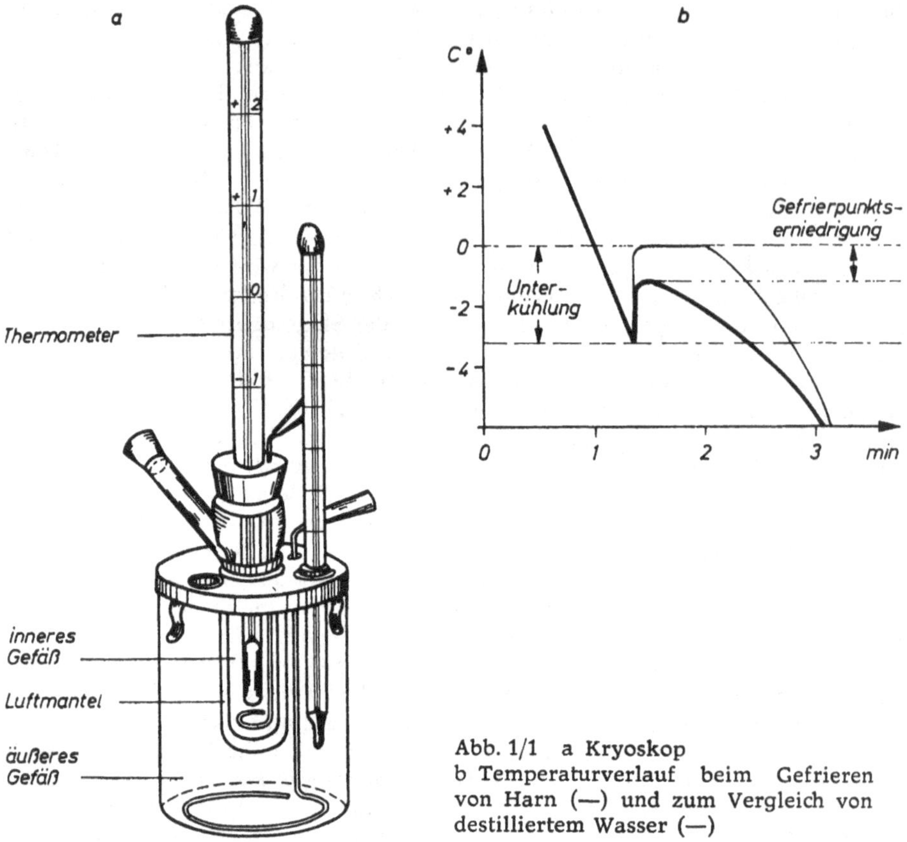

Abb. 1/1 a Kryoskop
b Temperaturverlauf beim Gefrieren von Harn (—) und zum Vergleich von destilliertem Wasser (—)

1.9. Reaktion des Harnes

Die Niere ist vermittels Ausscheidung saurer oder basischer Valenzen maßgeblich an der Aufrechterhaltung des inneren Milieus des Organismus beteiligt. Normaler Harn reagiert schwach sauer; in Abhängigkeit von der aufgenommenen Nahrung kann der pH-Wert zwischen 4 und 8,5 schwanken. Bei Aufnahme eiweißreicher Nahrung, erhöhtem Eiweißumsatz im Fieber, stoffwechselbedingten Acidosen oder nach Gabe ansäuernder Medikamente (z. B. Ammoniumchlorid, Argininhydrochlorid) wird die Reaktion des Harnes infolge Ausscheidung saurer Valenzen (z. B. Urate, primäre Phosphate) sauer. Umgekehrt wird alkalischer Harn mit hohem Gehalt an sekundären Phosphaten sowie Alkalicarbonaten ausgeschieden nach Aufnahme pflanzlicher Kost, Genuß alkalischer Wässer und bei bakteriellen Infektionen der Harnwege. Bei der Rezidivprophylaxe der Urolithiasis werden bestimmte pH-Wert-Bereiche des Harnes angestrebt: bei Harnsäuresteinen zwischen 6,4 und 6,8, bei Calciumphosphatsteinen zwischen 5,4 und 6,0.

Bei längerem Stehen des Harnes an der Luft verschiebt sich dessen Reaktion infolge Zersetzung des Harnstoffs zunehmend in den alkalischen Bereich.
Zur *orientierenden Bestimmung der Reaktion* taucht man *Lackmuspapier* in den möglichst frischen Harn. Saurer Harn rötet blaues Lackmuspapier, alkalischer färbt rotes Lackmuspapier blau. So kann jedoch nur festgestellt werden, ob die Harnreaktion über oder unter dem Neutralpunkt des Lackmuspapiers liegt.
Eine etwas genauere Bestimmung der Reaktion erlaubt die Verwendung von *Universalindikatorpapieren* (z. B. „Unitest", VEB Feinchemie Sebnitz), die man kurz in den Harn eintaucht oder auf die man besser 1 Tropfen Harn aufbringt und dann mit der zugehörigen Farbskala vergleicht. Die *kolorimetrischen Verfahren* zur Ermittlung der aktuellen Wasserstoffionenkonzentration, bzw. der Titrationsacidität sind durch die genauere *elektrochemische Bestimmung des Harn-pH-Wertes* und der titrierbaren Acidität abgelöst worden. Die *titrierbare Acidität* erfaßt die aus den Puffern des Harnes dissoziierbaren Wasserstoffionen. Sie ist daher abhängig von der Säurekonzentration, nicht von der Säurestärke bzw. dem Dissoziationsgrad. Normalerweise zeigt sie eine positive Korrelation zur ausgeschiedenen Phosphatmenge. Die Normalwerte liegen bei 10–40 mmol/d. Werte oberhalb 50 mmol/d sprechen für Säurebelastung oder metabolische Acidose; erniedrigte Werte werden bei metabolischer Alkalose, aber auch bei renaler Acidose gefunden.

► Bestimmung der titrierbaren Acidität im Harn (AB (D. L.) – DDR 83)

Prinzip

Harn wird mit Natronlauge bei 25 °C bis zu einem pH-Wert von 7,7 elektrochemisch titriert, und aus der verbrauchten Menge Natronlauge wird die titrierbare Acidität berechnet.

Reagenzien

1. Thymol-Reagenzlösung (666 mmol/*l*). 100 g Thymol (2-Isopropyl-5-methylphenol) werden in Propan-2-ol zum Liter gelöst;
2. Standardpufferlösung D (pH = 6,865, Ionenstärke I_m = 100 mmol · kg^{-1}). 3,388 g bei 110 °C bis zur Massekonstanz getrocknetes Kalium-dihydrogenphosphat und 3,533 g bei 120 °C bis zur Massekonstanz getrocknetes Dinatrium-hydrogen-phosphat werden in destilliertem Wasser zum Liter gelöst. Standardpufferlösung D ist 3 Monate verwendbar;
3. Standardpufferlösung C (pH = 4,008, Ionenstärke I_m = 53,5 mmol · kg^{-1}). 10,12 g bei 110 °C getrocknetes Kaliumhydrogen-phthalat werden in destilliertem Wasser zum Liter gelöst. Standardpufferlösung C ist 42 Tage verwendbar;
4. Natronlauge-Maßlösung (100 mmol/*l*).

Ausführung

Als *Untersuchungsmaterial* wird der während der Dauer von 1 Tag gesammelte Harn verwendet, der durch Zusatz von 5 m*l* Thymol-Reagenzlösung (1) zum ersten ausgeschiedenen Harn konserviert wurde. Der Sammelharn ist umgehend zu untersuchen.
Die *Meßapparatur* besteht aus einem pH-Meßgerät, der Glaselektrode GA 51, der Bezugselektrode KE 20 der Membranpumpe, der Feinbürette und dem Titriergefäß (Abb. 1/2).

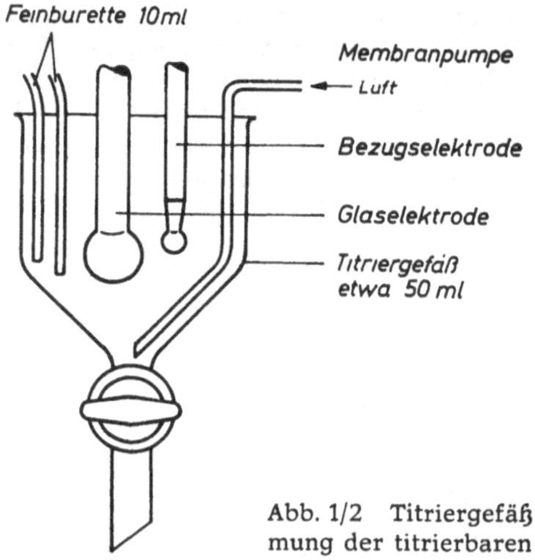

Abb. 1/2 Titriergefäß für die Bestimmung der titrierbaren Acidität im Harn

Zur *Einstellung* werden 5 m*l* Standardpufferlösung D (2), die zuvor auf 25 °C temperiert wurde, in das Titriergefäß gegeben. Danach werden Glaselektrode und Bezugselektrode in die Flüssigkeit eingetaucht und mit dem Meßverstärkereingang verbunden. Nach 2 min wird der Meßwerkzeiger mit dem Bedienungselement „Asymmetrie" auf den Skalenwert pH = 6,865 eingestellt. Nach der Messung wird der Meßverstärkereingang geschlossen und die Lösung aus dem Titriergefäß abgelassen. Die Glaselektrode wird im Titriergefäß zunächst mit destilliertem Wasser und anschließend mit 5 m*l* Standardpufferlösung C (3) gespült. Danach werden in das Titriergefäß 5 m*l* zuvor auf 25 °C temperierten Standardpufferlösung C (3) gegeben, und die Messung wird wiederholt, wobei der Meßwerkzeiger mit dem Bedienungselement „Steilheit" auf den Skalenwert pH = 4,008 eingestellt wird.
Als *Prüfansatz* werden 5 m*l* zuvor auf 25 °C temperierter Sammelharn in das Titrationsgefäß gegeben und die Elektroden mit dem Meßverstärkereingang verbunden. Die Membranpumpe wird eingeschaltet, dann wird so lange Natronlauge (100 mmol/*l*) (4) aus der Feinbürette zugegeben, bis der Meßwerkzeiger den Skalenwert pH = 7,7 anzeigt. Nach 2 min wird der angezeigte Skalenwert kontrolliert und die verbrauchte Menge Natronlauge (100 mmol/*l*) (4) notiert.

Berechnung

Die titrierbare Acidität des Sammelharns (mmol) ergibt sich zu

$$\frac{a \cdot b}{50}$$

a = verbrauchte Natronlauge-Maßlösung (100 mmol/*l*) (m*l*),
b = während 1 d ausgeschiedener Harn (m*l*)

Hinweise

Die Glaselektrode wird nach jeder Bestimmung der titrierbaren Acidität in destilliertem Wasser aufbewahrt.
Falls der zu untersuchende Harn nach Einschalten der Membranpumpe zu schäumen beginnt, ist dem Prüfansatz 1 Tropfen Isoamylalkohol zuzusetzen.
Die Bestimmung der titrierbaren Acidität wird durch Calcium- und Ammoniumionen beeinflußt, und zwar erhöhen 0,5 mmol/*l* Calciumionen die titrierbare Acidität um 0,4 mmol/*l* und 100 mmol/*l* Ammoniumionen die titrierbare Acidität um 3,5 mmol/*l*.

2. Chemische Untersuchung des Harnes auf pathologische Bestandteile

2.1. Eiweiß im Harn

2.1.1. Qualitative Eiweißnachweise

Normalerweise finden sich im Harn nur geringe Eiweißmengen (etwa 40 mg/d), die mit den üblichen qualitativen Untersuchungsverfahren nicht erfaßt werden. Das Auftreten eines höheren Eiweißgehalts im Harn wird als *Proteinurie* (der früher übliche Ausdruck „Albuminurie" ist unkorrekt, da nicht nur Albumine ausgeschieden werden) bezeichnet. Der Proteinurie liegt eine erhöhte Durchlässigkeit des glomerulären Apparats der Niere zugrunde. Bei jeder konstant auftretenden Eiweißausscheidung im Harn ist damit der Verdacht auf das Vorliegen einer Nierenkrankheit (Glomerulonephritis, Pyelonephritis, Amyloidniere, nephrotisches Syndrom), einer Nierenbeteiligung bei Herz- und Gefäßerkrankungen oder einer toxischen Nierenschädigung gegeben.
Nicht jede Proteinurie ist aber als beweisend für das Bestehen eines organischen Nierenleidens anzusehen. So läßt eine intermittierend auftretende Eiweißausscheidung an eine orthostatische oder lordotische Proteinurie denken; der am Tage abgesonderte Harn enthält dann Eiweiß, der Morgenharn dagegen nicht. Eine solche *transistorische Proteinurie* kann auch nach Anstrengungen (Marschproteinurie) und im Fieber (febrile Proteinurie) beobachtet werden. Eine positive Eiweißreaktion kann auch bei Blutungen und schweren Infektionen der ableitenden Harnwege auftreten. Zur Zeit der Menstruation wird im Frauenharn häufig Eiweiß gefunden; zur Klärung, ob dieses dem Harn erst während der Entleerung beigemengt wurde oder ob tatsächlich eine Proteinurie vorliegt, kann dann die Untersuchung von Katheterharn erforderlich sein. Eiweißgehalt von Männerharn kann durch Beimengung von Sperma (Samenflüssigkeit) bedingt sein; mikroskopische Untersuchung des Sediments läßt dann Spermatozoen nachweisen.
Die Größe der Eiweißausscheidung im Harn erlaubt keine Schlüsse auf die Schwere einer Nierenerkrankung, da gerade schwere Nierenaffektionen häufig mit nur relativ geringgradiger Proteinurie verbunden sind.
Bei den mit den qualitativen Nachweisen im Harn erfaßbaren Eiweißkörpern kann es sich handeln um:

1. Mucine,
2. Proteine, die dem Blut entstammen,
3. Proteosen (Eiweißabbauprodukte),
4. Paraproteine (pathologische Eiweißkörper).

Mucine sind Glycoproteine (Kohlenhydrate im Molekül enthaltende Eiweißkörper), die der Schleimhaut der ableitenden Harnwege entstammen und auch im normalen Harn in geringer Menge (Nubecula) vorhanden sind. Da Mucine schon in der Kälte mit Essigsäure eine Trübung geben, werden sie auch als *Essigsäure-Kältekörper* bezeichnet; auf diesem Verhalten beruht ihr Nachweis.

▶ Mucinnachweis

Reagenz

Essigsäure (2 mol/*l*).

Ausführung

10 m*l* Harn werden mit Essigsäure angesäuert. Eine in der Kälte auftretende Trübung, die sich in Mineralsäuren wieder löst, beweist die Anwesenheit von Mucinen.
Soll in einem mucinhaltigen Harn der Eiweißnachweis geführt werden, so kann die durch Essigsäure in der Kälte hervorgerufene Trübung nach ein- bis zweistündigem Stehen der Probe leicht abfiltriert werden.
Die bei Nierenaffektionen im Harn auftretenden *Proteine* entstammen dem Bluteiweiß und bestehen daher aus den Albuminen und Globulinen des Plasmas. Gelegentlich können auch Eiweißabbauprodukte im Harn auftreten; diese *Proteosen* (auch als Albumosen und Peptone bezeichnet) treten namentlich bei fieberhaften Erkrankungen, Pyelitis (= Nierenbeckenentzündung) und manchen Vergiftungen auf. Proteosen werden nicht durch Hitze, jedoch durch Sulfosalicylsäure ausgefällt. Bei den *Paraproteinen* handelt es sich um abnorme Eiweißkörper, die entweder anhand ihres besonderen physikalisch-chemischen Verhaltens (Bence-Jones-Protein) oder immunologisch nachgewiesen werden können.
Voraussetzungen einer ordnungsgemäßen Untersuchung auf Eiweiß sind:

1. der Harn muß sauer sein;
2. der Harn muß klar sein.

Neutraler oder alkalischer Harn muß vor der Untersuchung angesäuert werden, da sonst falschnegative Resultate erhalten werden können. Aus sehr konzentrierten Harnen kann beim Ansäuern Harnsäure ausgefällt werden. Um Verwechslungen mit Eiweiß zu vermeiden, verdünnt man solche Harne vor der Säurezugabe mit Wasser. Jeder eine Trübung aufweisende Harn muß zentrifugiert oder filtriert werden, um diese zu beseitigen. Diese Klärung ist erforderlich, um Spuren von Eiweiß, die bei der nachfolgenden Untersuchung nur eine geringe Trübung oder Opaleszenz verursachen, nicht zu übersehen. Gelingt auf diese Weise eine Klärung nicht, benutzt man zwei gleiche Reagenzgläser, in die man gleiche Volumina des trüben Harnes gibt; mit dem einen stellt man dann die Eiweißprobe an und benutzt das andere als Vergleich. Ein Klären des Harnes mit Kieselgur oder Kohle ist nicht zu empfehlen, da auch das nachzuweisende Eiweiß an diese Substanzen adsorbiert werden kann.

▶ Kochprobe (Methode I – AB (D. L.) – DDR 83)

Prinzip

Nach Einstellung des Harnes auf einen pH-Wert nahe dem isoelektrischen Punkt des Eiweißes wird das Eiweiß durch Erhitzen zur Gerinnung gebracht.

Reagenz

Natriumacetat-Puffer I (pH-Wert: 4,6, Acetat: 1,96 mol/*l*, Essigsäure: 1,04 mol/*l*, Natriumacetat: 920 mmol/*l*). 125,2 g Natriumacetat-3-Wasser werden in 600 m*l* destilliertem Wasser gelöst. Nach Zusatz von 60 m*l* konzentrierter Essigsäure wird die Lösung mit destilliertem Wasser zum Liter aufgefüllt.

Ausführung

5 m*l* klarer Harn werden in einem hohen Reagenzglas mit 0,5 m*l* Natriumacetat-Puffer I versetzt. Die Mischung wird 30 s im Sieden gehalten oder im siedenden Wasserbad 2 min erhitzt und anschließend beurteilt. Der Nachweis ist als negativ (0) zu beurteilen, wenn der Ansatz keine Trübung zeigt oder opaleszent bis schwach getrübt erscheint. Der Nachweis ist als positiv (1) zu beurteilen, wenn der Ansatz eine deutliche Trübung, Flockung oder einen Niederschlag aufweist.

Hinweise

Harn mit einem pH-Wert über 7,5 ist vor der Untersuchung mit Essigsäure (5 mol/*l*) bis zur schwach sauren Reaktion zu versetzen. Zeigt der zu untersuchende Harn eine auch durch Filtrieren nicht zu beseitigende Trübung, so wird die Probe mit 5 m*l* dieses Harnes, die ebenfalls in ein hohes Reagenzglas gegeben werden, verglichen und beurteilt.

▶ Sulfosalicylsäureprobe (AB (D. L.) – DDR 83)

Prinzip

Sulfosalicylsäure fällt Eiweiß irreversibel aus.

Reagenz

Bromthymolblau-Sulfosalicylsäure-Reagenzlösung. 0,5 g Bromthymolblau werden mit 1 *l* destilliertem Wasser versetzt. Die Mischung wird nach wiederholtem Schwenken zum Sieden erhitzt und nach dem Abkühlen filtriert. Anschließend werden in dem Filtrat 100 g Sulfosalicylsäure-2-Wasser zum Liter gelöst. Die Lösung wird mindestens 12 h stehengelassen, danach filtriert, und dieses Filtrat wird als Reagenzlösung verwendet. Die Reagenzlösung ist vor Licht geschützt aufzubewahren.

Ausführung

3 ml klarer Harn werden tropfenweise mit Bromthymolblau-Sulfosalicylsäure-Reagenzlösung versetzt, bis die Flüssigkeit eine gelbe Färbung zeigt. Anschließend wird die gelb gefärbte Flüssigkeit mit weiteren 5 Tropfen Bromthymolblau-Sulfosalicylsäure-Reagenzlösung versetzt. Entsteht dabei eine Trübung oder ein Niederschlag, so ist die Anwesenheit von Eiweiß wahrscheinlich, und der Harn ist mit der Kochprobe zu untersuchen.

Hinweis

Der sehr empfindliche Eiweißnachweis mit Sulfosalicylsäure ist nicht spezifisch. Er darf jedoch, besonders bei Serienuntersuchungen, als Vorprobe verwendet werden.

▶ Nachweis von Eiweiß im Harn mit Reagnosttabletten (VEB Feinchemie Sebnitz)

In den letzten Jahren haben Feststoffreagenzien, Teststäbchen und Testpapiere zunehmende Bedeutung und Verbreitung erlangt, weil sie Arbeit sparen und am Krankenbett durchgeführt werden können.

Ausführung

Man legt 1 Tablette auf eine schwarze Tüpfelplatte oder in die Kuppe eines kleinen Reagenzglases oder auf einen kleinen Spiegel und träufelt etwa 5 Tropfen Harn darauf. Bei Anwesenheit von Eiweiß kommt es spätestens nach 1 min zu einer Trübung der Flüssigkeit bzw. zum Auftreten von Flocken.

Hinweis

Die Reagenztabletten sind auf der Grundlage des Eiweißnachweises mit Sulfosalicylsäure aufgebaut; sie enthalten den Indikator Bromthymolblau, welcher der Mischung eine schwachgelbe Farbe erteilt. Bei alkalischer Reaktion des Harnes tritt Blaufärbung auf; dann müssen weitere Tabletten zu der Mischung gegeben werden, bis deren Farbe gelb bleibt.
Testpapiere benutzen zum Eiweißnachweis entweder den Eiweißfehler der Indikatoren (z. B. Biophan E, VEB Feinchemie Sebnitz, Albustix-Teststäbchen und -streifen der Firmen Ames und Merck) oder die Farbstoffbindung durch das mittels Sulfosalicyl- oder Trichloressigsäure (im Testpapier enthalten) ausgefällte Eiweiß.

▶ Nachweis von BENCE-JONES-Paraprotein (Methode II – AB (D. L.) – DDR 83)

Prinzip

Der Nachweis von Bence-Jones-Paraprotein beruht auf der Eigenschaft dieses Eiweißkörpers, in Abhängigkeit von pH-Wert und Salzkonzentration des Harnes beim Erwärmen auf etwa 60 °C auszufallen, sich aber im Gegensatz zu anderen Proteinen bei weiterem Erhitzen wieder zu lösen.

Reagenzien

1. Essigsäure (5 mol/*l*). 287,5 m*l* konzentrierte Essigsäure werden mit destilliertem Wasser zu 1 *l* aufgefüllt. Essigsäure (5 mol/*l*) ist 1 Jahr verwendbar;
2. Natriumchlorid-Reagenzlösung (6,14 mol/*l*). 320 g Natriumchlorid werden in 1 *l* destilliertem Wasser gelöst. Die Lösung wird mit weiteren 80 g Natriumchlorid versetzt und zur Sättigung mindestens 2 h stehengelassen. Bei Bedarf wird eine entsprechende Menge der überstehenden, klaren Lösung entnommen und als Reagenzlösung verwendet.

Ausführung

5 m*l* Harn werden in einem hohen Reagenzglas mit 1 Tropfen Essigsäure (1) und 1 m*l* Natriumchloridlösung (2) versetzt. Die Mischung wird vorsichtig zum Sieden erhitzt und unverzüglich durch ein Filterpapier der Sorte „Filtrak 388", das zuvor gemeinsam mit dem Trichter auf 100 °C erhitzt wurde, in ein zuvor ebenfalls auf 100 °C erhitztes Reagenzglas filtriert. Das klare Filtrat wird auf 50 bis 60 °C abgekühlt. Zeigt das Filtrat danach eine Trübung oder Fällung, so wird es erneut zum Sieden erhitzt. – Der Nachweis ist als negativ (0) zu beurteilen, wenn das klare Filtrat nach dem Abkühlen eine Trübung oder Fällung zeigt, die bei erneutem Erhitzen nicht wieder verschwindet. Der Nachweis ist als positiv (1) zu beurteilen, wenn das klare Filtrat nach dem Abkühlen eine Trübung oder Fällung zeigt, die bei erneutem Erhitzen wieder verschwindet.

2.1.2. Quantitative Eiweißbestimmungen

Die Angabe der Eiweißausscheidung in Gramm je Liter ist nicht zweckmäßig, da dieses relative Maß von der Harnmenge abhängt. Es ist daher vorteilhafter, den täglichen Eiweißverlust (g/d) anzugeben. Ist eine exakte Sammlung des 24-Stunden-Harns nicht möglich, so wird empfohlen, die Eiweißausscheidung auf die Creatininausscheidung zu beziehen.

▶ Eiweißbestimmung nach EXTON (AB (D. L.) – DDR 83)

Prinzip

Eiweiß wird durch Sulfosalicylsäure und Natriumsulfat gefällt, und die Intensität der entstandenen Trübung wird durch Messung der scheinbaren Extinktion bestimmt.

Reagenzien

1. Natriumchloridlösung (154 mmol/*l*);
2. Natriumsulfat-Sulfosalicylsäure-Reagenzlösung (Natriumsulfat: 497 mmol/*l*, Sulfosalicylsäure: 197 mmol/*l*). 50 g Sulfosalicylsäure und 160 g Natriumsulfat-10-Wasser werden in destilliertem Wasser zum Liter gelöst. Die Reagenzlösung ist vor Licht geschützt aufzubewahren;
3. Eiweiß-Vergleichslösung* (Eiweiß: 10 g/*l*). Eine 10 g Eiweiß enthaltende Menge Serulat EG (Hersteller: VEB Sächsisches Serumwerk Dresden) wird nach Zusatz von 10 m*l* Natriumazidlösung (769 mmol/*l*) mit Natriumchloridlösung (154 mmol/*l*) (1) zum Liter aufgefüllt. Die Vergleichslösung ist bei 2–8 °C aufzubewahren. Sie ist 3 Monate haltbar;
4. Eiweiß-Vergleichslösung*** (Eiweiß: 1 g/*l*). 100 m*l* Eiweiß-Vergleichslösung* (3) werden unter Zusatz von 10 m*l* Natriumacidlösung 769 mmol/*l*) mit Natriumchloridlösung (154 mmol/*l*) zum Liter aufgefüllt. Die Vergleichslösung ist bei 2–8 °C aufzubewahren. Sie ist 3 Monate haltbar.

Ausführung

0,5 m*l* zentrifugierter Harn und 2,5 m*l* Natriumsulfat-Sulfosalicylsäure-Reagenzlösung (2) werden gemischt. Die scheinbare Extinktion des Prüfansatzes wird frühestens 10 min, spätestens aber 1 h nach dem Mischen in einer Schichtdicke von 10 mm bei einer Wellenlänge von 560 nm (550–570 nm) gemessen. Der Prüfansatz ist unmittelbar vor der Messung vorsichtig zu schwenken. – Als *Leeransatz* wird eine Mischung aus 0,5 m*l* zentrifugiertem Harn und 2,5 m*l* Natriumchloridlösung (1) verwendet. – Als *Vergleichsansatz* werden 0,5 m*l* Eiweiß-Vergleichslösung*** (4) wie vorstehend beschrieben behandelt. Die scheinbare Extinktion des Vergleichsansatzes ist gegen destilliertes Wasser zu messen. Der korrigierten scheinbaren Extinktion des Vergleichsansatzes entspricht eine Konzentration von 1 g Eiweiß/*l* Harn.

Berechnung

Der Eiweißgehalt des Harnes (g/*l*) ergibt sich zu

$$\frac{\overline{E'}}{\overline{E'}_v}$$

Die Eiweißausscheidung im Harn innerhalb von 24 h (g/d) wird berechnet zu

$$\frac{E' \cdot a \cdot 0{,}024}{\overline{E'_v} \cdot b}$$

a = während der Sammelzeit ausgeschiedener Harn (m*l*),
b = Sammelzeit (h),
E' = korrigierte scheinbare Extinktion des Prüfansatzes,
$\overline{E'_v}$ = Mittelwert der korrigierten scheinbaren Extinktion des Vergleichsansatzes.

Bezugskurve

2,5, 5,0, 10,0, 20,0, 25,0 und 30,0 m*l* Eiweiß-Vergleichslösung* (3) werden jeweils mit Natriumchloridlösung (1) zu 100 m*l* aufgefüllt. Je 0,5 m*l* dieser Lösungen werden jeweils mit 2,5 m*l* Natriumsulfat-Sulfosalicylsäure-Reagenzlösung (2) gemischt. Die scheinbaren Extinktionen dieser Ansätze werden frühestens 10 min, spätestens aber 1 h nach dem Mischen in einer Schichtdicke von 10 mm bei einer Wellenlänge von 560 nm (550–570 nm) gegen Wasser gemessen. Die Ansätze sind unmittelbar vor der Messung vorsichtig zu schwenken. Den so erhaltenen korrigierten scheinbaren Extinktionen entsprechen Konzentrationen von 0,25, 0,5, 1, 2, 2,5 und 3 g Eiweiß/*l* Harn.

Hinweise

Liegt die korrigierte scheinbare Extinktion des Prüfansatzes oberhalb des Bereichs der Bezugskurve, so ist 1 Volumenteil des zu untersuchenden Harnes mit 2 Volumenteilen Natriumchloridlösung (1) zu mischen, die Untersuchung mit 0,5 m*l* dieser Mischung zu wiederholen und das daraus resultierende Ergebnis mit 3 zu multiplizieren.
Eiweiß-Vergleichslösung*, Eiweiß-Vergleichslösung*** und die Bezugslösungen dürfen nicht bei Temperaturen unter 2 °C aufbewahrt werden.

▶ Photometrische Eiweißbestimmung mit der Biuretmethode

Prinzip

Eiweiß bildet mit Kupferionen im alkalischen Milieu einen violetten Komplex, dessen Konzentration photometrisch bestimmt wird. Vorher müssen störende Substanzen entfernt werden.

Reagenzien

1. Trichloressigsäurelösung (600 mmol/*l*);
2. Natronlauge (1 mol/*l*);
3. Weichselbaum-Reagenz (Modifikation nach *Wolfson*). 45 g Kaliumnatriumtartrat-4-Wasser und 5 g Kupfer(II)-sulfat-5-Wasser werden in 200 m*l* Natronlauge (1 mol/*l*) aufgelöst, dann gibt man 0,5 g Kaliumiodid hinzu und füllt mit destilliertem Wasser zum Liter auf;

4. Natriumchloridlösung (154 mmol/*l*);
5. Eiweiß-Vergleichslösung*. Eine 10 g Eiweiß enthaltende Menge Serulat EG (Hersteller: VEB Sächsisches Serumwerk Dresden) wird nach Zusatz von 10 m*l* Natriumazidlösung (769 mmol/*l*) mit Natriumchloridlösung (154 mmol/*l*) zum Liter aufgefüllt. Die Vergleichslösung ist bei 2–8 °C aufzubewahren. Sie ist 3 Monate haltbar.

Ausführung

2 m*l* Harn werden in einem Zentrifugenglas mit 3 m*l* destilliertem Wasser und 5 m*l* Trichloressigsäurelösung (1) versetzt, gut geschüttelt und zentrifugiert. Die überstehende Flüssigkeit wird abgegossen, der Niederschlag wird in 2 m*l* Natronlauge (2) gelöst und mit 3 m*l* destilliertem Wasser sowie 5 m*l* Weichsel-Baum-Reagenz (3) versetzt. Nach 30 min wird bei einer Wellenlänge von 546 nm (540–560 nm) gegen einen Leeransatz aus 5 m*l* Weichselbaum-Reagenz (3) und 5 m*l* destilliertem Wasser in einer Schichtdicke von 10 mm die Extinktion gemessen.

Bezugskurve

0,2, 0,5, 1,0 und 1,5 m*l* Eiweiß-Vergleichslösung* (5) werden jeweils mit Natriumchloridlösung (4) zu 2 m*l* aufgefüllt und – ebenso wie 2,0 m*l* Eiweiß-Vergleichslösung* – in gleicher Weise wie unter „Ausführung" für Harn angegeben, behandelt. Den mit der Extinktion des Leeransatzes korrigierten Extinktionen dieser Ansätze entsprechen Eiweißkonzentrationen von 1,0, 2,5, 5,0, 7,5 und 10,0 g/*l*.

Hinweis

Bei niedrigem Eiweißgehalt des Harnes empfiehlt sich der Einsatz von 5 m*l*, bei sehr hohem dagegen nur der von 0,5 m*l* Harn, wobei die unterschiedliche Verdünnung bei der Berechnung berücksichtigt werden muß.

► Gravimetrische Eiweißbestimmung

Prinzip

Das durch Hitze ausgefällte Eiweiß wird nach Trocknung gewogen.

Reagenzien

1. Natriumacetat-Puffer I (pH-Wert: 4,6, Acetat: 1,96 mol/*l*, Essigsäure: 1,04 mol/*l*, Natriumacetat: 920 mmol/*l*). 125,2 g Natriumacetat-3-Wasser werden in 600 m*l* destilliertem Wasser gelöst. Nach Zusatz von 60 m*l* konzentrierter Essigsäure wird die Lösung mit destilliertem Wasser zum Liter aufgefüllt;
2. Ethanol (96 Vol.-%);
3. Ether.

Ausführung

50 m*l* Harn werden mit 5 m*l* Natriumacetat-Puffer I (1) versetzt und 20 min im siedenden Wasserbad erhitzt, bis das Eiweiß koaguliert ist. Der Niederschlag wird nach dem Absetzen durch einen Porzellanfiltertiegel abfiltriert und zuerst mit heißem destilliertem Wasser (bis zum Verschwinden der Chloridreaktion mit Silbernitratlösung), dann mit Ethanol (2) und schließlich mit Ether (3) gewaschen. Danach wird bei 105 °C bis zur Massekonstanz getrocknet. Nach Abzug der Tiegelleermasse ergibt sich der Eiweißgehalt in 50 m*l* Harn; Multiplikation mit 20 führt zum Eiweißgehalt (g/*l*).

Hinweis

Da das Eiweiß bei der Ausfällung Salze adsorbiert, die durch Auswaschen nicht restlos zu entfernen sind, erhält man nach der vorstehend beschriebenen Arbeitsweise etwas zu hohe Werte. Da andererseits die gravimetrische Eiweißbestimmung vorzugsweise als Eichmethode eingesetzt wird, ist für genaue Bestimmungen der Tiegelinhalt zu veraschen und die Masse der Asche vor der Multiplikation mit 20 abzuziehen.
Die *volumetrischen Eiweißbestimmungsmethoden* nach Aufrecht, Esbach und Esbach-Hayward sind unzuverlässig und daher abzulehnen.
Die *polarimetrische Bestimmung* des Eiweißgehalts ist auch abzulehnen, da das Drehvermögen der einzelnen Eiweißkörper unterschiedlich ist und andere optisch aktive Substanzen die Bestimmung stören können. Zur *elektrophoretischen Fraktionierung* der Harneiweiße müssen diese zunächst durch Dialyse oder Ultrafiltration angereichert werden.

2.2. Untersuchungen auf Zucker

Die Kohlenhydrate der Nahrung werden im Darmkanal zu Di- und Monosacchariden abgebaut und gelangen auf dem Blutweg in die Leber, die ihre Weitergabe an die Gewebe des Organismus reguliert. Mit Hilfe des in den B-Zellen der Langerhansschen Inseln des Pankreas gebildeten Hormons *Insulin* wird in der Leber ein Teil der Kohlenhydrate in Form des Polysaccharids *Glycogen* gespeichert, das bei Bedarf wieder in Glucose (= Dextrose, Traubenzucker) umgewandelt und im Blut transportiert werden kann. Der normale Zuckergehalt des Blutes liegt zwischen 3,3 und 5,5 mmol/*l*.
Da auch die Verwertung der Glucose im Körper durch Insulin geregelt wird, ist beim Zuckerkranken (Diabetiker) die Zuckerverwertung gestört, und es kommt zum Ansteigen des Blutzuckerspiegels *(Hyperglycämie).* Die Nieren vermögen bei der Harnbereitung die Glucose nur bis zu einem Gehalt von etwa 8,33 mmol/*l* zu reabsorbieren, es kommt somit bei höherem Blutzuckergehalt zum Übertritt von Glucose in den Harn (*Glucosurie*).
Eine Hyperglycämie kann auch infolge nervöser Fehlsteuerung der Stoffwechselzentren bei zentral angreifenden Erkrankungen auftreten. Bei der *renalen Glucosurie* ist die Nierenschwelle für Glucose gesenkt, so daß bei normalem Blutzuckerspiegel Glucose in den Harn ausgeschieden wird.

Zur Erfassung der Schwere einer Zuckerkrankheit und als Grundlage der Insulindosierung sind Kohlenhydratbilanzen erforderlich. Zu diesem Zweck müssen quantitative Bestimmungen des Zuckergehalts vom 24-Stunden-Harn oder von bestimmten Sammelperioden (z. B. 6–12 Uhr, 12–18 Uhr und 18–6 Uhr) durchgeführt werden.
Außer Glucose können auch andere Zucker im Harn auftreten (Tabelle 2/1). Der Nachweis der Glucoseausscheidung im Harn erfolgt entweder mittels unspezifischer Reduktionsproben oder durch das spezifische enzymatische Verfahren. Zur quantitativen Bestimmung wird die optische Aktivität der Zucker bei der Polarimetrie benutzt. Die Identifizierung einzelner Mono- oder Disaccharide erfolgt mittels spezifischer Proben oder Chromatographie.
Vorbedingung für die Untersuchung des Harnes auf Zucker mit Reduktionsproben und für die quantitative polarimetrische Zuckerbestimmung ist die *Eiweißfreiheit* des Harnes. Ein auf Zucker zu prüfender Harn muß daher zunächst auf Eiweiß untersucht werden. Eiweißhaltige Harne werden mit $^1/_{10}$ ihres Volumens Natriumacetat-Pufferlösung I (s. S. 26) versetzt, 30 s im Sieden gehalten. Das klare Filtrat wird zur Untersuchung verwendet; für quantitative Untersuchungen ist nach dem Kochen auf das Ausgangsvolumen aufzufüllen.
Die Reduktionsproben sind nicht spezifisch für Glucose; ihr negativer Ausfall beweist die Abwesenheit von Glucose. Demgegenüber zeigt ein positives Ergebnis lediglich die Anwesenheit reduzierender Substanzen an; dabei kann es sich um Zucker oder aber um andere reduzierende Harnbestandteile (Creatinin, Harnsäure, Glucuronsäure und Harnfarbstoffe) handeln. Bei Vorhandensein der letztgenannten Substanzen in höheren Konzentrationen tritt die Reduktion meistens nicht sofort, sondern erst allmählich beim Stehenlassen der gekochten Probe ein; diese Erscheinung wird als *Nachreduktion* bezeichnet. Nach Einnahme größerer Mengen Vitamin C (Ascorbinsäure) werden im Harn erhebliche Ascorbinsäuremengen ausgeschieden, die dann ein starkes Reduktionsvermögen zeigen.

2.2.1. Qualitative Nachweise

2.2.1.1. Reduktionsproben (unspezifisch)

▶ Zuckernachweis nach BENEDIKT (Methode II – AB (D. L.) – DDR 83)

Prinzip

Glucose sowie andere im Harn enthaltene Substanzen reduzieren in heißer, alkalischer Lösung die in der Benedikt-Reagenzlösung vorliegende Kupfer(II)-Komplexverbindung zu rotem Kupfer(I)-oxid.

Reagenz

Benedikt-Reagenz (Kupfer(II)-sulfat: 69,3 mmol/*l*, Natriumcarbonat: 944 mmol/*l*, Natriumcitrat: 588 mmol/*l*). 270 g Natriumcarbonat-10-Wasser und 173 g

Tab. 2/1 Eigenschaften der wichtigsten im Harn vorkommenden Kohlenhydrate

	Reduktion	Gärung	Phenylosazon Fp (°C)	spezifische Drehung $[\alpha]_D^{20}$	Vorkommen
Hexosen					
D-Glucose	+	+	204—205	+52,7	Diabetes mellitus, renale Glucosurie (nicht besonders seltene Anomalie), alimentäre Glucosurie nach Zufuhr großer Glucosemengen
D-Fructose	+	+	204—205	—92,1	essentielle Fructosurie (vererbbarer Enzymdefekt), hereditäre Fructoseintoleranz (sehr seltene Stoffwechselanomalie)
D-Galactose	+	(+) sehr langsam	179—186	+80,7	hereditäre Galactoseintoleranz (Galactosämie, seltene Stoffwechselanomalie), akzidentell bei Galactosebelastung als Leberfunktionsprobe
Disaccharide					
Lactose	+	—	198—200	+55,0	Lactosurie während der Laktation (stillende Mütter, Schwangere vom 7. Monat ab, Wöchnerinnen), Lactosurie bei gastrointestinalen Erkrankungen von Säuglingen, Lactoseintoleranz (hereditäre Form bei Säuglingen, erworbene Form im Erwachsenenalter)

3*

Maltose	+	+	(206)	+137,5	bei Diabetes mellitus sehr selten neben Glucose in geringer Konzentration nachweisbar
Saccharose	—	—	allmählich Bildung von Phenylglucosazon infolge Spaltung	+66,5	Saccharosemalabsorption (sehr seltene Anomalie), bei essentieller Fructosurie sehr selten neben Fructose in geringer Konzentration nachweisbar, nach parenteraler Zufuhr, akzidentell als Verunreinigung
nach Inversion	+	+	204—205	—20,1	
Pentosen					
L-Arabinose	(+) verzögert	—	166—168	+104,6[1]	alimentäre Pentosurie (nach Genuß von Kirschen, Pflaumen),
D-Xylose	(+) verzögert	—	161—163	+10,0	hereditäre Pentosurie (seltene Stoffwechselanomalie)
D-Ribose	(+) verzögert	—	166—168	—23,7	

[1] Zumeist Ausscheidung von D,L-Arabinose; Pentosen im Harn zumeist optisch inaktiv oder nur gering rechtsdrehend.

Natriumcitrat-2-Wasser werden in 550 m*l* destilliertem Wasser gelöst. Nach Zusatz der Lösung von 17,3 g Kupfer(II)-sulfat-5-Wasser in 100 m*l* destilliertem Wasser wird die Lösung mit destilliertem Wasser zum Liter aufgefüllt und filtriert. Die Reagenzlösung ist 3 Monate haltbar.

Ausführung

4 Tropfen eiweißfreier Harn werden in einem hohen Reagenzglas mit 2,5 m*l* Benedikt-Reagenz versetzt. Die Mischung wird 1–2 min im Sieden gehalten oder im siedenden Wasserbad 5 min erhitzt, danach schnell abgekühlt und nach dem Abkühlen beurteilt (Tabelle 2/2).

Tab. 2/2 Bewertung des Zuckernachweises nach *Benedikt*

Feststellung	Bewertung	die Glucosekonzentration beträgt etwa
klare oder schwach getrübte Lösung; Färbung gegenüber Benedikt-Reagenz unverändert	0	$\leqq$ 1,5 mmol/*l*
Blaugrünfärbung, kein Niederschlag	1	5–20 mmol/*l*
hellgrüner Niederschlag	2	30 mmol/*l*
gelbgrüner Niederschlag	3	60 mmol/*l*
grüngelber Niederschlag	4	90 mmol/*l*
gelbbrauner Niederschlag	5	$\geqq$ 120 mmol/*l*

Hinweis

Enthält der zu untersuchende Harn Eiweiß, so werden 5 m*l* des Harnes nach Zusatz von 0,5 m*l* Natriumacetat-Puffer I (s. S. 26) 30 s lang im Sieden gehalten und 4 Tropfen des klaren Filtrats zur Untersuchung verwendet.

► Zuckernachweis nach FEHLING

Prinzip

Glucose sowie andere im Harn enthaltene Substanzen reduzieren in heißer, alkalischer Lösung die in der Fehling-Reagenzlösung vorliegende Kupfer(II)-Komplexverbindung zu rotem Kupfer(I)-oxid.

Reagenzien

1. Fehling-Reagenzlösung I. 69,3 g Kupfer(II)-sulfat-5-Wasser werden in destilliertem Wasser zum Liter gelöst;
2. Fehling-Reagenzlösung II. 346 g Kaliumnatriumtartrat-4-Wasser und 106 g Natriumhydroxid werden in destilliertem Wasser zum Liter gelöst.

Ausführung

In einem Reagenzglas mischt man gleiche Teile (etwa 2–5 m*l*) Fehling-Reagenz I (1) und II (2) und erhitzt zum Sieden, versetzt mit dem gleichen Volumen Harn oder enteiweißtem Filtrat und erhitzt abermals zum Sieden. Bei Anwesenheit reduzierender Substanzen scheidet sich gelbes bis gelbrotes Kupfer(1)-oxid ab.

Hinweis

Ist nur wenig Zucker zu erwarten, so empfiehlt es sich, die Reagenzmischung vor dem Anstellen der Reaktion zu verdünnen. – Eine Grünfärbung des Ansatzes ohne Ausscheidung von Kupfer(I)-oxid ist auf die Anwesenheit höherer Konzentrationen von Harnfarbstoffen, Harnsäure oder Creatinin zurückzuführen. – Zur Vermeidung von Störungen durch Eigenreduktion ist es nötig, die beiden Reagenzlösungen getrennt aufzubewahren.
Anstelle der in den Zuckernachweisen nach *Benedikt* und *Fehling* zur Bildung von Kupfer(II)-Komplexverbindungen eingesetzten Citronen- oder Weinsäure kann dafür auch Glycerol genutzt werden (Zuckernachweis nach *Haines*).

2.2.1.2. Spezifische Nachweise

▶ Phenylhydrazinprobe nach FISCHER

Prinzip

Zucker bilden mit Phenylhydrazin Phenylosazone, die zur Identifizierung dienen können.

Reagenzien

1. Phenylhydrazinhydrochlorid;
2. Natriumacetat-3-Wasser;
3. Essigsäure (2 mol/*l*);
4. Ethanol (70 Vol.-%);
5. Ethanol (50 Vol.-%).

Ausführung

Etwa 3 g Phenylhydrazinhydrochlorid (1) und etwa 6 g Natriumacetat (2) werden in etwa 50 m*l* Wasser in der Kälte gelöst und in ein Kölbchen filtriert. Das Filtrat wird mit etwa der gleichen Menge mit Essigsäure (3) angesäuertem Harn versetzt und 30–60 min im siedenden Wasserbad erhitzt. Dabei scheiden sich die Phenylosazone als gelber kristalliner Niederschlag ab; bleibt eine solche Abscheidung aus, kann sie durch Abkühlen des Kölbchens unter fließendem Wasser oder Reiben mit einem Glasstab erreicht werden. Die Kristalle werden abfiltriert, mit heißem destilliertem Wasser gewaschen und dann in heißem Ethanol (70 Vol.-%) (4) gelöst. Beim Abkühlen scheiden sich feine Kristallbüschel aus, die kurz mit

Ethanol (50 Vol.-%) gewaschen und dann im Exsikkator getrocknet werden. Der Schmelzpunkt des gebildeten Phenylosazons wird bestimmt (s. Tabelle 2/1); Glucose und Fructose bilden das gleiche Osazon.

2.2.1.2.1. Glucose

▶ **Enzymatischer Nachweis mit Biophan-G-Teststreifen (Methode I – AB (D. L.) – DDR 83)**

Prinzip

Teststreifen „Biophan G" sind in der Indikatorzone mit Glucose-Oxidase (EC 1.1.3.4), Peroxidase (EC 1.11.1.7) und einem Wasserstoffdonator imprägniert. Enthält der zu untersuchende Harn Glucose, so entstehen aus dieser durch Einwirkung der Glucose-Oxidase in Gegenwart von Sauerstoff Gluconsäure und Wasserstoffperoxid. Letzteres dehydriert mit Hilfe der Peroxidase den Wasserstoffdonator, wodurch die Färbung der Indikatorzone verändert wird.

Ausführung

Das kurze weiße Stück eines Teststreifens „Biophan G" wird mit Harn befeuchtet. Die Färbung der Indikatorzone wird, soweit vom Hersteller nichts anderes angegeben ist, nach 2 min beurteilt.
Der Nachweis ist als negativ (0) zu beurteilen, wenn die Indikatorzone des Teststreifens keine Farbänderung zeigt. Der Nachweis ist als positiv (1) zu beurteilen, wenn die Indikatorzone des Teststreifens eine grüne bis blaue Färbung zeigt.

Hinweis

Der pH-Wert des zu untersuchenden Harnes soll im Bereich von 4–8 liegen. Ascorbinsäure und andere reduzierende Substanzen sowie hohe Konzentrationen von Acetonkörpern (vgl. S. 49) können trotz Anwesenheit von Glucose einen positiven Ausfall verhindern.

2.2.1.2.2. Fructose (Lävulose, Fruchtzucker)

Fructose gibt wie Glucose positive Reduktionsproben und ist vergärbar. Beide Hexosen bilden das gleiche Phenylosazon. Fructose dreht die Ebene des polarisierten Lichtes jedoch nach links. Bei gleichzeitigem Vorkommen von Glucose und Fructose im Harn zeigen bei positiver Reaktion mit Biophan-G-Papier und völliger Vergärbarkeit der Zucker die quantitativen Bestimmungen durch Polarisation (zu niedriger Wert infolge entgegengesetzter Drehungsrichtung beider Zucker) und durch Vergärung unterschiedliche Ergebnisse.
Nachstehend werden einige spezielle qualitative Nachweisreaktionen für Fructose aufgeführt.

▶ Nachweis nach SELIWANOFF

Prinzip

Bildung von Hydroxymethylfurfural, das mit Resorcinol eine Rotfärbung ergibt.

Reagenzien

1. Salzsäure, konzentriert;
2. Resorcinol (1,3-Dihydroxy-benzen).

Ausführung

In etwa 3 *ml* Salzsäure (1) werden einige Kristalle Resorcinol (2) gelöst. Dazu gibt man etwa 3–5 *ml* Harn und erhitzt nur eben bis zum Sieden. Bei Anwesenheit von Fructose tritt sofort Rotfärbung auf.

Hinweis

Bei längerem Kochen des Ansatzes geben auch Glucose und Galactose eine weniger intensive Rotfärbung. Man kann diese Täuschungsmöglichkeit vermeiden, wenn man im Wasserbad nur auf 65 °C erhitzt; die durch Fructose bedingte Rotfärbung tritt dann innerhalb von 30 min auf.

▶ Modifikation nach ZINNER

Reagenz

Resorcinol-Phosphorsäure. 0,2 g Resorcinol (1,3-Dihydroxy-benzen) werden in 85 *ml* Ethanol gelöst und mit 15 *ml* konzentrierter Phosphorsäure versetzt.

Ausführung

Auf ein Sück Filterpapier wird 1 Tropfen Harn aufgebracht und an der Luft getrocknet. Danach gibt man auf die gleiche Stelle 1 Tropfen Resorcinol-Phosphorsäure und erhitzt 3–5 min im Trockenschrank auf 100–105 °C. Fructose – und andere Ketosen – ergeben einen braunen Fleck; Gelbfärbung bleibt unberücksichtigt.

2.2.1.2.3. Galactose

Galactose gibt wie Glucose positive Reduktionsproben, ist jedoch nur sehr langsam vergärbar und bildet ein anderes Phenylosazon. Sie wird in der Klinik gelegentlich zur Leberfunktionsprüfung angewendet und kann dann im Harn leicht polarimetrisch bestimmt werden.

▶ Galactosenachweis durch Oxydation zu Schleimsäure

Prinzip

Galactose wird zu Schleimsäure oxydiert.

Reagenzien

1. Salpetersäure, konzentriert;
2. Natronlauge (5 mol/*l*);
3. Salzsäure (6 mol/*l*);
4. Methanol;
5. Ether.

Ausführung

Etwa 10 m*l* eiweißfreier Harn werden mit 20 m*l* Salpetersäure (1) versetzt und unter dem Abzug auf etwa 20 m*l* eingeengt, bis die Lösung gelb bleibt. Dann stellt man die Lösung in einen Kühlschrank und reibt von Zeit zu Zeit mit einem Glasstab. Dabei fällt die unlösliche Schleimsäure als sandiger Niederschlag aus, der nach 24 h abfiltriert wird. Zum Reinigen werden die Kristalle in 1 m*l* destilliertem Wasser suspendiert und durch tropfenweisen Zusatz von Natronlauge (2) in Lösung gebracht. Nach Abzentrifugieren des Ungelösten wird die Schleimsäure durch Zusatz von Salzsäure (3) wieder ausgefällt. Die in Methanol (4) und Ether (5) gewaschenen Kristalle schmelzen bei 213–215 °C unter Zersetzung.

Hinweis

Auch Lactose bildet Schleimsäure.

2.2.1.2.4. Lactose (Milchzucker)

Lactose gibt wie Glucose positive Reduktionsproben, ist aber nicht vergärbar und bildet ein anderes Phenylosazon. Da sich die spezifische Drehung der Lactose praktisch nicht von derjenigen der Glucose unterscheidet, kann sie wie diese polarimetrisch bestimmt werden; bei gleichzeitiger Anwesenheit beider Zucker wird die Glucose dazu durch Gärung entfernt.

▶ Lactosenachweis nach ORMSBY und JOHNSON

Reagenzien

1. Methylaminhydrochloridlösung (30 mmol/*l*). 2 g Methylaminhydrochlorid werden in destilliertem Wasser zum Liter gelöst;
2. Natronlauge (2,5 mol/*l*).

Ausführung

2 *ml* Harn werden in einem Reagenzglas mit 0,5 *ml* Methylaminhydrochloridlösung (1) und 0,1 *ml* Natronlauge (2) versetzt. Nach dem Mischen wird das Reagenzglas verschlossen und 30 min lang in einem Wasserbad bei 56 °C gehalten. Danach läßt man 1 h lang bei Zimmertemperatur stehen. Bei Anwesenheit von Lactose tritt eine Rotfärbung auf.

2.2.1.2.5. Maltose (Malzzucker)

Maltose gibt positive Reduktionsproben, ist vergärbar und bildet ein Phenylosazon. Ihr Nachweis ist ohne klinische Bedeutung.

2.2.1.2.6. Saccharose (Rohrzucker, Rübenzucker)

Saccharose gibt erst nach Hydrolyse positive Reduktionsproben. Die Gärung erfolgt indirekt nach Invertierung.
Zur Inversion versetzt man etwa 10 *ml* Harn mit 5–10 *ml* Salzsäure und erwärmt 5 min lang im Wasserbad auf 70 °C. Ein Saccharose enthaltender Harn dreht die Ebene des polarisierten Lichtes vor der Inversion nach rechts, nach der Inversion aber nach links.

2.2.1.2.7. Pentosen

Pentosen geben verzögert positive Reduktionsproben und sind nicht vergärbar. Die Schmelzpunkte ihrer Phenylosazone liegen zwischen 160 und 166 °C.

► Pentosennachweis nach BIAL

Prinzip

Bildung von Furfural, das mit Orcin eine Grünfärbung gibt.

Reagenzien

1. Bials Reagenz. 1 g Orcin (3,5-Dihydroxy-toluen-1-Wasser) wird in 500 *ml* Salzsäure (4 mol/*l*) gelöst und mit 25 Tropfen Eisen(III)-chloridlösung (370 mmol/*l*) versetzt;
2. n-Amylalkohol (Pentanol).

Ausführung

5 *ml* *Bials* Reagenz (1) werden zum Sieden erhitzt und sofort tropfenweise mit 5(–20) Tropfen Harn versetzt. Bei Anwesenheit von Pentosen entwickelt sich eine schöne Grünfärbung. Der Farbstoff läßt sich mit Amylalkohol (2) ausschütteln.

Hinweis

Anwesenheit von Fructose stört; da Fructose ebenfalls Färbungen gibt, wird sie zweckmäßigerweise vor Anstellung der Bialschen Reaktion durch Vergärung entfernt.

► Pentosennachweis nach TOLLENS und SALKOWSKI

Prinzip

Bildung von Furfural, das mit Phloroglucin eine Violettfärbung ergibt.

Reagenzien

1. Salzsäure, konzentriert;
2. Phloroglucin (1,3,5-Trihydroxy-benzen-2-Wasser);
3. Ethanol (96 Vol.-%).

Ausführung

3 m*l* Harn werden mit 3 m*l* Salzsäure (1) versetzt und nach Zugabe einer Spatelspitze Phloroglucin (2) im Wasserbad allmählich zum Sieden erhitzt. Der entstehende Niederschlag wird abfiltriert und mit Wasser gewaschen. Der Niederschlag löst sich in Ethanol (3) mit violetter Farbe (Absorptionsmaxima bei 510 und 552 nm).

Hinweise

Galactose ergibt eine Rotfärbung.

2.2.1.2.8. Trennung und Identifizierung einzelner Zucker aus dem Harn

Die Einführung *chromatographischer Arbeitsweisen* hat insbesondere die Trennung von Zuckern im klinischen Laboratorium sehr erleichtert.
Hatte zunächst die *Papierchromatographie* rasch Eingang in das klinische Laboratorium gefunden, so ist diese in den letzten Jahren durch die Dünnschichtchromatographie angesichts von deren zahlreichen Vorzügen abgelöst worden.
Als *Dünnschichtchromatographie* bezeichnet man ein Verfahren zur Trennung von Substanzmischungen und zum Nachweis von Substanzen an dünnen, auf eine Trägerplatte oder -folie aufgebrachten Schichten aus Kieselgel oder einem anderen geeigneten Material, in denen ein Lösemittel oder Lösemittelgemisch („Fließmittel", „Eluent") kapillar aufsteigt. Die Trennung wird in einer dicht schließenden Kammer aus Glas durchgeführt, deren Dimensionen denen der benutzten Trägerplatten oder -folien entsprechen (z. B. Chromatographierkammer des VEB Kombinat Technisches Glas Ilmenau). Verwendet werden entweder industriell hergestellte Fertigfolien oder Schichten von etwa 250 μm Dicke, die man durch

Ausgießen oder mit einem Streichgerät auf Glasplatten der Abmessung 100 mal 200 oder 200 × 200 mm selbst herstellt.

Zur *Herstellung der Schicht aus Kieselgel durch Ausgießen* werden 1,7 g Kieselgel in einem Reagenzglas mit 5 m*l* destilliertem Wasser versetzt und 20 s kräftig geschüttelt; unmittelbar danach wird die Suspension vorsichtig auf eine 100 mal 200 mm große Glasplatte (für Glasplatten der Abmessung 200 × 200 mm wird der doppelte Ansatz benötigt) gegossen und durch wiederholtes Neigen der Glasplatte sowie unter Verwendung eines Glasstabs gleichmäßig auf dieser verteilt. Die Dünnschichtplatte wird auf einer waagerechten Unterlage aufbewahrt, bis die Schicht ein mattes Aussehen hat. Anschließend wird sie nahezu senkrecht stehend in einem Trockenschrank bei 120 °C 30 min erhitzt.

Zur *Herstellung von Schichten aus Kieselgel mit dem Streichgerät* werden 25 g Kieselgel in einem Erlenmeyerkolben mit 55 m*l* destilliertem Wasser versetzt und 20 s kräftig geschüttelt; unmittelbar danach wird die Suspension in das auf eine Schichtdicke von 250 µm eingestellte Streichgerät gefüllt und auf zehn Glasplatten der Abmessung 100 × 200 mm bzw. fünf Glasplatten der Abmessung 200 × 200 mm und zwei als Anfang und Abschluß der Plattenserie dienende Glasplatten der Abmessung 50 × 200 mm verteilt; dabei sind die Glasplatten auf einer waagerecht liegenden Schablone so anzuordnen, daß jeweils Glasplatten gleicher Stärke nebeneinander liegen. Die Dünnschichtplatten werden auf der Schablone aufbewahrt, bis die Schicht ein mattes Aussehen hat. Anschließend werden die Platten nahezu senkrecht stehend in einem Trockenschrank bei 120 °C 30 min erhitzt.

Zur Desaktivierung werden die Dünnschichtplatten nach dem Erhitzen bis zu ihrer Verwendung, mindestens aber 2 h, so aufbewahrt, daß einerseits ein Luftzutritt gewährleistet ist, sie andererseits aber gegen Verunreinigungen sowie gegen Beeinflussung durch andere Substanzen geschützt sind.

Vor Durchführung der jeweiligen Trennung werden von der Schicht an den Längsseiten 2–3 mm breite Streifen abgestrichen. Die Markierung von Startpunkten bzw. Startlinien wird – ebenso wie die Fließmittelwanderungsstrecke – durch die jeweiligen Arbeitsvorschriften festgelegt. Das Auftragen der vorgeschriebenen Lösungen muß so erfolgen, daß runde Startflecke von höchstens 5 mm Durchmesser bzw. maximal 5 mm breite Startbänder entstehen. Das Trocknen derselben kann durch einen Luftstrom bzw. – bei thermostabilen Substanzen – durch einen Heißluftstrom beschleunigt werden. Nachdem das Lösemittel von den Startflecken bzw. -bändern vollständig verdunstet ist, wird die Dünnschichtplatte in die mit dem jeweils vorgeschriebenen Eluenten bis zu einer Schichthöhe von 4–8 mm gefüllte und gesättigte Kammer gestellt und bei einer im vorgeschriebenen Bereich liegenden Temperatur stehengelassen, bis die Fließmittelfront die vorgeschriebene Fließmittelwanderungsstrecke zurückgelegt hat. Befinden sich mehrere Dünnschichtplatten gleichzeitig in der Kammer, dürfen sich zwei beschichtete Flächen nicht gegenüberstehen.

Nach Erreichen der jeweils vorgeschriebenen Fließmittelwanderungsstrecke wird die Dünnschichtplatte der Kammer entnommen und – nach Markieren der Fließmittelfront auf der Schicht – der jeweiligen Arbeitsvorschrift entsprechend getrocknet.

Sofern die Flecke der nachzuweisenden Substanzen nicht direkt erkennbar sind, müssen sie durch Aufsprühen einer Reagenzlösung sichtbar gemacht werden

(*Detektion*). Zur Auswertung des Dünnschichtchromatogramms wird ein R_f-Wert oder ein R_B-Wert wie folgt berechnet:

$$R_f\text{-Wert} = \frac{a}{b} \qquad R_B\text{-Wert} = \frac{a}{c}$$

a = Abstand zwischen Startpunkt bzw. Startlinie und Mittelpunkt der Fläche höchster Farbintensität des Fleckes,
b = Abstand zwischen Startpunkt bzw. Startlinie und Fließmittelfront. Die Gerade wird durch den Mittelpunkt der Fläche höchster Farbintensität des Fleckes gezogen,
c = Abstand zwischen Startpunkt und Mittelpunkt der Fläche höchster Farbintensität des Flecks der Bezugssubstanz.

► Dünnschichtchromatographische Trennung der Zucker

[*Koslowski, H., G. Jung* und *C. Fiehring:*
Dt. Gesundh.-Wesen *32*, 1567 (1977)]

Prinzip

Auf Fertigfolien werden Lactose, Maltose, Galactose, Glucose und Xylose sowie auf gesonderter Folie Fructose und Saccharose dünnschichtchromatographisch getrennt. Eine vorherige Entsalzung des Harnes ist nicht notwendig.

Reagenzien

1. Eluent (Fließmittel). 880 m*l* Propanol und 120 m*l* destilliertes Wasser werden gemischt. Die Mischung wird jeweils zweimal als Fließmittel verwendet;
2. Vergleichslösung 1. Je 10 mg Galactose, Glucose, Maltose, Lactose und Xylose werden in 1 m*l* destilliertem Wasser gelöst.
   Die Lösung ist eingefroren haltbar;
3. Vergleichslösung 2. 10 mg Fructose und 10 mg Saccharose werden in 1 m*l* destilliertem Wasser gelöst. Die Lösung ist eingefroren haltbar;
4. Xylose-Vergleichslösung. 10 mg Xylose werden in 1 m*l* destilliertem Wasser gelöst. Die Lösung ist eingefroren haltbar;
5. Anilinphthalat-Reagenzlösung (Anilinphthalat: 77 mmol/*l*). 2 g Anilin-o-phthalat werden in Propanol zu 100 m*l* gelöst. Die Lösung ist vor Licht geschützt aufzubewahren; bei Eintreten intensiver Braunfärbung ist sie zu verwerfen;
6. Naphthoresorcinol-Reagenzlösung (Naphthoresorcinol: 12,5 mmol/*l*, Trichloressigsäure: 122 mmol/*l*). 200 mg Naphthoresorcinol (1,3-Dihydroxy-naphthalin) und 2 g Trichloressigsäure werden in 100 m*l* absolutem Ethanol gelöst. Die Lösung ist vor Licht geschützt 1 Monat haltbar.

Ausführung

Als *Prüflösung* wird frischer – möglichst am Morgen gewonnener – filtrierter Harn verwendet.

Prüfung 1 wird auf einer Fertigfolie „Silufol" mit den Abmessungen 200 mal 200 mm durchgeführt, deren untere Ecken in einer Kantenlänge von jeweils 5 mm schräg abgeschnitten werden. Auf der Schicht werden 20 mm vom unteren Rand Startpunkte markiert, die untereinander einen Abstand von 15 mm aufweisen müssen und von den Seitenkanten 20 mm entfernt sein sollen. Auf jeweils zwei benachbarte Startpunkte werden – mit Unterstützung durch einen Heißluftstrom – je 10 µl des gleichen Harnes aufgetragen; auf einen dieser beiden Startflecke wird anschließend zusätzlich 1 µl Xylose-Vergleichslösung (4) gegeben. Auf einen der mittleren Startpunkte wird 1 *µl* Vergleichslösung 1 (2) aufgetragen.
Die Trennung erfolgt bei einer Temperatur von 20–23 °C. Die Fließmittelwanderungsstrecke beträgt 150–170 mm; sie wird zweimal durchlaufen, wobei die Dünnschichtfolie nach jedem Lauf an der Luft getrocknet wird.
Zur *Detektion* der Zucker wird das Chromatogramm mit Anilinphthalat-Reagenzlösung (5) besprüht, an der Luft getrocknet und anschließend im Trockenschrank für 10 min auf 110–120 °C erwärmt. – Auf dem Chromatogramm entwickeln sich bereits bei Raumtemperatur rote Flecke der Pentosen und nach dem Erhitzen zusätzlich die braunen Flecke der Hexosen. Die Zucker der Vergleichslösung 1 (2) werden in aufsteigender Linie in folgender Reihenfolge sichtbar: Lactose, Maltose, Galactose, Glucose und Xylose. Der Nachweis von Zuckern im Harn ist als positiv zu bewerten, wenn oberhalb der jeweils mit der Prüflösung beschickten Markierungsstelle neben dem Xylosefleck ein oder mehrere weitere Flecken in der der Vergleichslösung1 (2) entsprechenden Lage sichtbar werden.
Prüfung 2 erfolgt, indem auf einer in gleicher Weise vorbereiteten Fertigfolie „Silufol" nochmals auf einem Startpunkt jeweils 10 *µl* des zu analysierenden Harnes und auf einem der mittleren Startpunkte 1 *µl* Vergleichslösung 2 (3) aufgetragen werden. Die Trennung wird in gleicher Weise, wie unter „Prüfung 1" angegeben, durchgeführt. Die Detektion erfolgt jedoch durch Besprühen mit Naphthoresorcin-Reagenzlösung (6); nach dem Lufttrocknen wird das Chromatogramm 5 min auf 100 °C erhitzt. Dabei werden Fructose und Saccharose als rote Flecke sichtbar, wobei Fructose den höheren und Saccharose den niedrigeren R_f-Wert aufweist.

Hinweise

Die Zucker weisen im Harn oftmals etwas niedrigere R_f-Werte auf als die entsprechenden Zucker in der Vergleichslösung. Man orientiert sich dann an dem Fleck der in Prüfung 1 in einer der beiden Harnproben mitgeführten Xylose, der nur wenig unterhalb der Fließmittelfront liegt. Man kann danach die Beurteilung entsprechend vornehmen.

2.2.2. Quantitative Bestimmung

Als Grundlage für die Insulindosierung bei der Einstellung Zuckerkranker ist die Kenntnis der innerhalb von 24 h (oder kürzerer Zeiträume) ausgeschiedenen Zuckermenge erforderlich. Diese ergibt sich aus der Multiplikation der Harnmenge (*l*) mit der Glucosekonzentration (mmol/*l*). Unter den quantitativen Harnzuckerbestimmungsverfahren wird zumeist das polarimetrische wegen seiner einfachen Durchführbarkeit bei hinreichender Genauigkeit angewendet. Quantitative Zuckerbestimmungen durch Reduktion von Kupfersalzen sind veraltet.

▶ Polarimetrische Glucosebestimmung (AB (D. L.) – DDR 87)

Prinzip

Glucoselösungen drehen die Schwingungsebene eines durch sie hindurchgehenden linear polarisierten Lichtstrahls im Uhrzeigersinn. Der Drehungswinkel läßt sich mit Hilfe eines Polarimeters messen, und daraus kann man die Glucosekonzentration berechnen.
Der Aufbau eines Polarimeters ist in Abbildung 2/1 (Kreispolarimeter des VEB Carl Zeiss Jena) schematisch dargestellt.

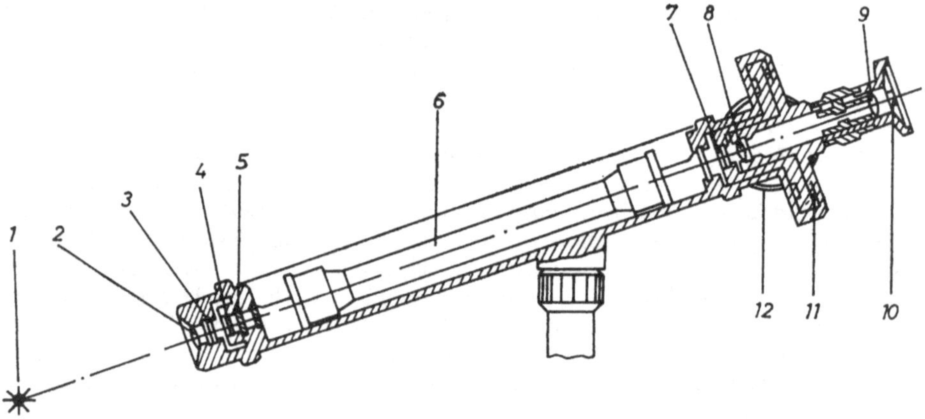

Abb. 2/1 Schnitt durch ein Kreispolarimeter (VEB Carl Zeiss Jena)
1 Lichtquelle, *2* Beleuchtungslinse, *3* Filter, *4* Polarisator, *5* Laurentsche Platte, *6* Beobachtungsröhre, *7* Analysator, *8* und *9* Fernrohr, *10* Ableselupe, *11* Nonius, *12* Triebrad

Das von einer Lichtquelle (*1*) – zweckmäßigerweise verwendet man eine monochromatisches Licht ausstrahlende Natriumspektralleuchte – ausgehende Licht verläuft hinter der Beleuchtungslinse (2) parallel, durchdringt ein Filter mit einem der Natriumlinie entsprechendem Filterschwerpunkt (3) und wird von einem Polarisationsfilter (*4*) linear polarisiert. Die Laurentsche Platte (*5*) bewirkt die Dreiteilung des Sehfelds. Nach Durchlaufen der Beobachtungsröhre (*6*) mit der zu untersuchenden Lösung gelangt das Licht in das als Analysator wirkende Polarisationsfilter (7) und in das zur Beobachtung dienende Fernrohr (*8, 9*). Mit Hilfe eines Triebes (*12*) läßt sich der Analysator (*7*) drehen; dabei erfahren die beiden äußeren Teile des Sehfelds gegenüber dem Mittelstreifen so lange eine gleichzeitige gleichmäßige Abdunklung bzw. Aufhellung, bis Helligkeitsgleichheit mit dem mittleren Teil erreicht ist, dessen Helligkeitsänderung entgegengesetzt erfolgt.

Der Drehungswinkel wird an der mit dem Analysator fest verbundenen Kreisteilung und den feststehenden Nonien (*11*) abgelesen, wobei zwei in der Okularmuschel angebrachte Ableselupen (*10*) die Ablesung erleichtern.
Zur Berechnung der gesuchten Konzentration der optisch aktiven Substanz aus dem abgelesenen Drehungswinkel (in Grad, bezogen auf die Wellenlänge der D-Linie des Natriumspektrums und eine Temperatur von 20 °C) muß man außer der Länge des Beobachtungsrohres noch die spezifische Drehung der optisch aktiven Substanz kennen. Als „*spezifische Drehung* $[\alpha]_D^{20}$" wird der auf eine Schichtdicke von 100 mm und auf eine Konzentration von 1 g Substanz in 1 m*l* Lösung berechnete Drehungswinkel bezeichnet (vgl. Tabelle 2/1). Es besteht die Beziehung

$$[\alpha]_D^{20} = \frac{\alpha \cdot 10^5}{l \cdot c}$$

α = gemessener Drehungswinkel (Grad),
c = Substanz je Liter Lösung (g),
l = Länge des Beobachtungsrohrs (mm).

Eine Drehung der Schwingungsebene im Uhrzeigersinn wird durch positives, eine entgegengesetzte Drehung durch negatives Vorzeichen gekennzeichnet.

Reagenzien

1. Kohlefilter 66 K (VEB Spezialpapierfabrik Niederschlag);
2. Sulfosalicylsäure-2-Wasser (2-Hydroxy-5-sulfobenzoesäure).

Ausführung

Prüflösung

a) *Eiweißfreier, klarer und nicht abnorm verfärbter Harn* wird unmittelbar als Prüflösung eingesetzt.
b) *Eiweißfreier Harn, der eine Trübung oder stärkere Färbung zeigt,* wird über ein Kohlefilter 66 K (1) filtriert; das klare Filtrat wird als Prüflösung verwendet.
c) Von *eiweißhaltigem Harn* werden 25 m*l* mit 100–200 mg Sulfosalicylsäure (2) versetzt. Die Mischung wird zum Sieden erhitzt und nach dem Abkühlen über ein Kohlefilter 66 K (1) filtriert. Das klare Filtrat wird als Prüflösung verwendet.

Messung

Die Prüflösung wird auf 20 °C temperiert. Anschließend wird das Beobachtungsrohr luftblasenfrei mit dieser Lösung gefüllt und in das Polarimeter eingelegt. An der Prüflösung sind – ebenso wie bei der Festlegung des Nullpunkts – mindestens fünf Messungen vorzunehmen. Der Mittelwert der Ergebnisse dieser Messungen wird als Drehungswinkel α_D^{20} in die Berechnung eingesetzt.

Berechnung

Die Glucosekonzentration des Harnes ergibt sich zu

$$\frac{\alpha_D^{20} \cdot 190{,}1 \cdot 55{,}51}{l} = \text{mmol}/l$$

Die Glucoseausscheidung während eines Tages errechnet sich aus

$$\frac{\alpha_D^{20} \cdot a \cdot 190{,}1 \cdot 24 \cdot 55{,}51}{b \cdot l \cdot 1\,000} = \text{mmol/d}$$

α_D^{20} = Drehungswinkel (Grad), bezogen auf die Wellenlänge der D-Linie des Natriumspektrums und eine Temperatur von 20 °C
a = während der Sammelzeit ausgeschiedener Harn (ml)
l = Länge des Beobachtungsrohrs (mm),
b = Sammelzeit (h).

Hinweise

In Harn, der bei der Ausscheidung einen pH-Wert über 7,5 zeigt, kann ein Teil der Glucose bereits durch Mikroorganismen abgebaut sein.
Die polarimetrische Methode der Glucosebestimmung darf nicht angewendet werden, wenn der zu untersuchende Harn neben Glucose auch andere Zucker enthält, bzw. wenn die Patienten einer Infukoll-Therapie unterzogen wurden.
Für Serienuntersuchungen ist die Anwendung von Durchflußpolarimeterrohren und bei großen Untersuchungszahlen der Einsatz automatischer Polarimeter zweckmäßig.

▶ Photometrische Glucosebestimmung mit o-Toluidin

[*Reber* und *Amrein:* Schweiz med. Wschr. *95*, 1751 (1965)]

Prinzip

Aldohexosen bilden mit o-Toluidin einen blauen Farbkomplex.

Reagenzien

1. Trichloressigsäurelösung (184 mmol/l). 30 g Trichloressigsäure werden in destilliertem Wasser zum Liter gelöst;
2. Toluidin-Reagenzlösung (Essigsäure: 16,4 mol/l, Thioharnstoff: 19,7 mmol/l, o-Toluidin: 660 mmol/l). Die Selbstherstellung der Reagenzlösung ist nicht zu empfehlen. Als Toluidin-Reagenzlösung ist „Dextrogens" (VEB Laborchemie Apolda, Betriebsteil Feinchemie Sebnitz) zu verwenden. Die Reagenzlösung ist vor Licht geschützt aufzubewahren;
3. Benzoesäure-Reagenzlösung (Benzoesäure: 13,1 mmol/l). 4 g Benzoesäure werden mit 1 l destilliertem Wasser versetzt. Die Mischung wird zur Sättigung bei 2–8 °C und unter wiederholtem Schütteln mindestens 1 Tag stehengelassen und danach filtriert. Das Filtrat wird als Reagenzlösung verwendet;

4. Glucose-Vergleichslösung (Glucose: 60 mmol/l). 10,81 g bei 105 °C bis zur Massekonstanz getrocknete Glucose-1-Wasser werden in Benzoesäure-Reagenzlösung (3) zum Liter gelöst. Die Vergleichslösung ist bei 2–8 °C aufzubewahren; sie ist 3 Monate verwendbar.

Ausführung

In drei Zentrifugengläschen gibt man je 1 ml Trichloressigsäurelösung (1) und dazu in das erste Gläschen 100 μl Harn (Prüfansatz), in das zweite Gläschen 100 μl Glucose-Vergleichslösung (4) (Bezugsansatz) und in das dritte Gläschen 100 μl destilliertes Wasser (Leeransatz). Falls – bei Eiweißgehalt des Harnes – eine Trübung entsteht, werden die Gläschen zentrifugiert. Dann versetzt man in einer zweiten Reihe von Reagenzgläsern je 100 μl des klaren Überstandes mit 5 ml Toluidin-Reagenzlösung (2), mischt gut und erhitzt genau 8 min im siedenden Wasserbad. Nach dem Abkühlen auf 20 °C werden die Extinktionen von Prüf- und Bezugsansatz bei einer Wellenlänge von 630 nm (610–640 nm) gegen den Leeransatz gemessen.

Berechnung

Der Glucosegehalt des Harnes ergibt sich zu

$$\frac{E' \cdot 60}{E'_B} = \text{mmol}/l$$

E' = korrigierte Extinktion des Prüfansatzes,
E'_B = korrigierte Extinktion des Bezugsansatzes.

Hinweise

Bei Werten über 100 mmol/l verdünnt man 1 Volumenteil des Überstands des Prüfansatzes mit 1 Volumenteil destilliertem Wasser und multipliziert das erhaltene Ergebnis mit 2.

2.3. Acetonkörper im Harn

Unter der Bezeichnung Acetonkörper (oder Ketonkörper) werden Aceton, Acetessigsäure und β-Hydroxybuttersäure zusammengefaßt. Diese Substanzen treten im Intermediärstoffwechsel beim Abbau der Fettsäuren auf. Während der normale Harn nur Spuren von Aceton enthält, kommt es infolge einer Abbaustörung im Intermediärstoffwechsel bei Diabetes mellitus, Hungerzuständen, andauerndem Erbrechen und auch bei schweren fieberhaften Erkrankungen zur Anhäufung von Acetonkörpern im Blut (*Acetonämie, Ketonämie*) und damit zur Ausscheidung erheblicher Mengen dieser Substanzen in den Harn (*Acetonurie, Ketonurie*). Da β-Hydroxybuttersäure und Acetessigsäure im Blut an Alkali gebunden werden, wird bei ihrer vermehrten Bildung die Alkalireserve des Blutes in Anspruch genommen, so daß es zu einer Übersäuerung des Blutes (*Acidose*) und schweren Vergiftungserscheinungen (Coma diabeticum) kommen kann.

Aceton wird außer im Harn auch noch durch die Lungen ausgeschieden, was an einem obstartigen Geruch der Ausatmungsluft zu erkennen ist. Der sichere Nachweis von Acetonkörpern im Harn kann für den Diabetiker lebensentscheidend sein. Dabei weist man im Laboratorium gewöhnlich nur Aceton und/oder Acetessigsäure nach. Für die β-Hydroxybuttersäure sind keine besonderen Farbreaktionen angegeben; sie sind auch klinisch nicht erforderlich. Auch ist es nicht notwendig, Aceton und Acetessigsäure getrennt nachzuweisen. Alle Proben zum Nachweis von Acetonkörpern, die mit Natrium-pentacyanonitrosylferrat(III) (= Nitroprussidnatrium) angestellt werden, erfassen gleichzeitig Aceton und Acetessigsäure, sind für Acetessigsäure sogar wesentlich empfindlicher als für Aceton. Will man Acetessigsäure in besonderen Fällen getrennt erfassen, so muß die Untersuchung an frisch gelassenem Harn angestellt werden, da Acetessigsäure beim Stehen des Harnes unter Decarboxylierung (= Abgabe von CO_2) spontan in Aceton übergeht. Während der Acetongehalt des frisch gelassenen Harnes meist sehr gering ist, weist acetessigsäurehaltiger Harn nach einigem Stehen daher stets – sekundär gebildetes Aceton – auf.

2.3.1. Nachweis von Aceton und Acetessigsäure

▶ LEGALsche Probe

Prinzip

Aceton und Acetessigsäure geben mit Natrium-pentacyanonitrosylferrat(III) und Essigsäure eine Purpurviolettfärbung (Bildung von Isonitroaceton).

Reagenzien

1. gesättigte wäßrige Lösung von Natrium-pentacyanonitrosylferrat(III)-2-Wasser (= Nitroprussidnatrium), jeweils frisch zubereitet;
2. Natronlauge (2,5 mol/*l*);
3. Essigsäure, konzentriert, acetonfrei.

Ausführung

Zu etwa 5 m*l* Harn gibt man 10 Tropfen Natrium-pentacyanonitrosylferrat(III)-lösung (1) und Natronlauge (2) bis zur alkalischen Reaktion. Dabei entsteht eine Rotfärbung, die sowohl durch den normalen Harnbestandteil Creatinin (= Weylsche Reaktion), als auch durch Acetonkörper bedingt sein kann. Gibt man nun Essigsäure (3) bis zur stark sauren Reaktion zu, so verschwindet die Rotfärbung und geht in einen grüngelben Farbton über, wenn *keine* Acetonkörper im Harn enthalten waren; bei Gegenwart von Aceton und/oder Acetessigsäure vertieft sich dagegen die Farbe zu Purpurviolett.

Hinweis

Ähnliche Farbreaktionen geben auch andere Methylketone.
Zahlreiche Modifikationen dieser Probe sind angegeben worden (s. unten!).

▶ Modifikation nach LANGE

Reagenzien

1. gesättigte wäßrige Lösung von Natrium-pentacyanonitrosylferrat(III)-2-Wasser (= Nitroprussidnatrium), jeweils frisch zubereitet;
2. Essigsäure, konzentriert, acetonfrei;
3. Ammoniaklösung, konzentriert.

Ausführung

Zu etwa 5 *ml* Harn gibt man 10 Tropfen Natrium-pentacyanonitrosylferrat(III)-lösung (1) und etwa 1 *ml* Essigsäure (2), mischt gut und überschichtet mit Ammoniaklösung (3). Je nach Acetonkörpergehalt des Harnes entsteht innerhalb von 3 min ein violetter Ring an der Grenzschicht.

▶ Modifikation mit Reagenztabletten

Prinzip

Auf der gleichen Reaktion beruht der Acetonkörpernachweis mit von der Industrie in den Handel gebrachten Testtabletten, z. B. Reagnost Aceton (VEB Feinchemie Sebnitz), Azetest (Ames) usw.

Ausführung

Man legt eine Tablette auf ein Stück Filterpapier oder eine weiße Tüpfelplatte und befeuchtet die Tablette mit 2 oder 3 Tropfen Harn. Rosa- oder Violettfärbung der Tablette innerhalb von 1 min zeigt die Anwesenheit von Acetonkörpern an.

Hinweis

Im allgemeinen zeigt die auf dem Filterpapier oder auf der Tüpfelplatte aufliegende Seite der Tablette die kräftigste Färbung.
In gleicher Weise kann der Nachweis von Acetonkörpern im Harn auch mit Natrium-pentacyanonitrosylferrat(III)-Reagenzmischung (250 mg Natrium-pentacyanonitrosylferrat(III)-2-Wasser, 50 g getrocknetes Ammoniumsulfat und 50 g getrocknetes Natriumcarbonat werden sorgfältig miteinander verrieben und in einem sehr gut verschlossenen Gefäß aufbewahrt) durchgeführt werden, wobei anstelle der Tablette 100–200 mg der Reagenzmischung mit 1 oder 2 Tropfen Harn zu befeuchten sind.

2.3.2. Isolierter Nachweis von Aceton

▶ Acetonnachweis nach KAISER und WETZEL

Prinzip

Aceton ist bei 40 °C flüchtig und kann mit p-Nitrophenylhydrazin nachgewiesen werden.

Reagenz

p-Nitrophenylhydrazinlösung. 0,05 g p-Nitrophenylhydrazin werden in 5 m*l* acetonfreier Essigsäure (2 mol/*l*) unter Erwärmen gelöst, nach dem Abkühlen wird vom Ungelösten abfiltriert.

Ausführung

In ein mit warmem Wasser von 40 °C gefülltes Becherglas von 1 *l* Fassungsvermögen werden mit Hilfe einer Einhängebrücke aus Blech drei kleine Bechergläser (15 mm Durchmesser, 25 mm Höhe) mit plangeschliffenem Rand so eingehängt, daß der Oberrand der Gläschen sich etwa 5 mm oberhalb des Wasserspiegels befindet. Das erste Bechergläschen füllt man etwa zur Hälfte mit normalem Harn, das zweite mit einem Harn, dem Aceton zugesetzt wurde, und das dritte mit dem zu untersuchenden Harn. Die Gläschen werden mit je einem Objektträger oder Deckgläschen bedeckt, auf dessen Unterseite inmitten eines dünnen Vaselinrings 1 Tropfen der p-Nitrophenylhydrazinlösung aufgebracht wurde. Während im Reagenztropfen des ersten Becherglases keine Kristallbildung auftritt, muß dies beim zweiten Becherglas der Fall sein. Im Reagenztropfen des dritten Becherglases tritt sie – sofort oder innerhalb von 30 min – auf, sofern der zu untersuchende Harn Aceton enthielt.

Hinweis

Die Kristallbildung wird am besten mit einer Lupe beurteilt. Die typischen Kristalle des Aceton-p-nitrophenylhydrazons sind gelbe, ziemlich lange, meist gerade, spitze oder abgestumpfte Nadeln, die meist in Büscheln angeordnet sind.
Ähnliche, jedoch meist gekrümmte und nur selten zu mehreren zusammengelagerte Kristallnadeln bilden sich bei der – jedoch äußerst seltenen – Anwesenheit von Acetaldehyd im Harn (gelegentlich bei Diabetes mellitus).

2.3.3. Isolierter Nachweis von Acetessigsäure

▶ p-Benzochinonreaktion nach KESTING

Prinzip

Blaufärbung von p-Benzochinon mit der $-CO-CH_2-CO$-Gruppierung.

Reagenzien

1. Ammoniaklösung, konzentriert;
2. p-Benzochinonlösung. 50 mg p-Benzochinon werden in 100 m*l* absolutem Ethanol gelöst. Die Lösung kann 2 Tage nach dem Ansetzen verwendet werden und ist, vor Licht und Luft geschützt, 6 Monate brauchbar.

Ausführung

Zunächst bestimmt man die Reaktion des zu untersuchenden Harnes mit Indikatorpapier. Saurer Harn wird mit wenigen Tropfen Ammoniaklösung (1) schwach alkalisch gemacht; schwach alkalischer Harn bedarf dieses Zusatzes nicht. Stark alkalischer Harn enthält kaum Acetessigsäure; soll solcher Harn dennoch untersucht werden, muß er vorher mit verdünnter Schwefelsäure schwach angesäuert werden. – In einem Reagenzglas versetzt man 5–8 m*l* Harn mit 5 m*l* p-Benzochinonlösung (2) und 2 Tropfen Ammoniaklösung (1). Bei Anwesenheit von Acetessigsäure tritt – evtl. erst nach Zusatz weniger weiterer Tropfen Ammoniaklösung (1) – Blaufärbung im oberen Teil der Flüssigkeit auf.

Hinweis

Andere Farben als Blau, Blaupurpur und Blaugrau sind ohne diagnostische Bedeutung. Die Probe ist sehr empfindlich (0,25 g/l) und wird durch die wichtigsten Medikamente und deren Metaboliten nicht gestört.

▶ Eisenchloridprobe nach GERHARDT

Prinzip

Rotfärbung von Acetessigsäure mit Eisen(III)-chlorid.

Reagenz

Eisen(III)-chloridlösung (370 mmol/*l*).

Ausführung

In einem Reagenzglas versetzt man etwa 5–10 m*l* Harn tropfenweise mit Eisen(III)-chloridlösung. Nach Zugabe der ersten Tropfen tritt in jedem Harn ein weißlicher Niederschlag von Eisen(III)-phosphat auf, von dem man abfiltriert. Bei weiterer Zugabe von Eisen(III)-chloridlösung tritt eine burgunderrote Färbung auf, sofern Acetessigsäure anwesend war.

Hinweis

Die Gerhardtsche Probe ist nur wenig empfindlich und wird besonders leicht durch Arzneimittel gestört. So gibt Phenazon (Antipyrin) mit Eisen(III)-chlorid eine braunrote Färbung, während violette oder braunviolette Farben mit Salicylsäurederivaten entstehen. Zur Unterscheidung, ob die auftretende Färbung durch Acetessigsäure bedingt ist, kocht man eine Harnprobe auf, wobei die Acetessigsäure zerstört wird, und wiederholt die Gerhardtsche Probe. War ursprünglich Acetessigsäure vorhanden, so fällt die Probe jetzt negativ aus, während die durch Arzneimittel verursachte Färbung auch nach dem Kochen auftritt.

► Methylumbelliferonprobe

Prinzip

Kondensation von Acetessigsäure mit Resorcinol zu β-Methylumbelliferon.

Reagenzien

1. Resorcinol (1,3-Dihydroxy-benzen);
2. Schwefelsäure, konzentriert;
3. Ammoniaklösung, konzentriert.

Ausführung

In 5 m*l* Harn löst man in einem Reagenzglas 0,2 g Resorcinol (1) und unterschichtet mit 2 m*l* Schwefelsäure (2); dabei tritt an der Berührungszone eine Rotfärbung auf. Nun wird das Reagenzglas unter fließendem Wasser gekühlt und dabei der Inhalt vorsichtig gemischt. Die Mischung wird dann in ein Becherglas gegossen, das 200 m*l* destilliertes Wasser enthält. Die stark saure Flüssigkeit im Becherglas wird nun unter Rühren bis zur schwachen, aber deutlich alkalischen Reaktion mit Ammoniaklösung (3) versetzt; dabei tritt eine blauviolette Fluoreszenz auf, sofern Acetessigsäure anwesend war.

Für die *dünnschichtchromatographische Trennung* von Aceton und Acetessigsäure ist besonders das mit den entsprechenden 2.4-Dinitrophenylhydrazonen arbeitende Verfahren von M. Rink und S. Herrmann [J. chromatogr. *12*, 249 (1963)] zu empfehlen.

2.3.4. Nachweis von β-Hydroxybuttersäure

► Polarimetrischer Nachweis

Prinzip

Der Harn wird vor und nach Vergärung mit Hefe polarimetrisch untersucht. Eine Linksdrehung des ausgegorenen Harnes spricht für die Anwesenheit von β-Hydroxybuttersäure.

Ausführung

Der Harn wird mit Hefe vergoren, klar filtriert und in üblicher Weise im Polarimeter (vgl. S. 46) untersucht. Die spezifische Drehung der β-Hydroxybuttersäure beträgt

$$[\alpha]_D^{20} = -24{,}1°.$$

Hinweis

Der Nachweis kann durch andere linksdrehende Verbindungen (gepaarte Glucuronsäuren und Arzneimittel bzw. deren Ausscheidungsprodukte) gestört werden; diese lassen sich durch Schütteln mit Bleiacetat und Versetzen mit einigen Tropfen Ammoniaklösung weitgehend entfernen.

2.4. Nachweis von Blutfarbstoff (Hämoglobin)

Blutfarbstoff kann im Harn sowohl in freier Form gelöst (Hämoglobinurie) als auch innerhalb von roten Blutkörperchen (Hämaturie) auftreten. Mit Hilfe chemischer Reaktionen kann man zwischen diesen beiden Formen des Vorkommens von Blutfarbstoff im Harn nicht unterscheiden. Der Nachweis von roten Blutkörperchen (Erythrozyten) läßt sich jedoch leicht durch die mikroskopische Untersuchung des Sediments erbringen (vgl. S. 193).
Eine *Hämoglobinurie* tritt infolge Hämolyse, d. h. vermehrten Zerfalls von Erythrozyten, bei manchen Vergiftungen, schweren Infektionskrankheiten, Kälteeinwirkung und nach anstrengenden Märschen auf; der Harn ist rot bis schwarzrot gefärbt und sauer. Das dem Harn bei *Hämaturie* beigemengte Blut kann aus Nieren, Nierenbecken, Harnleitern, Blase oder Harnröhre stammen. Eine Hämaturie kann bei Erkrankungen, Tumoren und Verletzungen der Nieren und der ableitenden Harnwege sowie bei bestimmten Blutkrankheiten auftreten; der Harn ist dann je nach der beigemengten Blutmenge schwach rötlich bis rot, meist aber infolge Bildung von Hämiglobin (Methämoglobin) schmutzig braun gefärbt (Abb. 2/2). Eine Blutbeimengung zum Harn weiblicher Patienten kann von der Menstruation herrühren.
Bei hinreichendem Blut- bzw. Blutfarbstoffgehalt des Harnes fallen die Eiweißreaktionen positiv aus.

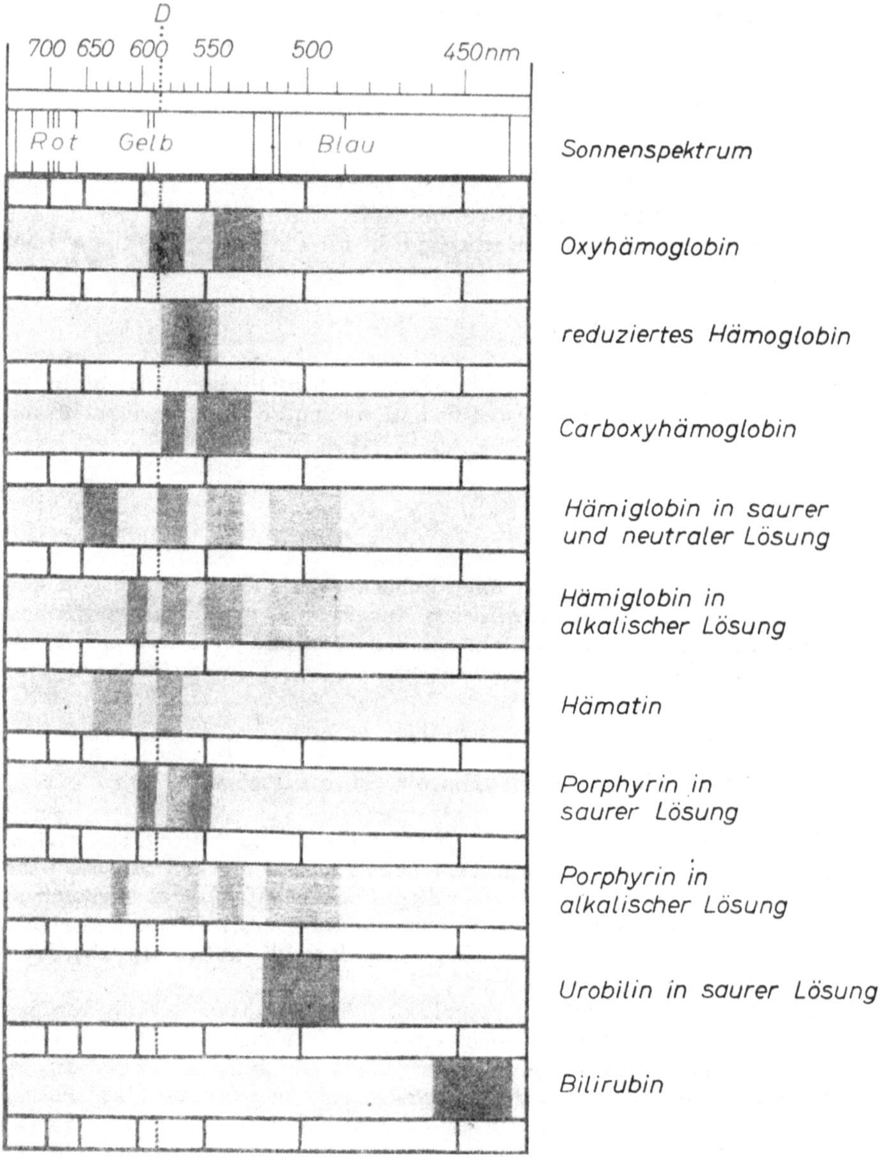

Abb. 2/2 Absorptionsspektren der wichtigsten Hämoglobinderivate

Für die Blutuntersuchungen soll möglichst frischer Harn verwendet werden. Auch soll der Harn nicht filtriert werden, da bei geringem Blutgehalt der gesamte Blutfarbstoff auf dem Filter zurückgehalten werden kann.
Gegenwärtig werden zum Nachweis von Blutfarbstoff am häufigsten die Pyramidon- und die Benzidinprobe angewendet. Obwohl beide genannten Substanzen

in absehbarer Zeit nicht mehr zur Verfügung stehen werden, sind sie hier zunächst noch aufgeführt.

▶ Pyramidonprobe

Prinzip

Bildung einer (nicht beständigen) Violettfärbung mit Pyramidon (Aminophenazon = 4-Dimethylamino-2,3-dimethyl-1-phenyl-pyrazol-5-on)

Reagenzien

1. Essigsäure, konzentrierte;
2. alkoholische Aminophenazonlösung (260 mmol/*l*). 60 g Aminophenazon (4-Dimethylamino-2,3-dimethyl-1-phenyl-pyrazol-5-on) werden in Ethanol (96 Vol.-%) zum Liter gelöst;
3. Wasserstoffperoxidlösung (3 Vol.-%).

Ausführung

Die Probe kann in verschiedener Weise angestellt werden; die Ringprobe ist besonders empfehlenswert:

a) Etwa 3 m*l* Harn werden in einem Reagenzglas mit 5–10 Tropfen Essigsäure (1) und 3 m*l* Aminophenazonlösung (2) gemischt. Dann setzt man 6–8 Tropfen Wasserstoffperoxidlösung (3) zu und schüttelt kurz. Bei höherem Blutfarbstoffgehalt tritt sofort, bei geringerem im Laufe einiger Minuten eine Violettfärbung auf, die nach einiger Zeit wieder verblaßt.
b) Etwa 3 m*l* Harn werden mit 5–10 Tropfen Essigsäure (1) und 6–8 Tropfen Wasserstoffperoxidlösung (3) gemischt und im Reagenzglas vorsichtig mit Aminophenazon (2) überschichtet. Entsprechend dem Blutfarbstoffgehalt des Harnes bildet sich mehr oder minder rasch an der Berührungsstelle der beiden Schichten ein violetter Ring aus.

▶ Benzidinprobe nach ADLER

Prinzip

Blutfarbstoff vermag Sauerstoff aus Wasserstoffperoxid auf Benzidin zu übertragen, das dadurch zu Benzidinblau oxydiert wird.

Reagenzien

1. Benzidin-Reagenzlösung. 200 mg Benzidin werden mit 2 m*l* konzentrierter Essigsäure unter Schütteln versetzt. Danach werden gleiche Volumenteile der überstehenden Lösung und Wasserstoffperoxidlösung (3 Vol.-%) gemischt. Die Reagenzlösung ist frisch zu bereiten;

2. Essigsäure, konzentriert;
3. Ether.

Ausführung

Die Probe kann in verschiedener Weise – mit unterschiedlicher Empfindlichkeit – ausgeführt werden:

a) Die Benzidin-Reagenzlösung (1) wird in einem Reagenzglas mit dem zu untersuchenden Harn überschichtet. Bei Gegenwart einer hinreichenden Blutmenge zeigt sich an der Berührungsstelle beider Flüssigkeiten eine grüne bis blaue Färbung.
b) Zu etwa 2 m*l* Benzidin-Reagenzlösung (1) gibt man in einem Reagenzglas tropfenweise den zu untersuchenden Harn. Blau-(grün-)färbung zeigt die Anwesenheit von Blutfarbstoff an.
c) 10 m*l* des zu untersuchenden Harnes werden filtriert, und das Filterpapier wird nach dem Abtropfen ausgebreitet. Auf den Mittelpunkt des Filterpapiers (= Filterspitze) wird 1 Tropfen Benzidin-Reagenzlösung (1) aufgetropft. Bei Anwesenheit von Blutfarbstoff tritt Blaufärbung auf.
d) Der zu untersuchende Harn wird zentrifugiert, und 1 Tropfen des Sediments wird auf Filterpapier aufgetropft. Nach dem Einsickern wird 1 Tropfen Benzidin-Reagenzlösung (1) hinzugegeben. Ein blauer Fleck gilt als positiver Nachweis.
e) Zur Anreicherung des Blutfarbstoffs kann man etwa 10–20 m*l* des zu untersuchenden Harnes mit 1–2 m*l* Essigsäure (2) versetzen und mit Ether (3) ausschütteln. Die etherische Phase gibt man dann zu etwa 2 m*l* Benzidin-Reagenzlösung (1). Bei Anwesenheit von Blutfarbstoff bildet sich ein grüner bis blauer Ring an der Berührungsstelle der beiden Flüssigkeiten aus.

Hinweis

Bei der Reaktion können Schwierigkeiten auftreten, da nicht jedes Benzidinpräparat zum Blutnachweis geeignet ist. Weiterhin resultiert eine schmutziggraugrüne Verfärbung des gesamten Ansatzes, wenn der Blutgehalt des Harnes zu hoch ist; in solchen Fällen wiederholt man die Probe mit verdünntem Harn. Hoher Ascorbinsäuregehalt des Harnes verhindert die Benzidinreaktion. Andererseits können Schwermetalle (Eisen-, Chrom- und Kupfersalze) und große Mengen Leukozyten (Pyurie) eine falschpositive Reaktion veranlassen.

▶ Orthotolidinprobe nach STONE und BURKE zum Nachweis und zur halbqantitativen Schätzung geringer Erythrozytenmengen

Prinzip

Blutfarbstoff vermag Sauerstoff aus Wasserstoffperoxid auf o-Tolidin zu übertragen, das dadurch zu Tolidinblau oxydiert wird.

Reagenzien

1. Lösung von o-Tolidin (o-Dimethyl-benzidin) in Methanol (10 g/*l*);
2. Essigsäure-Wasserstoffperoxid-Lösung. Zum jeweiligen Gebrauch wird eine Mischung aus 1 Volumenteil konzentrierter Essigsäure und 2 Volumenteilen Wasserstoffperoxidlösung (3 Vol.-%) frisch hergestellt.

Ausführung

Etwa 15 m*l* Harn werden 5 min bei einer relativen Zentrifugalbeschleunigung von 1 000 zentrifugiert. Zum Schleudersatz gibt man 2 Tropfen o-Tolidinlösung (1) und 2 Tropfen Essigsäure-Wasserstoffperoxid-Lösung (2). Bei Anwesenheit von etwa 100 Erythrozyten tritt eine grünblaue Färbung auf, die 1 min bestehenbleibt; bei Anwesenheit von 1 000 und mehr Erythrozyten entsteht Tiefblaufärbung, die mindestens 2 min bestehenbleibt.
Auf dem gleichen Prinzip beruht der Hämoglobinnachweis mit Reagnosttabletten.

▶ Hämoglobinnachweis mit Reagnosttabletten

Ausführung

3 Tropfen Harn werden auf ein Filterpapier der Sorte „Filtrak 388" gegeben. Anschließend wird in die Mitte des feuchten Fleckes eine Tablette Reagnost Hämoglobin gelegt und mit 3 Tropfen Harn befeuchtet. Nach 2 min wird die Tablette von dem Filterpapier entfernt und die Färbung des feuchten Fleckes beurteilt. Der Nachweis ist als positiv zu beurteilen, wenn jener eine blaue Färbung zeigt; eine rötlichgelbe Färbung ist als negativ zu beurteilen.

Hinweis

Die Nachweisgrenze für Hämoglobin ist von der Zusammensetzung des jeweiligen Harnes abhängig; bei positiver Reaktion enthält der untersuchte Harn jedoch mindestens 20 Mpt/*l* Erythrozyten.

▶ Unterscheidung von Hämoglobin und Myoglobin nach BLONDHEIM

Prinzip

Bei Zertrümmerung größerer Muskelmassen können erhebliche Mengen des roten Muskelfaserstoffs Myoglobin frei werden, in den Kreislauf gelangen und im Harn ausgeschieden werden. Infolge weitgehend ähnlicher Eigenschaften sind Myoglobin und Hämoglobin nur schwer zu differenzieren. Das hier beschriebene Verfahren beruht darauf, daß Hämoglobin durch Ammoniumsulfat bei 80%iger Sättigung ausgefällt wird, Myoglobin aber in Lösung bleibt.

Reagenzien

1. Sulfosalicylsäurelösung (118 mmol/*l*). 30 g Sulfosalicylsäure-2-Wasser (2-Hydroxy-5-sulfo-benzoesäure) werden in destilliertem Wasser zum Liter gelöst;
2. Ammoniumsulfat, getrocknet. Ammoniumsulfat wird pulverisiert und bei 120 °C bis zur Massekonstanz getrocknet.

Ausführung

Zunächst wird in einer Vorprobe 1 m*l* Harn mit 3 m*l* Sulfosalicylsäurelösung (1) versetzt, gemischt und filtriert. Ein braunroter *Niederschlag* kann sowohl durch Hämoglobin als auch durch Myoglobin bedingt sein; eine Färbung des *Filtrats* ist dagegen durch Arzneimittel oder Porphyrine verursacht. – Zur Unterscheidung, ob eine Myoglobinurie oder eine Hämoglobinurie besteht, versetzt man nun in einem zweiten Versuch genau 5 m*l* Harn mit 2,8 g Ammoniumsulfat (2) und wartet unter mehrfachem Umschütteln die völlige Lösung des Salzes ab. Dann wird filtriert: ist das Filtrat braunrot gefärbt, liegt eine Myoglobinurie vor, zeigt es dagegen normale Harnfarbe, liegt eine Hämoglobinurie vor.

▶ **Spektroskopischer Nachweis von Blutfarbstoff und seinen Derivaten**

Die verschiedenen Hämoglobinformen sind durch ihre charakteristischen Absorptionsspektren leicht zu unterscheiden (vgl. hierzu Abbildung 2/2 und *Stobbe:* Untersuchungen von Blut und Knochenmark).

2.5. Gallenfarbstoffe

Der Gallenfarbstoff *Bilirubin* wird – über die Zwischenstufe *Biliverdin* – beim Abbau des Blutfarbstoffs im retikuloendothelialen System des Organismus gebildet und gelangt als *unkonjugiertes (= indirektes) Bilirubin* auf dem Blutwege zur Leber. Hier wird dieses – vorzugsweise mit Glucuronsäure – gekoppelt und in dieser wasserlöslichen Form als *konjugiertes* (= *direktes*) *Bilirubin* in die Galle und mit dieser in den Darm ausgeschieden.
Normalerweise befindet sich kein Bilirubin im Harn; d. h. es können im Harn Gesunder nur mit besonderen Methoden geringste Spuren von Bilirubin erfaßt werden. Da das konjugierte Bilirubin aber – im Gegensatz zum unkonjugierten Bilirubin – gut wasserlöslich ist, wird es in den Harn ausgeschieden, sofern die Nierenschwelle überschritten ist. Eine solche *Bilirubinurie* beweist also stets, daß der Gehalt des Blutes an konjugiertem Bilirubin vermehrt ist. Demgegenüber ist bei den Gelbsuchtsformen, die Folge eines gesteigerten Erythrozytenabbaus sind, ganz vorzugsweise das unkonjugierte Bilirubin im Blut vermehrt; infolge von dessen schlechter Wasserlöslichkeit fehlt dann die Bilirubinausscheidung in den Harn (= acholurischer Ikterus).
Das mit der Galle in den Darm gelangte Bilirubin wird dort in die sog. *Urobilinkörper (Urobilinoide), Urobilin-D* (dreht die Ebene des polarisierten Lichtes nach

rechts), *Uribilin-I* (optisch inaktiv) und *Urobilin-L* (= *Stercobilin*, dreht die Ebene des polarisierten Lichtes nach links) bzw. in die um jeweils zwei Wasserstoffatome reicheren *Urobilinogene* umgewandelt. Diese werden zum Teil reabsorbiert und in der Leber größtenteils oxydativ abgebaut; im Harn erscheint daher nur eine Tagesmenge von bis zu 4 mg Urobilinogen. Eine geschädigte Leber vermag diese Leistung jedoch nur in verringertem Maße zu vollbringen, die Farbstoffe bzw. Chromogene gelangen dann vermehrt in das Blut und werden auch vermehrt in den Harn ausgeschieden. Vermehrung des Urobilinogengehalts des Harnes bei einem nichtikterischen Patienten gilt daher mit Recht als Indikator einer Leberfunktionsstörung, sofern ein vermehrter Blutabbau ausgeschlossen werden kann. Dagegen ist es nicht möglich, durch das Fehlen von Urobilinoiden im Harn etwa das Bestehen eines Gallengangsverschlusses zu sichern, da dieses Fehlen auch bei schweren Leberparenchymerkrankungen beobachtet werden kann. Da umgekehrt bei einem völligen Gallengangsverschluß Bilirubin auf dem Blutwege in den Darm gelangen und dort zu Urobilinoiden reduziert werden kann, vermögen einfache Harnuntersuchungen nur wenig zur Differentialdiagnose des Ikterus beizutragen.

2.5.1. Bilirubinnachweis

Bilirubinhaltiger Harn zeigt eine dunkelgelbe bis bierbraune, gelegentlich grünbraune Farbe und gelben Schüttelschaum.

▶ Bilirubinnachweis nach FOUCHET-HARRISON (AB (D. L.) – DDR 83)

Prinzip

Bilirubin wird an Bariumsulfat adsorbiert und durch Eisen(III)-chlorid zu grünem Biliverdin und blauem Bilicyanin oxydiert.

Reagenzien

1. Bariumchloridlösung (409 mmol/*l*, 100 g/*l*);
2. Ammoniumsulfat-Reagenzlösung (Ammoniumsulfat: 5,71 mol/*l*).
   700 g Ammoniumsulfat werden in 1 *l* destilliertem Wasser gelöst. Die Lösung wird mit 100 g Ammoniumsulfat versetzt und zur Sättigung unter wiederholtem Schütteln mindestens 2 h stehengelassen. Bei Bedarf wird eine entsprechende Menge der überstehenden, klaren Lösung entnommen und als Reagenzlösung verwendet;
3. Eisen(III)-chlorid-Trichloressigsäure-Reagenzlösung (Eisen(III)-chlorid: 37 mmol/*l*, Trichloressigsäure: 1,53 mol/*l*). 250 g Trichloressigsäure und 10 g Eisen(III)-chlorid-6-Wasser werden in destilliertem Wasser zum Liter gelöst.

Ausführung

10 *ml* Harn werden mit 5 *ml* Bariumchloridlösung (1) versetzt und geschüttelt. Entsteht dabei kein Niederschlag, so wird die Mischung mit 5 Tropfen Ammoniumsulfat-Reagenzlösung (2) versetzt und erneut geschüttelt. – Der nach Zusatz der Bariumchloridlösung bzw. nach Zusatz der Ammoniumsulfat-Reagenzlösung entstandene Niederschlag wird auf einem Filterpapier gesammelt, das Filterpapier wird nach dem Abtropfen der Flüssigkeit ausgebreitet, und der Niederschlag wird dann mit 1 Tropfen Eisen(III)-chlorid-Trichloressigsäure-Reagenzlösung (3) versetzt. – Der Nachweis ist als negativ (0) zu beurteilen, wenn der Niederschlag keine blaugrüne Färbung zeigt. Der Nachweis ist als positiv (1) zu beurteilen, wenn der Niederschlag eine blaugrüne Färbung zeigt.

► Bilirubinnachweis mit salpetriger Säure (modifizierte Probe nach HAMMARSTEN)

Prinzip

Durch salpetrige Säure wird Bilirubin zu grünem Biliverdin oxydiert.

Reagenzien

1. Natriumnitritlösung (72,4 mmol/*l*, 5 g/*l*), frisch bereitet;
2. Salzsäure, konzentriert.

Ausführung

Zu 5 *ml* Harn gibt man 1–2 Tropfen Natriumnitritlösung (1) und 5 Tropfen Salzsäure (2). Bei Anwesenheit von Bilirubin tritt Grünfärbung auf.

► Probe nach ROSIN

Prinzip

Bilirubin wird durch Iod zu grünem Biliverdin oxydiert.

Reagenz

Iodlösung. Alkoholische Iodtinktur wird mit Ethanol (96 Vol.-%) bis zur Kognakfarbe verdünnt [auch Iod-Kaliumiodid-Reagenzlösung (Lugolsche Lösung) kann verwendet werden].

Ausführung

In einem Reagenzglas überschichtet man etwa 5 *ml* Harn vorsichtig mit Iodlösung. Ein grasgrüner Ring an der Berührungsstelle zeigt die Anwesenheit von Bilirubin an.

▶ Bilirubinnachweis mit Reagenztabletten

Prinzip

In den „Reagnosttabletten zum Nachweis von Bilirubin im Harn" ist 4-Nitrophenyldiazonium-4-toluolsulfonat enthalten, das in saurem Milieu mit Bilirubin unter Bildung einer blauvioletten Azoverbindung reagiert.

Ausführung

5 Tropfen Harn werden so auf ein Stück Filterpapier der Sorte „Filtrak LF 1" gegeben, daß ein feuchter Fleck von möglichst kleinem Durchmesser entsteht. Anschließend wird in die Mitte dieses feuchten Fleckes eine „Reagnosttablette zum Nachweis von Bilirubin im Harn" gelegt und mit 1 Tropfen Wasser und 10 s danach mit einem weiteren Tropfen Wasser befeuchtet. Nach 60 s wird die Reagnostablette von dem Filterpapier entfernt. Eine bläuliche bis blauviolette Färbung des feuchten Fleckes zeigt die Anwesenheit von Bilirubin an. Eine Gelb- oder Rosafärbung ist als negativ zu beurteilen.

2.5.2. Urobilinogennachweis

Die Unterscheidung von Urobilinogen-I und Urobilinogen-L (= Stercobilinogen) ist möglich, für klinische Zwecke jedoch entbehrlich. Die in der klinischen Routinediagnostik übliche Ehrlichsche Aldehydreaktion erfaßt sowohl Urobilinogen-I als auch Urobilinogen-L (= Stercobilinogen).

▶ EHRLICHsche Aldehydreaktion (AB (D. L.) - DDR 83)

Prinzip

Das im klinischen Sprachgebrauch als Urobilinogen bezeichnete Gemisch der Chromogene reagiert in saurer Lösung mit 4-Dimethylaminobenzaldehyd unter Bildung eines roten chloroformlöslichen Kondensationsprodukts.

Reagenzien

1. Dimethylaminobenzaldehyd-Reagenzlösung (4-Dimethylamino-benzaldehyd: 134 mmol/*l*). 20 g 4-Dimethylamino-benzaldehyd werden in Salzsäure (6 mol/*l*) zum Liter gelöst. Die Salzsäure (6 mol/*l*) ist aus konzentrierter Salzsäure (pur.) herzustellen;
2. Chloroform;
3. Essigsäure (5 mol/*l*);
4. Petroläther;
5. Ammoniaklösung, konzentriert.

Ausführung

5 *ml* abgekühlter Harn werden mit 5 Tropfen Dimethylaminobenzaldehyd-Reagenzlösung (1) versetzt. Zeigt der Prüfansatz eine rötliche bis rote Färbung, so wird er nach Zusatz von 2 *ml* Chloroform (2) geschüttelt. Nach dem Entmischen wird die Färbung der Chloroformschicht beurteilt. Rotstichige bis rote Färbung derselben zeigt die Anwesenheit von Urobilinogen an.

Hinweis

Der Harn ist nach Möglichkeit unmittelbar nach der Gewinnung zu untersuchen, da die Chromogene beim Stehen an der Luft zu den entsprechenden Urobilinen oxydiert werden.
Zeigt der Untersuchungsansatz eine starke gelbe oder orangerote Färbung bzw. entsprechend gefärbte Niederschläge (bei Gehalt von Sulfonamiden), so werden 5 *ml* des zu untersuchenden Harnes nach Zusatz von Essigsäure (3) bis zur sauren Reaktion mit dem gleichen Volumen Petroläther (4) versetzt und geschüttelt. Anschließend wird die abgetrennte Petrolätherlösung mit 5 *ml* einer Mischung aus 4 Volumenteilen konzentrierter Ammoniaklösung (5), und 96 Volumenteilen destilliertem Wasser geschüttelt. Zu der abgetrennten ammoniakalischen Lösung gibt man zum Nachweis des Urobilinogens 10 Tropfen Dimethylaminobenzaldehyd-Reagenzlösung (1).
Porphobilinogen (bei Porphyrie im Harn auftretend) reagiert mit 4-Dimethylaminobenzaldehyd ebenfalls unter Bildung eines roten, aber chloroformunlöslichen Kondensationsprodukts.
Ähnliche Farbreaktionen werden durch Arzneimittel (Trypaflavin, Tryptophan und Pyridinderivate) gegeben. Mit 5-Hydroxy-indol-3-ylessigsäure (bei metastasierendem Karzinoid im Harn auftretend) entsteht eine violette Färbung. Bei Anwesenheit von Bilirubin tritt eine Grünfärbung anstelle der Rotfärbung auf. Nitrit und Formaldehyd hemmen den Nachweis von Urobilinogen im Harn.
Die früher übliche Prüfung auf Rotfärbung nach Erwärmen des Ansatzes ist entbehrlich, da die in der Wärme auftretende Rotfärbung nicht auf den Urobilinogengehalt, sondern auf die in jedem normalem Harn vorhandenen Indolderivate zu beziehen ist.

▶ Kombinierter Eiweiß- und Urobilinogennachweis nach v. BOROVICZÉNY

Prinzip

Die Ehrlichsche Aldehydreaktion läßt sich mit der bekannten Sulfosalicylsäureprobe zum Eiweißnachweis (s. S. 26) kombinieren, wenn man die Salzsäure durch Sulfosalicylsäure ersetzt.

Reagenz

Reagenz von *v. Boroviczény* (2-Hydroxy-5-sulfo-benzoesäure: 787 mmol/*l*, 4-Dimethylamino-benzaldehyd: 134 mmol/*l*). 200 g Sulfosalicylsäure-2-Wasser und

20 g 4-Dimethylamino-benzaldehyd werden nacheinander in destilliertem Wasser gelöst und zum Liter aufgefüllt.

Ausführung

Das kombinierte Reagenz nach v. Boroviczény wird in gleicher Weise wie Ehrlichs Aldehydreagenz angewendet. Eine auftretende Trübung zeigt dann Eiweißgehalt, eine Rotfärbung vermehrten Urobilinogengehalt an.

2.5.3. Urobilinnachweis

Die Unterscheidung von Urobilin-I, Urobilin-L (= Stercobilin) und Urobilin-D ist möglich, für klinische Zwecke jedoch entbehrlich, da – entgegen älteren Anschauungen – wahrscheinlich alle Urobilinoide intestinalen Ursprungs sind. Die Probe von *Schlesinger* wird von allen Urobilinen gegeben.

▶ Probe nach SCHLESINGER

Prinzip

Urobiline bilden mit Zink grün fluoreszierende Komplexsalze.

Reagenz

Schlesingers Reagenz. 10 g feingepulvertes Zinkacetat werden in 100 m*l* Ethanol (96 Vol.-%) aufgeschlämmt; das fertige Reagenz enthält ungelöstes Zinkacetat und muß vor Gebrauch aufgeschüttelt werden.

Ausführung

In einem Reagenzglas werden 5 m*l* Harn und 5 m*l* gut aufgeschütteltes Schlesingers Reagenz gemischt und nach Absetzen des Bodensatzes filtriert. Bei Anwesenheit von Urobilinen ist eine grüne Fluoreszenz des Filtrats bei seitlicher Beleuchtung und Betrachtung gegen einen schwarzen Hintergrund zu erkennen.

Hinweis

Die Reaktion wird deutlicher, wenn man dem Filtrat 1 Tropfen Ammoniaklösung zusetzt oder mit dem gleichen Volumen Chloroform schüttelt.
Frischer normaler Harn zeigt eine negative Reaktion, da er kein Urobilin, sondern nur geringe Mengen Urobilinogen enthält, das erst beim Stehen an der Luft zu Urobilin oxydiert wird. Infolge Umwandlung von Urobilinogen in Urobilin nimmt daher in der Regel die Fluoreszenz erheblich zu, wenn man das Reagenzglas 12 h lang stehenläßt und dann nochmals betrachtet. Durch Zusatz von 1 Tropfen Lugolscher Lösung zu 5–10 m*l* Harn läßt sich eine rasche Oxydation des vorhandenen Urobilinogens bewirken, das dann mit der Schlesingerschen Probe als Urobilin nachgewiesen werden kann.

Erheblicher Bilirubingehalt des Harnes stört den Urobilinnachweis; das Bilirubin kann jedoch leicht durch Zusatz von Barium- oder Calciumchlorid und Ammoniaklösung ausgefällt werden, wobei das Urobilin in Lösung bleibt.
Die Reaktion ist wenig empfindlich und *zumeist entbehrlich.*

2.6. Porphyrine

Porphyrine sind Vorstufen des Blutfarbstoffs und der Cytochrome. Der menschliche Organismus baut zunächst aus aktivierter Bernsteinsäure und Glycin – unter Decarboxylierung der zunächst entstehenden α-Amino-β-ketoadipinsäure – δ-Aminolävulinsäure auf. Durch Kondensation von zwei Molekülen δ-Aminolävulinsäure entsteht *Porphobilinogen,* das bei der akuten Porphyrie im Harn ausgeschieden wird und leicht nachgewiesen werden kann. Die eigentliche Vorstufe des Hämoglobins ist *Uroporphyrin III,* das aus vier Molekülen Porphobilinogen unter Ammoniakabspaltung entsteht. Bei einer krankhaften Störung der Porphyrinsynthese bildet sich dagegen das isomere *Uroporphyrin I,* das sich durch die Reihenfolge zweier Substituenten unterscheidet. Beide Uroporphyrine sind in Ether *unlöslich.* Durch Decarboxylierung bilden sich im Stoffwechsel aus Uroporphyrinen *Koproporphyrine,* die in Ether löslich sind. Normalerweise finden sich geringe Mengen von Koproporphyrin III im Stuhl und auch im Harn; der Porphyringehalt der Ausscheidungen steigt nach Aufnahme hämoglobin- oder myoglobinreicher Nahrung, nach Alkoholgenuß, nach körperlichen Anstrengungen und während der Menstruation an. Das Auftreten von Koproporphyrin I, das aus dem nur krankheitshalber gebildeten Uroporphyrin I entsteht, ist naturgemäß stets pathologisch.
Eine krankhafte Porphyrinausscheidung im Harn ist nicht nur bei den primären Störungen des Porphyrinstoffwechsels, den *Porphyrien,* nachzuweisen, sondern auch bei sekundären Porphyrinopathien, den *Porphyrinurien.* Solche können auftreten bei Blutkrankheiten, Leberaffektionen, Vergiftungen (insbesondere Bleivergiftung), Infektionskrankheiten und Avitaminosen.
Porphyrinhaltige Harne sind gewöhnlich bereits durch ihre rötlichbraune bis schwarzrote Farbe zu erkennen, können bei geringem Farbstoffgehalt aber auch ganz unauffällig aussehen. Da alle Porphyrine sehr lichtempfindlich sind, müssen auf Porphyringehalt zu untersuchende Harnproben lichtgeschützt aufbewahrt werden. Bei einem Porphyringehalt von mehr als 0,2 mg/*l* ist die charakteristische Rotfluoreszenz der Porphyrine unter der Analysenlampe zu erkennen.

► Nachweis von Porphobilinogen (WATSON-SCHWARTZ-Test) (AB (D. L.) – DDR 83)

Prinzip

Porphobilinogen reagiert in saurer Lösung mit 4-Dimethylaminobenzaldehyd unter Bildung eines roten, chloroformunlöslichen Kondensationsprodukts.

Reagenzien

1. Natriumacetat-Reagenzlösung. 950 g Natriumacetat-3-Wasser werden in 1 *l* destilliertem Wasser gelöst. Die Lösung wird mit 100 g Natriumacetat-3-Wasser versetzt und zur Sättigung unter wiederholtem Schütteln mindestens 2 h stehengelassen. Bei Bedarf wird eine entsprechende Menge der überstehenden, klaren Lösung entnommen und als Reagenzlösung verwendet;
2. Dimethylaminobenzaldehyd-Reagenzlösung (4-Dimethylamino-benzaldehyd: 134 mmol/*l*). 20 g 4-Dimethylamino-benzaldehyd werden in Salzsäure (6 mol/*l*) zum Liter gelöst. Die Salzsäure (6 mol/*l*) ist aus konzentrierter Salzsäure (pur.) herzustellen;
3. Chloroform.

Ausführung

1 m*l* abgekühlter Harn wird mit 1 m*l* Natriumacetat-Reagenzlösung (1) und 2 m*l* Dimethylaminobenzaldehyd-Reagenzlösung (2) versetzt. Zeigt der Prüfansatz eine rote Färbung, so wird er nach Zusatz von 2 m*l* Chloroform (3) geschüttelt. Zeigen nach Entmischen sowohl der Prüfansatz als auch die Chloroformschicht eine rote Färbung, so wird der Prüfansatz abgetrennt und das Schütteln mit Chloroform so oft wiederholt, bis nur noch eine der Schichten eine Rotfärbung zeigt. – Der Nachweis ist als negativ (0) zu beurteilen, wenn der Prüfansatz nach der letzen Ausschüttelung keine rote Färbung zeigt. Der Nachweis ist als positiv (1) zu beurteilen, wenn der Prüfansatz nach der letzten Ausschüttelung eine rote Färbung zeigt.

Hinweise

Der Nachweis von Porphobilinogen im Harn ist für die Diagnose der akuten (intermittierenden) Porphyrie von geradezu entscheidender Bedeutung.
Das im klinischen Sprachgebrauch als Urobilinogen bezeichnete Gemisch von Chromogenen reagiert mit 4-Dimethylamino-benzaldehyd ebenfalls unter Bildung eines roten, aber chloroformlöslichen Kondensationsprodukts. – Die Unterscheidung beider Kondensationsprodukte ist ferner spektroskopisch leicht möglich, da das Kondensationsprodukt von Porphobilinogen zwei Banden bei 552 nm und 530 nm, dasjenige von Urobilinogen jedoch nur eine Bande bei 557 nm aufweist.

▶ Nachweis etherunlöslicher und etherlöslicher Porphyrine (AB (D. L.) – DDR 83)

Prinzip

Beim Schütteln des mit Essigsäure angesäuerten Harnes mit Ether werden die etherunlöslichen Uroporphyrine und die etherlöslichen, zumeist zum Koproporphyrintyp gehörenden Porphyrine getrennt. In salzsaure Lösungen übergeführt, zeigen sie beim Betrachten im ultravioletten Licht Rotfluoreszenz.

Reagenzien

1. Essigsäure, konzentriert;
2. Ether;
3. Blei(II)-acetat-3-Wasser;
4. Essigsäure (1 mol/*l*);
5. Salzsäure (8 mol/*l*);
6. Salzsäure (1,5 mol/*l*).

Ausführung

a) *Etherunlösliche Porphyrine.* 10 m*l* Harn werden in einem 50-m*l*-Scheidetrichter mit 2 m*l* Essigsäure (1) sowie mit 20 m*l* Ether (2) versetzt und 2 min kräftig geschüttelt. Nach dem Entmischen wird die wäßrige Schicht abgetrennt. Die Etherschicht ist im Scheidetrichter für die Prüfung auf etherlösliche Porphyrine (b) aufzubewahren.
Die abgetrennte wäßrige Lösung wird noch zweimal mit jeweils 20 m*l* Ether (2) ausgeschüttelt, wobei die Etherschichten jeweils zu verwerfen sind. Anschließend wird die wäßrige Lösung mit 0,5 g Bleiacetat (3) versetzt und 10 s kräftig geschüttelt. Die Mischung wird filtriert. Der auf dem Filter verbliebene Rückstand wird zunächst mit 2 m*l* Essigsäure (4) gewaschen und dann mit 4 m*l* Salzsäure (5) versetzt. Das salzsaure Filtrat wird in einem hohen Reagenzglas aufgefangen und im ultravioletten Licht der Wellenlänge 365 nm (Filter UG 2) gegen das gleiche Volumen Salzsäure (5) betrachtet.
b) *Etherlösliche Porphyrine.* Die von der Prüfung auf etherunlösliche Porphyrine (a) zurückbehaltene Etherschicht wird nach Zusatz von 5 m*l* Salzsäure (6) 2 min kräftig geschüttelt. Nach dem Entmischen wird die wäßrige Schicht abgetrennt, wobei die ersten 1–2 m*l* zu verwerfen sind, und in einem hohen Reagenzglas im ultravioletten Licht der Wellenlänge 365 nm (Filter UG 2) gegen das gleiche Volumen Salzsäure (6) betrachtet.

Bei Anwesenheit von Porphyrinen zeigen die zu prüfenden Lösungen eine rote Fluoreszenz.

Hinweis

Der Harn ist nach der Gewinnung innerhalb von 2 h zu untersuchen und bis dahin vor Licht geschützt aufzubewahren. – Während bei der Prüfung auf etherunlösliche Porphyrine jede positive Reaktion als pathologisch anzusehen ist, ist bei der Prüfung auf etherlösliche Porphyrine eine schwache rote Fluoreszenz noch als normal zu bewerten.

▶ Bestimmung der δ-Aminolävulinsäure (Methode I – AB (D. L.) – DDR 83)

Prinzip

Mit Ionenaustauschern wird δ-Aminolävulinsäure von Porphobilinogen und anderen Begleitsubstanzen abgetrennt. Anschließend wird sie mit Acetylaceton zu 3-Acetyl-2-methyl-4-(2-carboxyethyl)-pyrrol kondensiert, das in saurer Lösung mit 4-Dimethylaminobenzaldehyd einen roten Farbstoff bildet.

Reagenzien

1. Anionenaustauscher DOWEX 2 × 8;
2. Kationenaustauscher DOWEX 50 W × 8;
3. Essigsäure (5 mol/*l*). 287,5 m*l* konzentrierte Essigsäure werden mit destilliertem Wasser zum Liter aufgefüllt. Essigsäure (5 mol/*l*) ist 1 Jahr haltbar;
4. Natriumacetat-Reagenzlösung (Natriumacetat: etwa 7,7 mol/*l*). 950 g Natriumacetat-3-Wasser werden in 1 *l* destilliertem Wasser gelöst. Die Lösung wird mit 100 g Natriumacetat-3-Wasser versetzt und zur Sättigung unter wiederholtem Schütteln mindestens 2 h stehengelassen. – Bei Bedarf wird eine entsprechende Menge der überstehenden, klaren Lösung entnommen und als Reagenzlösung verwendet;
5. Natriumacetatlösung (500 mmol/*l*). 68 g Natriumacetat-3-Wasser werden in destilliertem Wasser zum Liter gelöst. Die Lösung ist bei 2–8 °C aufzubewahren. Sie ist 1 Monat haltbar;
6. Natronlauge (2 mol/*l*);
7. Salzsäure (4 mol/*l*);
8. Salzsäure (2 mol/*l*);
9. Salzsäure (1 mol/*l*);
10. Natriumacetat-Puffer I (pH-Wert: 4,6, Acetat: 1,96 mol/*l*, Essigsäure: 1,04 mol/*l*, Natriumacetat: 920 mmol/*l*). 125,2 g Natriumacetat-3-Wasser werden in 600 m*l* destilliertem Wasser gelöst. Nach Zusatz von 60 m*l* konzentrierter Essigsäure wird die Lösung mit destilliertem Wasser zum Liter aufgefüllt;
11. Acetylaceton (Pentan-2,4-dion). Acetylaceton p. a. ist vor der Verwendung zu destillieren; das im Bereich von 138–141 °C übergehende Destillat wird verwendet. Acetylaceton ist bei 2–8 °C und vor Licht geschützt aufzubewahren. Gelb gefärbtes Acetylaceton ist erneut zu destillieren;
12. Dimethylaminobenzaldehyd-Reagenzlösung*** · (4-Dimethylamino-benzaldehyd: 134 mmol/*l*, Essigsäure: 14,3 mol/*l*, Perchlorsäure: 186 mol/*l*). 20 g 4-Dimethylamino-benzaldehyd werden in 500 m*l* konzentrierter Essigsäure gelöst. Nach Zusatz von 160 m*l* konzentrierter Perchlorsäure wird die Lösung mit konzentrierter Essigsäure zum Liter aufgefüllt. Die Reagenzlösung ist frisch zu bereiten;
13. Aminolävulinsäure-Vergleichslösung (δ-Aminolävulinsäure: 7,5 mmol/*l*). 1,257 g δ-Aminolävulinsäurehydrochlorid werden in destilliertem Wasser zum Liter gelöst. Die Vergleichslösung ist bei 2–8 °C aufzubewahren. Sie ist 2 Monate haltbar;
14. Aminolävulinsäure-Vergleichslösung* (δ-Aminolävulinsäure: 75 µmol/*l*). 10 m*l* Aminolävulinsäure-Vergleichslösung (13) werden mit destilliertem Wasser zum Liter aufgefüllt. Die Vergleichslösung ist bei 2–8 °C aufzubewahren. Sie ist 2 Monate haltbar.

Vorbereitung von Ionenaustauschersäulen und Prüflösung

a) Zur Vorbereitung des *Anionenaustauschers* werden 50–100 m*l* DOWEX 2×8 (1) mit destilliertem Wasser aufgeschwemmt und 2 h stehengelassen. Danach werden das Wasser und überstehende feine Harzpartikel des Austauschers abgegossen. Das Sediment wird mit Natriumacetat-Reagenzlösung (4) versetzt und 12–16 h stehengelassen, danach durch ein Filterpapier der Sorte „Filtrak 388" auf einer Filternutsche filtriert und mit destilliertem Wasser alkalifrei gewaschen. Anschließend werden 1 Volumenteil des Austauschers und 2 Volumenteile destilliertes Wasser gemischt und bis zum Einsatz in einem verschlossenen Gefäß aufbewahrt.

b) Zur Vorbereitung des *Kationenaustauschers* werden 50–100 m*l* DOWEX 50 W×8 (2) mit destilliertem Wasser aufgeschwemmt und 2 h stehengelassen. Danach werden das Wasser und überstehende feine Harzpartikel des Austauschers abgegossen. Das Sediment wird mit Natronlauge (2 mol/*l*) (6) versetzt und 12–16 h stehengelassen, danach durch ein Filterpapier der Sorte „Filtrak 388" auf einer Filternutsche filtriert und mit destilliertem Wasser alkalifrei gewaschen. Anschließend wird 1 Volumenteil Austauscher auf der Filternutsche nacheinander jeweils mit 1 Volumenteil Salzsäure (4 mol/*l*) (7), Salzsäure (2 mol/*l*) (8) und Salzsäure (1 mol/*l*) (9) gewaschen. Danach wird der Austauscher mit destilliertem Wasser säurefrei gewaschen. Anschließend werden 1 Volumenteil des Austauschers und 2 Volumenteile destilliertes Wasser gemischt und bis zum Einsatz in einem verschlossenen Gefäß aufbewahrt.

c) Zur Vorbereitung der *Ionenaustauschersäulen* wird in zwei Ionenaustauschersäulen aus Glas von 7 mm Innendurchmesser und 300 mm Länge oberhalb des Auslaufhahns je ein Glaswollepfropfen gegeben. Anschließend werden die Säulen mit destilliertem Wasser gefüllt. Nach Entweichen der Luftblasen wird die eine Säule mit dem vorbereiteten Anionenaustauscher (a) und die andere Säule mit dem vorbereiteten Kationenaustauscher (b) bis zur Höhe von 240 ± 3 mm gefüllt. Danach wird auf die Oberfläche der jeweiligen Ionenaustauscherpackung je ein Glaswollepfropfen gegeben. Beide Säulen werden dann einmal mit jeweils 20–25 m*l* destilliertem Wasser gewaschen. Die Säulen werden nun so übereinander angeordnet, daß der Auslauf der mit dem Anionenaustauscher (a) gefüllten Säule in die obere Öffnung der mit dem Kationenaustauscher (b) gefüllten Säule hineinragt.

d) Als *Untersuchungsmaterial* ist Sammelharn zu verwenden. Die Sammelzeit beträgt 1 Tag. Mit Universalindikatorpapier wird der pH-Wert des Sammelharns bestimmt und dieser mit Essigsäure (3) auf einen pH-Wert zwischen 4 und 6 eingestellt. Dieser Harn ist – soweit möglich – umgehend zu untersuchen oder bei 2–8 °C und vor Licht geschützt höchstens 3 Tage (bzw. bei −12 °C oder einer Temperatur darunter höchstens 1 Monat) aufzubewahren.

e) Zur Vorbereitung der *Prüflösung* wird 1 m*l* klarer, gegebenenfalls zuvor zentrifugierter Harn auf die mit dem Anionenaustauscher (a) gefüllte, obere Ionenaustauschersäule gegeben. Die aus jener ablaufende Flüssigkeit läuft danach durch die untere Kationenaustauschersäule (b). Die aus dieser ablaufende Flüssigkeit wird verworfen. Zum Waschen beider Ionenaustauschersäulen werden auf die obere, mit dem Anionenaustauscher gefüllte Säule dreimal je 2 m*l* destilliertes Wasser gegeben; dieses Waschwasser läuft jeweils auch durch die untere Kationenaustauschersäule. Anschließend wird die obere Säule entfernt und die mit Kationenaustauscher gefüllte untere Säule weitere viermal mit je 5 m*l* destilliertem Wasser gewaschen. Das in einem Becherglas gesammelte Waschwasser wird verworfen. Zur Elution der δ-Aminolävulinsäure wird nun die mit Kationenaustauscher gefüllte Säule dreimal mit insgesamt 9 m*l* Natriumacetatlösung (5) gewaschen. Die ablaufende Flüssigkeit wird in einem 10-m*l*-Meßkölbchen gesammelt. Diese Flüssigkeit wird mit 200 μ*l* Acetylaceton (11) versetzt und mit Natriumacetat-Puffer I (10) zu 10 m*l* aufgefüllt. Diese Mischung wird im verschlossenen Meßkölbchen im siedenden Wasserbad 10 min erhitzt, danach mit Trinkwasser schnell abgekühlt und als Prüflösung verwendet.

Ausführung

Prüfansatz. 1 m*l* Prüflösung (e) und 1 m*l* Dimethylaminobenzaldehyd-Reagenzlösung*** (12) werden gemischt und stehengelassen. Die Extinktion des Prüfansatzes wird frühestens 15 min, spätestens aber 30 min nach dem Mischen in einer Schichtdicke von 10 mm bei der Wellenlänge von 553 nm (540–560 nm) gegen den Leeransatz gemessen.
Leeransatz. 9 m*l* Natriumacetatlösung (5) und 200 μ*l* Acetylaceton (11) werden gemischt und mit Natriumacetat-Puffer I (10) zu 10 m*l* aufgefüllt. Die Mischung wird im verschlossenen Meßkölbchen im siedenden Wasserbad 10 min erhitzt und danach mit Trinkwasser schnell abgekühlt. 1 m*l* dieser Lösung wird wie unter „Prüfansatz" angegeben behandelt.
Vergleichsansatz. 1 m*l* Aminolävulinsäure-Vergleichslösung* (14), 8,5 m*l* Natriumacetatlösung (5) und 200 μ*l* Acetylaceton (11) werden gemischt und mit Natriumacetat-Puffer I (10) zu 10 m*l* aufgefüllt. Die Mischung wird im verschlossenen Meßkölbchen im siedenden Wasserbad 10 min erhitzt und danach mit Trinkwasser schnell abgekühlt. 1 m*l* dieser Lösung wird wie unter „Prüfansatz" angegeben behandelt. Der korrigierten Extinktion des Vergleichsansatzes entspricht eine Konzentration von 75 μmol δ-Aminolävulinsäure/*l* Harn.

Berechnung

Die δ-Aminolävulinsäureausscheidung während eines Tages im Harn ergibt sich zu

$$\frac{E' \cdot 75 \cdot a}{\overline{E'_v} \cdot 1\,000} = \mu\text{mol/d}$$

a = während eines Tages ausgeschiedener Harn (m*l*),
E' = korrigierte Extinktion des Prüfansatzes,
$\overline{E'_v}$ = Mittelwert der korrigierten Extinktionen des Vergleichsansatzes.

Bezugskurve

Bezugslösungen. 0,2, 0,4, 0,6, 0,8 und 1,0 m*l* Aminolävulinsäure-Vergleichslösung* (14) werden jeweils mit 8,5 m*l* Natriumacetatlösung (5) und 200 μ*l* Acetylaceton (11) gemischt. Die Mischungen werden jeweils mit Natriumacetat-Puffer I

(10) zu 10 ml aufgefüllt und in verschlossenen Meßkölbchen im siedenden Wasserbad 10 min erhitzt und danach mit Trinkwasser schnell abgekühlt. Die Bezugslösungen werden wie unter „Prüfansatz" angegeben behandelt. Den mit der Extinktion des Leeransatzes korrigierten Extinktionen der Bezugsansätze entsprechen Konzentrationen von 15, 30, 45, 60 und 75 μmol δ-Aminolävulinsäure/l Harn.

Hinweis

Prüfansatz, Leeransatz, Vergleichsansatz und Bezugsansätze dürfen nach dem Mischen vor der Messung nicht mehr geschüttelt werden.
Als pathologisch ist bei Frauen eine Ausscheidung von 22,4 μmol/d oder mehr und bei Männern von 28,1 μmol/d oder mehr anzusehen.

▶ Bestimmung der δ-Aminolävulinsäure (Methode II - AB (D. L.) - DDR 83)

Prinzip

δ-Aminolävulinsäure wird mit Acetylaceton zu 3-Acetyl-2-methyl-4-(2-carboxyethyl)pyrrol kondensiert, das in saurer Lösung mit 4-Dimethylaminobenzaldehyd einen roten Farbstoff bildet.
Diese Methode darf nur für Belange der Arbeitsmedizin angewendet werden.

Reagenzien

1. Natriumacetat-Puffer I (pH-Wert: 4,6, Acetat: 1,96 mol/l, Essigsäure: 1,04 mol/l, Natriumacetat: 920 mmol/l). 125,2 g Natriumacetat-3-Wasser werden in 600 ml destilliertem Wasser gelöst. Nach Zusatz von 60 ml konzentrierter Essigsäure wird die Lösung mit destilliertem Wasser zum Liter aufgefüllt;
2. Acetylaceton-Natriumacetat-Reagenzlösung (Acetylaceton: 388 mmol/l, Essigsäure: 999 mmol/l, Natriumacetat: 883 mmol/l). 40 ml Acetylaceton werden mit 900 ml Natriumacetat-Puffer I (1) versetzt, bis zur vollständigen Durchmischung geschüttelt und mit Natriumacetat-Puffer I (1) zum Liter aufgefüllt;
3. Dimethylaminobenzaldehyd-Reagenzlösung*** (4-Dimethylamino-benzaldehyd: 134 mmol/l, Essigsäure: 14,3 mol/l, Perchlorsäure: 1,86 mol/l). 20 g 4-Dimethylamino-benzaldehyd werden in 500 ml konzentrierter Essigsäure gelöst. Nach Zusatz von 160 ml konzentrierter Perchlorsäure wird die Lösung mit konzentrierter Essigsäure zum Liter aufgefüllt. Die Reagenzlösung ist frisch zu bereiten;
4. Harnstofflösung (333 mmol/l). 20 g Harnstoff werden in destilliertem Wasser zum Liter gelöst. Die Lösung ist frisch zu bereiten;
5. Aminolävulinsäure-Vergleichslösung** (δ-Aminolävulinsäure: 8 mmol/l). 1,3408 g δ-Aminolävulinsäurehydrochlorid werden in Harnstofflösung (333 mmol/l) (4) zum Liter gelöst. Die Vergleichslösung ist bei −12 °C oder einer Temperatur darunter aufzubewahren. Sie ist 1 Monat haltbar;
6. Aminolävulinsäure-Vergleichslösung*** (δ-Aminolävulinsäure: 160 μmol/l).

20 *ml* Aminolävulinsäure-Vergleichslösung** (5) werden mit Harnstofflösung (333 mmol/*l*) (4) zum Liter aufgefüllt. Die Vergleichslösung ist frisch zu bereiten.

Ausführung

Als *Untersuchungsmaterial* ist Sammelharn zu verwenden. Die Sammelzeit beträgt 3 h und soll zwischen 10 und 14 Uhr liegen. Der Sammelharn ist – soweit möglich – umgehend zu untersuchen oder bei 2–8 °C vor Licht geschützt aufzubewahren und innerhalb von 3 Tagen zu untersuchen. Eine Konservierung ist nicht erforderlich.
Prüfansatz. 1 *ml* Acetylaceton-Natriumacetat-Reagenzlösung (2) und 50 μ*l* Harn werden in einem mit Glas- bzw. Polyethylenstopfen verschließbaren Reagenzglas gemischt, im siedenden Wasserbad 10 min erhitzt und danach schnell abgekühlt. Die Mischung wird anschließend mit 1 *ml* Dimethylaminobenzaldehyd-Reagenzlösung*** (3) versetzt und nach erneutem Mischen stehengelassen. Die Extinktion des Prüfansatzes wird frühestens 15 min, spätestens aber 30 min nach dem Mischen in einer Schichtdicke von 10 mm bei der Wellenlänge von 553 nm (540 bis 560 nm) gegen den Leeransatz gemessen.
Leeransatz. 1 *ml* Natriumacetat-Puffer I (1) und 50 μ*l* Harn werden gemischt und wie unter „Prüfansatz" angegeben behandelt. Prüfansatz und Leeransatz sind mit Proben des gleichen Harnes herzustellen.
Vergleichsansatz. 1 ml Acetylaceton-Natriumacetat-Reagenzlösung (2) und 50 μ*l* Aminolävulinsäure-Vergleichslösung*** (6) werden gemischt und wie unter „Prüfansatz" angegeben behandelt. Der korrigierten Extinktion des Vergleichsansatzes entspricht eine Konzentration von 160 μmol δ-Aminolävulinsäure/*l* Harn.

Berechnung

Die δ-Aminolävulinsäurekonzentration ergibt sich zu

$$\frac{E' \cdot 160}{\overline{E'_v}} = \mu\text{mol}/l$$

E' = korrigierte Extinktion des Prüfansatzes,
E'_v = Mittelwert der korrigierten Extinktionen des Vergleichsansatzes.

Bezugskurve

Bezugslösungen. 50, 100, 200, 350 und 500 μ*l* Aminolävulinsäure-Vergleichslösung** (5) werden jeweils mit Harnstofflösung (333 mmol/*l*) (4) zu 10 *ml* aufgefüllt. 1 *ml* Acetylaceton-Natriumacetat-Reagenzlösung (2) und je 50 μl der Bezugslösungen werden gemischt und wie unter „Prüfansatz" angegeben behandelt. Den mit der Extinktion des Leeransatzes korigierten Extinktionen dieser Ansätze entsprechen Konzentrationen von 40, 80, 160, 280 und 400 μmol δ-Aminolävulinsäure/*l* Harn.
Das Meßgerät und die eingesetzten Lösungen sind für die Durchführung der Methode geeignet, wenn der Kurvengang eine Gerade ergibt, die durch den Nullpunkt geht.

Diese Gerade darf nicht zur Berechnung der δ-Aminolävulinsäurekonzentration des Harnes verwendet werden.

Hinweise

In besonderen Fällen darf Morgenharn zur Untersuchung verwendet werden. Ausscheidungsquoten von 38,1–76,3 µmol/*l* gelten als normal, als oberer Grenzwert für Bleiexponierte werden 152,6 µmol/*l* angegeben.

2.7. Gallensäuren

Die Gallensäuren werden mit der Galle in den Darm ausgeschieden, wirken hier emulgierend auf die Fette und werden reabsorbiert. Mit dem Pfortaderblut gelangen sie wieder in die Leber und werden von dieser erneut in die Galle abgegeben. Bei Verschluß der Gallenwege und in geringerem Maße auch bei Leberparenchymerkrankungen – nicht jedoch beim hämolytischen Ikterus – können sie in das Blut übertreten und werden dann von den Nieren in den Harn ausgeschieden. Leider sind die Bestimmungsmethoden für diese Verbindungen recht wenig zuverlässig oder für klinische Zwecke noch kaum brauchbar.

► Gallensäurennachweis nach BANG

Prinzip

Gallensäuren geben mit Furfural, das beim Erhitzen von Rohrzucker mit Mineralsäuren gebildet wird, eine Violettfärbung (Pettenkofersche Reaktion).

Reagenzien

1. Saccharoselösung (0,29 mol/*l*). 100 g β-D-Fructofuranosyl-α-D-glucopyranosid werden in destilliertem Wasser zum Liter gelöst;
2. Salzsäure, konzentriert.

Ausführung

In einem Reagenzglas versetzt man etwa 2 m*l* Harn mit 1 Tropfen Rohrzuckerlösung (1) und etwa 2 m*l* Salzsäure (2) und kocht $^1/_2$–1 min lang (einfaches Erhitzen genügt nicht). Bei Anwesenheit von Gallensäuren tritt eine Rotviolettfärbung auf, die nach dem Abkühlen noch einige Zeit stehenbleibt.

Hinweis

Die Probe wird durch zahlreiche Substanzen gestört und kann daher nur als orientierender Nachweis gelten.

▶ Gallensäurennachweis nach HERZFELD und HAEMMERLI

Prinzip

Gallensäuren geben beim Erhitzen mit Furfural eine Violettfärbung.

Reagenzien

1. 1 *ml* Furfural p. a. werden in 100 *ml* Ethanol (96 Vol.-%) gelöst;
2. Phosphorsäure, konzentriert.

Ausführung

In einem Reagenzglas versetzt man 1 *ml* Harn mit 0,5 *ml* Furfurallösung (1) und 1 *ml* Phosphorsäure (2) und erhitzt 6 min lang in siedendem Wasserbad. Bei Anwesenheit von Gallensäuren tritt eine grünblaue bis violettblaue Färbung auf.

2.8. Harnindikan

Harnindikan ist ein Produkt der bakteriellen Eiweißzersetzung im Darm. Die Kolibakterien vermögen die Aminosäure Tryptophan zu Indol abzubauen, dieses wird in Darmwand, Blut, Leber und Nieren zu Indoxyl oxydiert und nach Paarung mit Schwefelsäure als Kaliumsalz (indoxylschwefelsaures Kalium = Indikan) im Harn ausgeschieden. Normaler Harn enthält nur wenig Indikan (4 bis 10 mg Tagesmenge); der Indikangehalt ist erhöht bei Steigerung der Darmfäulnis infolge Behinderung der Darmpassage, Störungen des enzymatischen Nahrungsaufschlusses oder der Absorption. Umgekehrt läßt sich bakterielle Eiweißzersetzung im Darm durch die Gabe bestimmter Antibiotika (Chloramphenicol, Tetracycline, Neomycin, Paromomycin) hemmen.

▶ Indikannachweis nach JOLLES

Prinzip

Nach Befreiung des Harnes von störenden Farbstoffen durch Bleiacetat wird das Indikan zu Indoxyl verseift und dieses in Gegenwart von Thymol zu einem Indolignonfarbstoff (4-Cymol-2-indol-indolignon) oxydiert.

Reagenzien

1. Blei(II)-acetatlösung (264 mmol/*l*). 100 g Blei(II)-acetat-3-Wasser werden in destilliertem Wasser zum Liter gelöst;
2. Thymol-Reagenzlösung (666 mmol/*l*). 100 g Thymol (2-Isopropyl-5-methylphenol) werden in Propan-2-ol zum Liter gelöst;

3. Obermayers Reagenz (Eisen(III)-chlorid: 37 mmol/l). 10 g Eisen(III)-chlorid-6-Wasser werden in konzentrierter Salzsäure zum Liter gelöst;
4. Chloroform.

Ausführung

Etwa 20 m*l* sauer reagierenden Harn versetzt man mit 2 m*l* Blei(II)-acetatlösung (1), schüttelt und filtriert. Zu 10 m*l* des Filtrats gibt man 0,5 m*l* Thymol-Reagenzlösung (2) und danach 10 m*l* Obermayers Reagenz (3) und schüttelt nach 15 min mit 2 m*l* Chloroform (4) vorsichtig aus. Die Chloroformschicht färbt sich bei normalem Indikangehalt violettrosa, bei vermehrtem Indikangehalt kräftig rotviolett.

Hinweis

Der Nachweis von Jolles ist wesentlich empfindlicher als derjenige nach Obermayer.
Fällt nach der Zugabe von Obermayers Reagenz (3) ein weißer Niederschlag von Bleichlorid aus, so wiederholt man die Probe mit geringerem Zusatz von Bleiacetatlösung (2).

▶ Indikannachweis nach OBERMAYER

Prinzip

Nach Befreiung des Harnes von störenden Farbstoffen durch Bleiacetat wird das Indikan durch Salzsäure zu Indoxyl verseift und dieses durch Eisen(III)-Ionen zu Indigoblau oxydiert, das wiederum mit Chloroform ausgeschüttelt werden kann.

Reagenzien

1. Blei(II)-acetatlösung (264 mmol/l). 100 g Blei(II)-acetat-3-Wasser werden in destilliertem Wasser zum Liter gelöst;
2. Obermayers Reagenz (Eisen(III)-chlorid: 37 mmol/l). 10 g Eisen(III)-chlorid-6-Wasser werden in konzentrierter Salzsäure zum Liter gelöst;
3. Chloroform.

Ausführung

Etwa 20 m*l* sauer reagierenden Harn versetzt man mit 2 m*l* Bleiacetatlösung (1), schüttelt und filtriert. Zu 10 m*l* des Filtrats gibt man 10 m*l* Obermayers Reagenz (2) und 2 m*l* Chloroform (3) und schüttelt vorsichtig aus. Die Chloroformschicht färbt sich je nach dem Indikangehalt des Harnes mehr oder weniger stark blau oder blauviolett; während normaler Harn keine erkennbare Blaufärbung des Chloroforms bewirkt.

Hinweis

Fällt nach Zugabe von Obermayers Reagenz (2) ein weißer Niederschlag von Bleichlorid aus, so wiederholt man die Probe mit geringerem Zusatz von Bleiacetatlösung (1).
Enthält der Harn Iodide, so färbt sich das Chloroform durch freies Iod violett; diese störende Farbe kann durch Schütteln der Chloroformlösung mit Natriumthiosulfatlösung ($Na_2S_2O_3$) entfernt werden. Bromide bewirken eine Gelbbraunfärbung des Chloroforms.
Die früher übliche Verdünnung des Harnes auf eine Dichte von 1,005 vor Anstellung des Indikannachweises nach Obermayer ist entbehrlich.
Die Proben nach Jaffé (Chlorkalk) und Schajna (Wasserstoffperoxid) sind *nicht zu empfehlen.*
Papierchromatographisch lassen sich die verschiedenen Indolderivate des Harnes mit Hilfe der *Fluorindalreaktion* trennen und nachweisen. Indolderivate geben mit p-Dimethylaminobenzaldehyd in saurer Lösung (= Ehrlichs Aldehydreagenz) bekanntlich einen roten Farbstoff, der sich in ammoniakalischer Lösung nach Weinrot vertieft. Auf dem Papierchromatogramm tritt nach dem Besprühen mit Ehrlichs Aldehydreagenz und Ammoniak im Ultraviolettlicht eine intensive orangefarbene Fluoreszenz auf.

2.9. Nachweismethoden seltener pathologischer Harnbestandteile

2.9.1. Melanin, Indolmelanogene

Der Farbstoff Melanin, bzw. seine farblosen Vorstufen, die Indolmelanogene, kommen bei Tumoren des pigmentbildenden Gewebes im Harn vor. Während melaninhaltiger Harn bereits dunkel entleert wird, zeigt der melanogenhaltige Harn zunächst normale Farbe und wird erst beim Stehen an der Luft braun bis schwarzbraun.

► Melaninnachweis nach THORMÄLEN

Prinzip

Indolmelanogene reagieren in alkalischem Milieu mit Natrium-pentacyanonitrosylferrat(III) unter Bildung einer rot gefärbten Verbindung, die beim Ansäuern mit Essigsäure in eine blau gefärbte Verbindung umgewandelt wird.

Berechnung

1. gesättigte wäßrige Lösung von Natrium-pentacyanonitrosylferrat(III)-2-Wasser (= Nitroprussidnatrium), jeweils frisch zubereitet;
2. Kalilauge (1,5 mol/*l*);
3. Essigsäure, konzentriert.

Ausführung

In einem Reagenzglas versetzt man etwa 5 m*l* Harn mit 0,5 m*l* Natrium-pentacyanonitrosylferrat(III)-lösung (1) und 1 m*l* Kalilauge (2). Die auftretende rote Farbe schlägt bei Anwesenheit von Melanin nach Zusatz von Essigsäure (3) zu einem intensiven Blau um.

Hinweis

Negative Thormälensche Probe beweist nicht die Abwesenheit von Melanin oder Melanogenen.
Auf der gleichen Reaktion beruht die quantitative Bestimmung der Indolmelanogene im Harn.

▶ Bestimmung der Indolmelanogene (AB (D. L.) – DDR 83)

Reagenzien

1. Natrium-pentacyanonitrosylferrat(III)-lösung (67,1 mmol/*l*). 2 g Natrium-pentacyanonitrosylferrat(III)-2-Wasser werden jeweils frisch in destilliertem Wasser zu 100 m*l* gelöst;
2. Kalilauge (1,5 mol/*l*);
3. Essigsäure, konzentriert;
4. Indol-Vergleichslösung (400 μmol/*l*). 46,9 mg Indol werden in 10 m*l* Ethanol (96 Vol.-%) gelöst und mit destilliertem Wasser zum Liter aufgefüllt. Die Vergleichslösung ist bei 2–8 °C aufzubewahren. Sie ist 1 Monat haltbar.

Ausführung

Für den *Prüfansatz* werden 2 m*l* Harn und 250 μ*l* Natrium-pentacyanonitrosylferrat(III)-lösung (1) gemischt. Anschließend wird die Mischung mit 1 m*l* Kalilauge (2) versetzt. 2 min nach Zusatz der Kalilauge (2) wird diese Mischung mit 100 μ*l* Essigsäure (3) versetzt und kräftig geschüttelt.
Die Extinktion des Prüfansatzes wird innerhalb von 20 min in einer Schichtdicke von 10 mm bei einer Wellenlänge von 620 nm (610–630 nm) gegen den nachstehend beschriebenen Leeransatz 1 gemessen.
Der *Leeransatz 1* ist wie der Prüfansatz herzustellen, wobei anstelle des Harnes 2 m*l* destilliertes Wasser zu verwenden sind.
Der *Leeransatz 2* ist wie der Prüfansatz herzustellen, wobei anstelle der Natrium-pentacyanonitrosylferrat(III)-lösung (1) 250 μ*l* destilliertes Wasser zu verwenden sind. Prüfansatz und Leeransatz 2 sind jeweils mit Proben des gleichen Harnes herzustellen.

Berechnung

Der Gehalt des Harnes an Indolmelanogenen, berechnet als μmol Indol/*l* Harn ergibt sich zu:

$$(E' - E_{L2}) \cdot \overline{f} = \mu mol/l$$

E' = korrigierte Extinktion des Prüfansatzes,
E_{L2} = gegen Wasser gemessene Extinktion des Leeransatzes 2,
f = Bezugsfaktor.

Bezugskurve

Für die Bezugskurve werden 0,5, 1,0, 2,0, 3,0, 4,0 und 5,0 m*l* Indol-Vergleichslösung (4) jeweils mit destilliertem Wasser zu 10 m*l* aufgefüllt. Je 2 m*l* dieser Lösungen werden wie unter „Prüfansatz" angegeben behandelt. Den mit der Extinktion des Leeransatzes 1 korrigierten Extinktionen dieser Ansätze entsprechen Konzentrationen von 20, 40, 80, 120, 160 und 200 μmol Indol/*l* Harn.

Hinweise

Liegt die korrigierte Extinktion des Prüfansatzes oberhalb des Bereichs der Bezugskurve, so ist 1 Volumenteil des zu untersuchenden Harnes mit 10 Volumenteilen destilliertem Wasser zu verdünnen, die Bestimmung wird mit 2 m*l* der Verdünnung wiederholt, und das dieser Extinktion entsprechende Ergebnis wird mit 11 multipliziert. Die Verwendung von Sammelharn ist nicht erforderlich. Als Normalbereich gelten Werte unterhalb von 30 μmol/*l*; Werte oberhalb von 55 μmol/*l* sind als sicher pathologisch anzusehen.

2.9.2. Glucuronsäure

Die Glucuronsäure steht in ihren chemischen Eigenschaften den Kohlenhydraten nahe. Freie Glucuronsäure zeigt schwaches Reduktionsvermögen, dreht die Ebene des polarisierten Lichtes nach rechts und ist nicht vergärbar; sie kommt im Harn praktisch nicht vor. Dagegen reduzieren gepaarte Glucuronsäuren nicht, drehen die Ebene des polarisierten Lichtes nach links und sind nicht vergärbar. In mit Glucuronsäure gepaarter Form werden viele körpereigene und körperfremde Substanzen in den Harn ausgeschieden. Während der normale Harn nur geringe Mengen gepaarter Glucuronsäuren enthält, kann deren Konzentration nach der Einnahme zahlreicher Medikamente (Campher, Menthol, Chloralhydrat, Salicylate, Steroide, Narkotika, Alkaloide, Sulfonamide) stark erhöht sein.

▶ Glucuronsäurenachweis nach TOLLENS

Prinzip

Glucuronsäure bildet beim Erhitzen mit Naphthoresorcinol in mineralsaurer Lösung einen blauen Farbstoff.

Reagenzien

1. Naphthoresorcinollösung (62 mmol/*l*). 1 g Naphthoresorcinol (1,3-Dihydroxynaphthalin) wird in Ethanol (96 Vol.-%) zu 100 m*l* gelöst;

2. Salzsäure, konzentriert;
3. Ether.

Ausführung

In einem Reagenzglas versetzt man 5 m*l* Harn mit 1 m*l* Naphthoresorcinollösung (1) und 5 m*l* Salzsäure (2) und erhitzt anschließend 15 min lang im kochenden Wasserbad. Bei Anwesenheit von Glucuronsäure tritt eine Schwarzfärbung ein. Nach dem Abkühlen der Lösung schüttelt man mit etwa 10 m*l* Ether (3) aus; bei Anwesenheit von Glucuronsäure färbt sich der Ether dunkelblau bis violett.

Hinweis

Eine Schwarzfärbung nach dem Erhitzen entsteht auch bei Anwesenheit von Pentosen; in diesem Falle wird die Etherschicht beim Ausschütteln jedoch nicht angefärbt.
Da Glucose ebenfalls mit Naphthoresorcinol eine Blaufärbung ergibt, wird diese gegebenenfalls durch Vergärung mit Hefe vor Anstellen der Probe von Tollens entfernt.
Die Tollenssche Reaktion wird von allen Hexuronsäuren gegeben.

2.9.3. Homogentisinsäure (2,5-Dihydroxyphenylessigsäure)

Homogentisinsäure tritt bei der *Alkaptonurie*, einer seltenen, angeborenen Stoffwechselanomalie, im Harn auf; hierbei ist der Abbau der Aminosäuren Phenylalanin und Tyrosin infolge Homogentisat-Oxydase-Mangel gestört.

▶ Homogentisinsäurenachweis

Prinzip

Homogentisinsäure reagiert in alkalischem Milieu mit Sauerstoff unter Bildung von die Lösung schwarz färbenden Verbindungen und reduziert die im Benedikt-Reagenz vorliegende Kupfer(II)-Komplexverbindung bereits bei Raumtemperatur zu rotem Kupfer(I)-oxid.

Reagenzien

1. Natronlauge (5 mol/*l*);
2. Benedikt-Reagenz (Kupfer(II)-sulfat: 69,3 mol/*l*, Natriumcarbonat: 944 mmol/*l*, Natriumcitrat: 588 mmol/*l*). 270 g Natriumcarbonat-10-Wasser und 173 g Natriumcitrat-2-Wasser werden in 550 m*l* destilliertem Wasser gelöst. Nach Zusatz einer Lösung von 17,3 g Kupfer(II)-sulfat-5-Wasser in 100 m*l* destilliertem Wasser wird die Lösung mit destilliertem Wasser zum Liter aufgefüllt und filtriert. Die Reagenzlösung ist 3 Monate haltbar.

Ausführung

Als *Ansatz I* werden 2 m*l* Harn mit 3 Tropfen Natronlauge (1) versetzt, kräftig geschüttelt, 10 min stehengelassen und danach beurteilt.
Als *Ansatz II* werden 2 m*l* Harn und 2 m*l* Benedikt-Reagenz (2) gemischt, 30 min stehengelassen und danach beurteilt.
Der Nachweis ist als positiv anzusehen, wenn Ansatz I eine schwarze Färbung und Ansatz II einen orangefarbenen oder roten Niederschlag zeigt.

2.9.4. Phenylbrenztraubensäure

Phenylbrenztraubensäure wird bei der *Phenylketonurie* (Föllingsche Krankheit) im Harn ausgeschieden. Dieser Erkrankung liegt eine angeborene Stoffwechselstörung für die Aminosäure Phenylalanin zugrunde, die sich infolgedessen im Organismus anhäuft. Die Früherfassung der an Phenylketonurie erkrankten Säuglinge wird durch den mikrobiologischen Nachweis (Guthrie-Test) des erhöhten Phenylalaningehalts des Blutes gewährleistet; sie ist wichtig, weil durch eine rechtzeitig (vor Beginn der Markscheidenreifung im Großhirn) verordnete phenylalaninfreie Diät das Auftreten zerebraler, zum Schwachsinn führender Schäden vermieden werden kann. Die Bedeutung des Phenylbrenztraubensäurenachweises im Harn tritt heute gegenüber derjenigen des Guthrie-Tests zurück.

▶ Phenylbrenztraubensäurenachweis

Prinzip

Zum Nachweis der Phenylbrenztraubensäure im Harn benutzt man nach *Linneweh* die Tatsache, daß sie mit Eisen(III)-chlorid ein instabiles grünes Salz bildet.

Reagenz

Eisen(III)-chloridlösung (370 mmol/*l*).

Ausführung

Zu 1 m*l* Harn gibt man 5 Tropfen Eisen(III)-chloridlösung (370 mmol/l); bei Anwesenheit von Phenylbrenztraubensäure tritt eine graugrüne Farbe auf. Man kann auch die Eisen(III)-chloridlösung direkt auf eine nasse Windel tropfen, dann bildet sich ein grüner Hof um den Tropfen.

▶ Phenylbrenztraubensäurenachweis mit Testpapier

Einfacher ist der Nachweis von Phenylbrenztraubensäure mit gebrauchsfertigen Testpapieren – z. B. „Biophan P" (VEB Feinchemie Sebnitz) –. Diese zum Schutz

der Farbreaktion vor einer Störung durch die Phosphate des Harnes meist einen Zusatz von Magnesiumsulfat enthaltenden Testpapiere werden einfach auf die nasse Windel gepreßt und zeigen ebenfalls durch graugrünliche Verfärbung die Anwesenheit von Phenylbrenztraubensäure an.
Der Nachweis von Phenylbrenztraubensäure mit Eisen(III)-chlorid nach *Linneweh* ist nicht spezifisch; positive Reaktionen werden auch durch p-Hydroxyphenylbrenztraubensäure (bei der seltenen Tyrosinose im Harn ausgeschieden) und durch Imidazolbrenztraubensäure (bei der ebenfalls seltenen Hyperhistidinämie im Harn ausgeschieden) gegeben. Intensive Violett- oder Braunfärbungen treten nach der Einnahme von Salicylsäurederivate enthaltenden Medikamenten auf.

2.9.5. Aminosäuren

Im normalen Harn befinden sich immer geringe Mengen freier Aminosäuren. Krankheitshalber kann die Aminosäurenausscheidung jedoch erheblich gesteigert sein; eine solche *Aminoacidurie* findet sich besonders bei schweren Leberkrankheiten, bei bestimmten Nierenerkrankungen, bei Eiweißstoffwechselstörungen und bei manchen endokrinen Erkrankungen.

► Dünnschichtchromatographischer Nachweis von Aminosäuren (AB (D. L.) – DDR 83)

Prinzip

Aus dem auf Filterpapier eingetrockneten Harn werden die Aminosäuren mit Propan-2-ol extrahiert, und die erhaltene Lösung wird dünnschichtchromatographisch untersucht.

Reagenzien

1. Propan-2-ol (10 Vol.-%) (Isopropanol);
2. Vergleichslösung 2 zum Nachweis von Aminosäuren im Harn. 10 g L-1-Methyl-histidin und je 1 g DL-Alanin, DL-2-Aminobuttersäure, L-Arginin-monohydrochlorid, L-Asparaginsäure, L-Citrullin, L-Cystin-dihydrochlorid, L-Glutamin, L-Glutaminsäure, Glycin, L-Histidin-monohydrochlorid, DL-Isoleucin, DL-Leucin, DL-Lysin-monohydrochlorid, L-Methionin, DL-Ornithin-monohydrochlorid, DL-Phenylalanin, DL-Serin, DL-Threonin, L-Tryptophan, L-Tyrosin und DL-Valin werden mit 10 m*l* Salzsäure (6 mol/*l*) versetzt und mit destilliertem Wasser zum Liter aufgefüllt;
3. Vergleichslösung 3 zum Nachweis von L-Hydroxyprolin und L-Prolin im Harn. Je 1 g L-Hydroxyprolin und L-Prolin werden mit 10 m*l* Salzsäure (6 mol/*l*) versetzt und mit destilliertem Wasser zum Liter aufgefüllt;
4. Vergleichslösung 4 zum Nachweis von DL,DL-allo-Cystathionin, L-Cystin, DL-Homocystin und DL-Methionin im Harn. Je 1 g DL,DL-allo-Cystathionin,

L-Cystin, DL-Homocystin und L-Methionin werden mit 10 m*l* Salzsäure (6 mol/*l*) versetzt und mit destilliertem Wasser zum Liter aufgefüllt;

5. Eluent (Fließmittel). 340 m*l* Aceton, 340 m*l* n-Butanol, 100 m*l* konzentrierte Essigsäure und 220 m*l* destilliertes Wasser werden gemischt. Der Eluent darf höchstens 20mal verwendet werden;
6. Ninhydrin-Reagenzlösung (Ninhydrin: 5,61 mmol/*l*). 1 g Ninhydrin wird in 1 *l* Aceton gelöst. Die Reagenzlösung ist vor Licht geschützt aufzubewahren;
7. Isatin-Reagenzlösung (Isatin: 13,6 mmol/*l*). 2 g Isatin werden in 1 *l* absolutem Ethanol gelöst. Die Reagenzlösung ist vor Licht geschützt aufzubewahren;
8. Hexachlorplatinsäurelösung (1,93 mmol/*l*). 1 g Hexachlorplatin(IV)-säure-6-Wasser puriss. werden in destilliertem Wasser zum Liter gelöst;
9. Kaliumiodidlösung (10,1 mmol/*l*). 1,67 g Kaliumiodid werden in destilliertem Wasser zum Liter gelöst. Die Lösung ist frisch zu bereiten;
10. Hexachlorplatinsäure-Reagenzlösung. 5 m*l* Hexachlorplatinsäurelösung (1,93 mmol/*l*) (8), 300 μ*l* Kaliumiodidlösung (10,1 mmol/*l*) (9), 500 μ*l* Salzsäure (2 mol/*l*) und 25 m*l* Aceton werden gemischt. Die Reagenzlösung ist frisch zu bereiten.

Ausführung

Zur Herstellung der *Prüflösung* werden 500 μ*l* eines 24-Stunden-Sammelharns (oder einer während des Tages gewonnenen Harnprobe) auf ein Filterpapier der Sorte FN 7 von 40 × 40 mm Fläche gegeben, das Filterpapier wird anschließend an der Luft getrocknet. Das getrocknete Filterpapier wird mit einer Schere zerkleinert und in einem Reagenzglas mit 1,5 m*l* Propan-2-ol (1) bedeckt. Das verschlossene Reagenzglas wird bei 20 °C 1 h stehengelassen oder bei 2–8 °C 16 h aufbewahrt. Anschließend wird die überstehende Flüssigkeit als Prüflösung verwendet.

Bei jeder Prüfung auf Aminosäuren im Harn ist ein *Kontrollversuch* durchzuführen. Anstelle des zu prüfenden Harnes der jeweiligen Patienten wird dazu Harn von mindestens fünf Gesunden, die sich im Durchschnittsalter der Patienten befinden und keine Arzneimittel verwenden, gemischt und in gleicher Weise behandelt.

Zum *Aminosäurennachweis* wird eine cellulosebeschichtete Fertigfolie oder eine mit Cellulosepulver beschichtete Glasplatte der Abmessung 100 × 200 mm verwendet. Die unteren Ecken der Fertigfolie werden in einer Kantenlänge von jeweils 5 mm schräg abgeschnitten. In die Schicht wird jeweils 10 mm vom Rand der Seitenkante entfernt eine Linie gezogen, die bis zur Folie durchgeht. Auf die Schicht werden mit einer Schablone 13 Kreise von 10 mm Durchmesser mit einem spitzen Spatel markiert, deren Abstand untereinander, gemessen von Mittelpunkt zu Mittelpunkt, 14 mm betragen muß. Der Abstand der Kreise von der unteren Kante muß jeweils mindestens 10 mm betragen. Am unteren Rand zwischen den Kreisen 1 bis 13 werden die Startpunkte a, b, c, d, e, f, g, h, i, j, k und l markiert. 15 μ*l* der jeweiligen Prüflösung werden als Startflecke b bis k aufgetragen. Als Startfleck a verwendet man 3 μ*l* Vergleichslösung 2 (2), und als Startpunkt l werden 15 μ*l* der Kontroll-Lösung aufgetragen.

Die dünnschichtchromatographische Trennung wird bei einer Temperatur von

20–23 °C vorgenommen. Der *Eluent* (5) darf höchstens 20mal verwendet werden. Die *Fließmittelwanderungsstrecke* beträgt 80 mm; diese wird zweimal durchlaufen, wobei die Dünnschichtplatte nach dem 1. und dem 2. Chromatographieren an der Luft getrocknet wird.
Zur *Detektion* der Aminosäuren wird das Chromatogramm mit Ninhydrin-Reagenzlösung (6) besprüht, an der Luft getrocknet und anschließend im Trokkenschrank bei 70 °C 15 min erwärmt. Die entstandenen blauvioletten Flecke werden unverzüglich markiert. Das Chromatogramm zeigt nach dem Besprühen über dem Startpunkt a Flecke der aufgetragenen Vergleichssubstanzen aus Vergleichslösung 2 (2) in der in Abbildung 2/3 angegebenen Lage. Der Nachweis ist jeweils als positiv zu beurteilen, wenn über den Startpunkten b, c, d, e, f, g, h, i, j und k blauviolette Flecke in der in der Abbildung angegebenen Lage sichtbar sind.

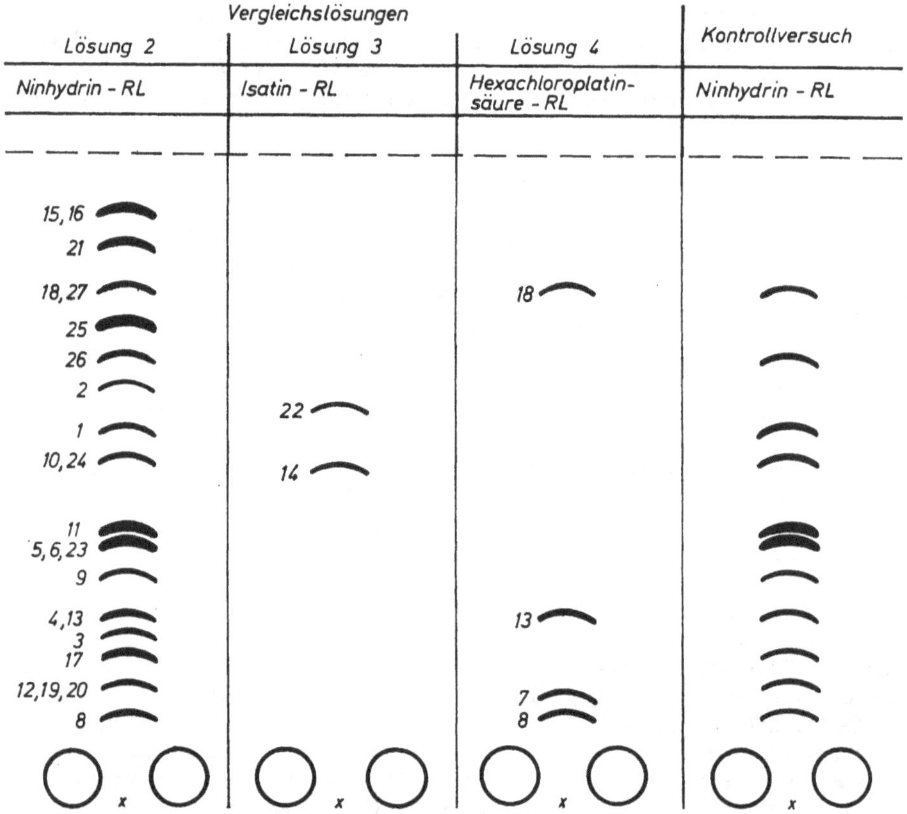

Abb. 2/3 Lage der Vergleichssubstanzen beim dünnschichtchromatographischen Nachweis von Aminosäuren (AB (D. L.) – 83)

1 DL-Alanin, *2* DL-2-Aminobuttersäure, *3* L-Arginin, *4* L-Asparagin, *5* L-Asparaginsäure, *6* L-Citrullin, *7* DL,DL-allo-Cystathionin, *8* L-Cystin, *9* L-Glutamin, *10* L-Glutaminsäure, *11* Glycin, *12* L-Histidin, *13* DL-Homocystin, *14* L-Hydroxyprolin, *15* DL-Isoleucin, *16* DL-Leucin, *17* DL-Lysin, *18* L-Methionin, *19* L-1-Methylhistidin, *20* DL-Ornithin, *21* DL-Phenylalanin, *22* L-Prolin, *23* DL-Serin, *24* DL-Threonin, *25* L-Tryptophan, *26* L-Tyrosin, *27* DL-Valin

Zum *Nachweis von L-Hydroxyprolin und L-Prolin* wird eine cellulosebeschichtete Fertigfolie oder eine mit Cellulosepulver beschichtete Glasplatte in gleicher Weise vorbereitet; während auf Startpunkt a 3 μl Vergleichslösung 3 (3) aufgetragen werden, werden die Startpunkte b bis e wie vorstehend beschickt. Auch die Trennung wird in gleicher Weise durchgeführt, das fertige Chromatogramm dann aber mit Isatin-Reagenzlösung (7) besprüht und anschließend im Trockenschrank bei 80 °C 20 min getrocknet. Die entstandenen blauen Flecke auf gelbem Untergrund werden unverzüglich markiert. Der Nachweis von L-Hydroxyprolin und L-Prolin ist als positiv zu beurteilen, wenn über den Startpunkten b bis k blaue Flecken in der in der Abbildung 2/3 angegebenen Lage sichtbar werden.
Zum *Nachweis von DL-DL-allo-Cystathionin, L-Cystin, DL-Homocystin und DL-Methionin* wird eine cellulosebeschichtete Fertigfolie oder eine mit Cellulosepulver beschichtete Glasplatte in gleicher Weise vorbereitet; während auf Startpunkt a 3 μl Vergleichslösung 4 (4) aufgetragen werden, werden die Startpunkte b bis l wie vorstehend beschickt. Auch die Trennung wird in gleicher Weise durchgeführt, das fertige Chromatogramm wird dann aber mit Hexachlorplatinsäure-Reagenzlösung (10) besprüht und anschließend an der Luft getrocknet. Die entstandenen farblosen Flecke auf rötlichem bis bräunlichem Untergrund werden unverzüglich markiert. Der Nachweis von DL,DL-allo-Cystathionin, L-Cystin, DL-Homocystin und L-Methionin ist als positiv zu beurteilen, wenn über den Startpunkten b bis k farblose Flecke in der in der Abbildung 2/3 angegebenen Lage sichtbar werden.
Als *Kontrollversuch* müssen sämtliche Dünnschichtchromatogramme nach dem Besprühen über dem Startpunkt l jeweils blauviolette, blaue oder farblose Flecke der entsprechenden Aminosäuren in der in der Abbildung 2/3 angegebenen Lage in deutlicher Auftrennung zeigen.

Hinweis

Vor Durchführung des dünnschichtchromatographischen Aminosäurennachweises im Harn von Säuglingen ist in einer Mischung aus 1 Volumenteil Prüflösung und 9 Volumenteilen destilliertem Wasser der Creatiningehalt zu bestimmen (s. S. 148). Untersucht wird eine 1 μg Creatinin enthaltende Volumenmenge der Prüflösung.

▶ Bestimmung des α-Aminostickstoffs (AB (D. L.) – DDR 85)

Prinzip

In alkalischer Lösung reagieren Aminosäuren mit 2,4-Dinitro-1-fluor-benzen unter Bildung von Dinitrophenylaminosäuren. Die gelbe Farbe der entstehenden Verbindungen bleibt nach Ansäuern bestehen, während gleichzeitig gebildetes Nitrophenol entfärbt wird.

Reagenzien

1. Phenolphthalein-Indikatorlösung. 10 g Phenolphthalein [3,3-Bis(4-hydroxy-

phenyl)-3H-isobenzofuran-1-on] werden in 750 m*l* Ethanol (96 Vol.-%) gelöst. Die Lösung wird mit destilliertem Wasser zum Liter aufgefüllt;

2. Natronlauge (200 mmol/*l*). 200 m*l* Natronlauge (1 mol/*l*) werden mit kohlendioxidfreiem destilliertem Wasser zum Liter aufgefüllt;
3. Dinitrofluorbenzen-Reagenzlösung (2,4-Dinitro-1-fluor-benzen: 100 mmol/*l*). 18,61 g bzw. 12,6 m*l* 2,4-Dinitro-1-fluor-benzen werden in Aceton zum Liter gelöst (beim Arbeiten mit Dinitrofluorbenzen sind die entsprechenden Arbeitsschutzvorschriften zu beachten!). Die Reagenzlösung ist bei 2–8 °C aufzubewahren;
4. Dinatriumtetraboratlösung (125 mmol/*l*). 47,675 g Dinatriumtetraborat-10-Wasser werden in destilliertem Wasser zum Liter gelöst;
5. Dinitrofluorbenzen-Reagenzlösung* (2,4-Dinitro-1-fluor-benzen: 10 mmol/*l*, Dinatriumtetraborat: 113 mmol/*l*). 1 Volumenteil Dinitrofluorbenzen-Reagenzlösung (3) und 9 Volumenteile Dinatriumtetraboratlösung (125 mmol/*l*) (4) werden unmittelbar vor Gebrauch gemischt. Die Mischung wird als Reagenzlösung verwendet;
6. Aceton-Salzsäure-Reagenzlösung. 20 m*l* konzentrierte Salzsäure werden mit Aceton zum Liter aufgefüllt;
7. Benzoesäure-Reagenzlösung (Benzoesäure: 13,1 mmol/*l*). 4 g Benzoesäure werden mit 1 l destilliertem Wasser versetzt. Die Mischung wird zur Sättigung bei 2–8 °C und unter wiederholtem Schütteln mindestens 1 Tag stehengelassen und danach filtriert. Das Filtrat wird als Reagenzlösung verwendet;
8. Glycin-Vergleichslösung (Benzoesäure: 12,6 mmol/*l*, Glycin: 50 mmol/*l*). 3,7535 g Glycin werden in 100 m*l* Benzoesäure-Reagenzlösung (7) gelöst. Nach Zusatz von 35 m*l* Salzsäure (2 mol/*l*) wird die Lösung mit Benzoesäure-Reagenzlösung (7) zum Liter aufgefüllt.

Ausführung

Als *Untersuchungsmaterial* ist Sammelharn zu verwenden. Die Sammelzeit beträgt 24 h; am Tag vor und während der Sammelzeit des Harnes ist dem Patienten eine Nahrung mit normalem Eiweißgehalt zu verabreichen. Der Harn darf bei 2–8 °C bzw. −12 °C oder einer Temperatur darunter 7 Tage aufbewahrt werden.

Prüflösung. 1 m*l* Harn, 25 m*l* destilliertes Wasser und 20 µ*l* Phenolphthalein-Indikatorlösung (1) werden in einem 100-m*l*-Becherglas mit so viel Natronlauge (200 mmol/*l*) (2) versetzt, daß sich die Lösung rosa färbt. Die Mischung wird zum Sieden erhitzt, 15 min am Sieden gehalten, bei Bedarf gibt man weitere Natronlauge (200 mmol/*l*) (2) dazu. Nach Abkühlen auf 20 °C wird diese Mischung in einen Meßkolben übergeführt und mit destilliertem Wasser zu 50 m*l* aufgefüllt. Diese Lösung wird als Prüflösung verwendet.

Prüfansatz. 500 µ*l* Prüflösung und 500 µ*l* Dinitrofluorbenzen-Reagenzlösung* (5) werden in einem mit Schliffstopfen verschließbaren Reagenzglas 15 min bei 70 °C inkubiert. Die Lösung wird danach sofort auf 20 °C abgekühlt. Anschließend werden 2 m*l* Aceton-Salzsäure-Reagenzlösung (6) dazugegeben. Die Extinktion dieses Prüfansatzes wird innerhalb von 2 h in einer Schichtdicke von 10 mm bei einer Wellenlänge von 420 nm gemessen; sie ist mit der Extinktion des Leeransatzes zu korrigieren.

Leeransatz. 500 μl destilliertes Wasser werden wie unter „Prüfansatz" angegeben behandelt.

Berechnung

Die Ausscheidung an α-Aminostickstoff während eines Tages ergibt sich zu

$$\frac{E' \cdot a \cdot \bar{f}}{1\,000} = \quad \text{mmol/d}$$

E' = korrigierte Extinktion des Prüfansatzes,
a = während eines Tages ausgeschiedener Harn (ml),
$\bar{f}$ = Bezugsfaktor.

Bezugskurve

10, 20, 30 und 40 ml Glycin-Vergleichslösung (8) werden mit destilliertem Wasser zu 50 ml aufgefüllt; je 1 ml dieser Lösungen sowie 1 ml Glycin-Vergleichslösung (8) werden nochmals mit destilliertem Wasser zu 50 ml aufgefüllt und als Bezugslösungen verwendet. Je 500 μl dieser Bezugslösungen werden wie unter „Prüfansatz" angegeben behandelt. Den mit der Extinktion des Leeransatzes korrigierten Extinktionen der Bezugsansätze entsprechen Konzentrationen von 10, 20, 30, 40 und 50 μmol α-Aminostickstoff/l Harn. – Der Bezugsfaktor $\bar{f}$ wird berechnet als Mittelwert aus den für die einzelnen Bezugspunkte gebildeten Quotienten aus der jeweiligen Konzentration und der mit der Extinktion des Leeransatzes korrigierten Extinktion des jeweiligen Bezugsansatzes.

2.9.6. Vorfeldmethoden des Bakteriennachweises im Harn

In Anbetracht der Häufigkeit der bakteriellen Pyelonephritis ist die Untersuchung des Harnes auf pathogene Keime zu einem wichtigen Bestandteil der Diagnostik geworden. Die *bakteriologische Keimzählung* im frischen und sauber entnommenen Harn erlaubt in der Regel die Abgrenzung der tatsächlichen Infektion von Nierenbecken und Niereninterstitium gegenüber einer bloßen Verunreinigung (Kontamination) des Harnes; und zwar liegt die Signifikanzgrenze bei einem Keimgehalt von 100 Mpt/l (= 10^5 Keime/ml „signifikante Bakteriurie").
Als Routinemethode hat sich die bakteriologische Untersuchung von *Mittelstrahlharn* bewährt. Hierzu wird beim Mann zunächst das Orificium externum urethrae, bei der Frau die Vulva mit Wasser gründlich gereinigt. Dann wird der Patient aufgefordert, die Harnblase zu entleeren; die erste Harnportion wird verworfen (oder bei Verdacht auf Urethritis getrennt aufgefangen), danach wird aus der Mitte des Harnstrahls eine Probe in einem sterilisierten Gefäß aufgefangen. – Eine Harngewinnung durch Katheter (*Katheterurin*), die mit der Gefahr des Einschleppens von Keimen in die Harnblase verbunden ist, ist nur in Ausnahmefällen erforderlich. Die suprapubische *Blasenpunktion* vermeidet eine Kontamination durch Bakterien aus dem äußeren Genitale.
Bei Annahme einer Bakteriurie muß in einem bakteriologischen Laboratorium eine Keimdifferenzierung und die Empfindlichkeitsbestimmung der nachgewie-

senen Keime gegenüber Antibiotika und anderen Chemotherapeutika als Grundlage einer wirksamen Therapie vorgenommen werden.
Die Untersuchung des Harnes mit speziellen kulturellen Verfahren ist Aufgabe bakteriologischer Laboratorien; hier können nur einfache Vorfeldmethoden beschrieben werden, die als Suchtests Anwendung finden.

► GRIESSsche Nitritprobe, Modifikation nach SLEIGH

Prinzip

Kolibakterien (*E. coli*) sind häufigste Erreger der Pyelonephritis; sie vermögen die Nitrate des Harnes in Nitrite überzuführen, die durch Rotfärbung mit Sulfanilsäure und α-Naphthylamin nachgewiesen werden können.

Reagenzien

1. Kaliumnitratlösung (500 mmol/*l*). 50 g Kaliumnitrat werden in destilliertem Wasser zum Liter gelöst. Das verwendete Kaliumnitrat muß nitritfrei sein, worauf folgendermaßen zu prüfen ist: 100–200 mg Kaliumnitrat werden in 2 Tropfen konzentrierter Essigsäure gelöst. Diese Lösung wird mit 2 Tropfen Sulfanilsäure-Reagenzlösung** (2) und danach mit 2 Tropfen α-Naphthylamin-Reagenzlösung* (3) auf der Testplatte versetzt. Kaliumnitrat ist als nitrithaltig zu beurteilen, wenn die Mischung eine rosa bis rotviolette Färbung zeigt. Es ist als nitritfrei zu beurteilen, wenn keine Farbänderung eintritt;
2. Sulfanilsäure-Reagenzlösung** (Sulfanilsäure: 45,9 mmol/*l*). 8 g Sulfanilsäure werden in 1 *l* Essigsäure (5 mol/*l*) gelöst;
3. α-Naphthylamin-Reagenzlösung* (α-Naphthylamin: 34,8 mmol/*l*). 5 g α-Naphthylamin werden in 1 *l* Essigsäure (5 mol/*l*) gelöst. Die Reagenzlösung ist vor Licht geschützt bei 2–8 °C aufzubewahren.

Ausführung

Frisch entnommenem Mittelstrahlharn wird 1 Tropfen Kaliumnitratlösung (1) zugesetzt, das Untersuchungsmaterial wird anschließend 4 h im Brutschrank bei 37 °C gehalten. Danach werden 4 m*l* des so vorbehandelten Untersuchungsmaterials mit 2 m*l* einer frisch hergestellten Mischung aus gleichen Volumenteilen Sulfanilsäure-Reagenzlösung** (2) und α-Naphthylamin-Reagenzlösung* (3) versetzt. Bei einem Keimgehalt von mindestens 100 Mpt/*l* entsteht eine intensive Rotfärbung.

Hinweis

Ascorbinsäure, Antibiotika und einige andere den Enzymstoffwechsel der Bakterien beeinträchtigende Arzneimittel hemmen den positiven Ausfall der Farbreaktion.

▶ Elektrochemische Schnellmethode zum Nachweis einer signifikanten Bakteriurie nach LINDEMANN, GERNAND und BRAUN

Modifikation nach Stradtmann, H., und O. Schauer: Z. med. Labor.-Diagn. *19*, 273 (1978)

Prinzip

Die globale Stoffwechselaktivität der im Harn enthaltenen aeroben Bakterien erfaßt man, indem man das Absinken des Sauerstoffpartialdrucks innerhalb von 30 min im vorher luftgesättigten Harn bei einer Temperatur von 37 °C mißt.

Ausführung

Zur Untersuchung wird die Mikromeßkammer MMK-W in Verbindung mit dem Sauerstoffmeßverstärker M65F (VEB Metra Radebeul) verwendet. Die Messung selbst muß innerhalb von 2 h nach der Miktion erfolgen. Dazu wird die Harnprobe zunächst durch kräftiges Schütteln luftgesättigt; anschließend wird die Harnprobe für 30 min bei 37 °C inkubiert. Ermittelt wird der Sauerstoffverbrauch während der Inkubationszeit; als positiv im Sinne einer „signifikanten Bakteriurie" (Keimgehalt von 100 Mpt/*l* oder mehr) gilt ein Abfall des Sauerstoffpartialdrucks um 4,0 kPa oder mehr innerhalb von 30 min.

Hinweis

Krankenhäuser, in denen Blutgasanalysen durchgeführt werden, können dieses Verfahren ohne zusätzliche Kosten in ihr Untersuchungsprogramm aufnehmen. Vorteile der Methode sind rasche Verfügbarkeit der Befunde und Möglichkeit der Durchführung von Screening-Untersuchungen.

▶ Mikruvid®-Methylenblau-Reduktionstest zur Erfassung signifikanter Bakteriurien

[*Gernand, K., G. Frühauf* und *H. Blume:* Dt. Ges.-Wesen *33*, 2014 (1978)]

Prinzip

Vom VEB Laborchemie Apolda – Feinchemie Sebnitz – werden Prüfröhrchen mit Indikatortabletten zur Verfügung gestellt. Diese Indikatortabletten geben mit dem Harn ein durch Methylenblau gefärbtes Gel, das ein Nährmedium für die Bakterien darstellt. Die im Harn enthalten gewesenen Bakterien verursachen durch ihre Stoffwechselvorgänge beim Wachstum einen Farbumschlag, der nach festgelegter Zeit bewertet wird.

Ausführung

Das gebrauchsfertige, mit einem Sauger versehene Teströhrchen enthält zwei Indikator-Nährboden-Tabletten. Zunächst ist die auf dem Kapillarteil des Röhrchens befindliche Schutzkappe zu entfernen. Dann wird nach Eindrücken des Saugers zu untersuchender frisch entnommener Mittelstrahlharn durch die Kapillare bis zur Markierung in das Röhrchen gesaugt. Nachdem sich das vorgegebene Flüssigkeitsvolumen im Röhrchen befindet, wird die Schutzkappe wieder aufgesetzt und erst danach der Sauger vom Fingerdruck entlastet. Die Tabletten quellen mit dem Harn auf und bilden ein blau gefärbtes Gel. Die Inkubation des Röhrchens erfolgt senkrecht stehend bei einer Temperatur von 17 bis 25 °C; dabei beträgt die Inkubationszeit in Abhängigkeit von der Temperatur 24–18 h. Die Inkubation kann auch im Brutschrank bei einer Temperatur von 37 °C durchgeführt werden; die Inkubationszeit ist dann 6 h.

Bewertung

Nach Ablauf der Inkubationszeit wird die Farbe des Röhrcheninhalts mit einer der Packung beigegebenen Farbtafel verglichen.

Hinweis

Das Mikruvid®-Röhrchen kann innerhalb eines Zeitraums von insgesamt maximal 4 Tagen auch als Transportmedium eingesetzt werden, ohne daß die Gefahr besteht, daß die Keimrelation mischinfizierter Harne nennenswert verfälscht wird.

► Harntauchkultur zum bakteriologischen Nachweis einer signifikanten Bakteriurie (Mikruvid-UTK)

Prinzip

Unter der Bezeichnung „Mikruvid-UTK" werden vom VEB Laborchemie Apolda – Feinchemie Sebnitz – steril verpackte, gebrauchsfertig vorbereitete Nährbodenträger zur Verfügung gestellt. Ein solcher Nährbodenträger wird mit dem zu untersuchenden Harn benetzt und erlaubt nach Bebrütung eine orientierende Schätzung der Keimzahl im Harn.

Ausführung

Ein einseitig mit Nährboden beschichteter Träger, der eine Beimpfungsfläche von etwa 1 000 mm^2 bietet, ist fest mit dem Stopfen eines sterilisierten Röhrchens verbunden, das sich seinerseits in einer Papphülse befindet. Diese Anordnung erlaubt es, den Nährbodenträger vorsichtig aus dem Röhrchen herauszuziehen, ohne daß die Oberfläche des Nährbodens berührt wird. Dann ist der Nährboden durch Eintauchen in Mittelstrahlharn, der in einem sterilisierten Gefäß aufgefangen wurde, – oder durch Überspülen mit demselben – zu benetzen. Nach Abtropfen bzw. leichtem Abschütteln des überflüssigen Harnes ist der Träger unverzüglich wieder in das fest zu verschließende Röhrchen einzubringen und dieses für 5–10 min waagerecht so hinzulegen, daß die Nährbodenoberfläche nach oben gerichtet ist. Danach wird die so angelegte Harnkultur im Brutschrank 24 h bei 37 °C bebrütet.

Beurteilung

Nach der Bebrütung wird der Nährbodenträger dem Röhrchen entnommen. Durch Vergleich der Anzahl der auf dem Nährbodenträger sichtbaren Bakterienkolonien mit einem der Packung beigegebenen Ableseschema wird der jeweilige Keimzahlbereich geschätzt.

Hinweis

Die sterilisiert in den Verkehr gebrachten Röhrchen haben eine Verwendbarkeitsdauer von 6 Monaten; sie sind bei 2–8 °C aufzubewahren. Röhrchen, in denen die Nährbodenoberfläche vor dem Gebrauch Veränderungen erkennen läßt, sind zu verwerfen.

3. Nachweis zufälliger Harnbestandteile (Arzneimittel und Gifte)

3.1. Arzneimittel

3.1.1. Schlafmittel

► **Dünnschichtchromatographischer Nachweis von Barbitursäurederivaten, Pyrithyldion, Glutethimid und Methaqualon (AB (D. L.) – DDR 83)**

Prinzip

Aus dem zu untersuchenden Harn werden mit Chloroform die Barbitursäurederivate, Pyrithyldion, Glutethimid und Methaqualon extrahiert. Zur Abtrennung der Stoffe mit stark saurem Charakter sowie von Abbauprodukten der Barbitursäurederivate wird die Chloroformlösung mit Phosphatpuffer ausgeschüttelt. Der nach dem Verdampfen des Chloroforms verbliebene Rückstand wird dünnschichtchromatographisch geprüft.

Reagenzien

1. Schwefelsäure (1 mol/*l*). 56 m*l* konzentrierte Schwefelsäure (puriss. TGL 28129) werden zu 800 m*l* destilliertem Wasser gegeben. Nach dem Abkühlen auf 20 °C wird die Mischung mit destilliertem Wasser zum Liter aufgefüllt. Schwefelsäure (1 mol/*l*) ist 1 Jahr verwendbar;
2. Chloroform;
3. Phosphat-Puffer I (pH-Wert: 7,4, Phosphat: 667 mmol/*l*, Dinatrium-hydrogen-phosphat: 546 mmol/*l*, Kalium-dihydrogen-phosphat: 121 mmol/*l*). 97,15 g Dinatrium-hydrogen-phosphat-2-Wasser und 16,52 g Kalium-dihydrogen-phosphat werden in destilliertem Wasser zum Liter gelöst;
4. Natriumsulfat, wasserfrei;
5. Vergleichslösung 1. 1 g Phenobarbital und 1 g Crotylbarbital werden in 1 *l* Ethanol (96 Vol.-%) gelöst;
6. Vergleichslösung 2. 1 g Pyrithyldion und 1 g Glutethimid werden in 1 *l* Ethanol (96 Vol.-%) gelöst;
7. Vergleichslösung 3. 1 g Methaqualon wird in 1 *l* Ethanol (96 Vol.-%) zum Liter gelöst;
8. Aceton;
9. Ammoniaklösung, konzentriert;
10. Quecksilber(I)-nitrat-Reagenzlösung (Quecksilber(I)-nitrat: 17,8 mmol/*l*). 10 g Quecksilber(I)-nitrat-2-Wasser werden mit 1 *l* destilliertem Wasser versetzt. Die Mischung wird im Wasserbad unter ständigem Schwenken auf 40 °C erwärmt und nach dem Abkühlen filtriert. Das Filtrat wird als Reagenz-

lösung verwendet. Die Reagenzlösung ist vor Licht geschützt aufzubewahren. Sie ist 14 Tage haltbar;

11. Natriumtetraiodobismutat(III)-Reagenzlösung. 2,6 g basisches Bismutcarbonat, 7 g Natriumiodid und 25 *ml* konzentrierte Essigsäure werden gemischt. Die Mischung wird unter wiederholtem Schwenken zum Sieden erhitzt, danach mindestens 12 h stehengelassen und anschließend filtriert. Bei Bedarf werden 20 *ml* des Filtrats mit 50 *ml* konzentrierter Essigsäure und 120 *ml* Essigsäureethylester versetzt. Diese Mischung ist als Reagenzlösung zu verwenden;
12. Kaliumpermanganatlösung (63,3 mmol/*l*). 10 g Kaliumpermanganat werden in destilliertem Wasser zum Liter gelöst;
13. Schwefelsäure (500 mmol/*l*). 28,1 *ml* konzentrierte Schwefelsäure (puriss. TGL 28129) werden zu 800 *ml* destilliertem Wasser gegeben. Nach dem Abkühlen auf 20 °C wird die Mischung mit destilliertem Wasser zum Liter aufgefüllt. Schwefelsäure (500 mmol/*l*) ist 1 Jahr verwendbar;
14. Hydroxylamin-Reagenzlösung. 150 g Hydroxylammoniumchlorid werden in 1 *l* destilliertem Wasser gelöst. Bei Bedarf werden gleiche Volumenteile der Lösung und Natronlauge (3 mol/*l*) gemischt. Diese Mischung wird als Reagenzlösung verwendet;
15. Eisen(III)-chlorid-Reagenzlösung (Eisen(III)-chlorid: 185 mmol/*l*). 50 g Eisen(III)-chlorid-6-Wasser werden in Salzsäure (100 mmol/*l*) zum Liter gelöst.

Ausführung

20 *ml* Harn werden mit Schwefelsäure (1 mol/*l*) (1) auf einen pH-Wert im Bereich von 2,5–3,5 eingestellt und nach Zugabe von 50 *ml* Chloroform (2) 5 min geschüttelt. Nach dem Entmischen wird die Chloroformlösung abgetrennt, mit 5 *ml* Phosphat-Puffer I (3) versetzt und erneut 5 min geschüttelt. Die nach dem Entmischen abgetrennte Chloroformlösung wird nach Zusatz von 1 g Natriumsulfat (4) unter wiederholtem Schütteln mindestens 3 min stehengelassen. Nach dem Filtrieren wird das Chloroform in einer kleinen Glas- oder Porzellanschale auf dem Wasserbad verdampft. Der Rückstand wird in 300 μl Chloroform (2) gelöst und unverzüglich zur dünnschichtchromatographischen Prüfung verwendet (= Prüflösung).

Die dünnschichtchromatographische Untersuchung kann auf Fertigfolien „Silufol UV 254" (= Methode A) oder auf einer Schicht aus Kieselgel G (= Methode B) durchgeführt werden.

Methode A

Die unteren Ecken einer 75 × 150 mm großen Fertigfolie „Silufol UV 254" werden in einer Kantenlänge von jeweils 5 mm schräg abgeschnitten. Auf der Schicht werden 15 mm vom Rand der Schmalseite entfernt die Startpunkte *a, b, c, d* und *e* markiert, die untereinander einen Abstand von 10 mm und von einer der Längsseiten einen Abstand von 15 mm aufweisen müssen.

Je 5 μl Prüflösung werden als Startflecke b und d, 5 μl Vergleichslösung 1 (5) als Startfleck a, 5 μl Vergleichslösung 2 (6) als Startfleck c und 5 μl Vergleichslösung 3 (7) als Startfleck e aufgetragen.

Als Fließmittel (Eluent) wird eine Mischung aus 40 Volumenteilen Aceton (8), 2 Volumenteilen konzentrierter Amnoniaklösung (9) und 25 Volumenteilen Chloroform (2) verwendet. Diese Mischung darf nur einmal benutzt werden.
Die Trennung erfolgt bei einer Temperatur von 20–23 °C und einer Fließmittelwanderungsstrecke von 100 mm. Danach wird das Chromatogramm im Trockenschrank bei 100 °C 5 min und anschließend mit einem Heißluftstrom 3 min getrocknet.
Zur Sichtbarmachung der Flecken (Detektion) wird zunächst der zu den Startpunkten d und e gehörende Teil des Chromatogramms mit einer Glasplatte bedeckt und der freibleibende, zu den Startpunkten a, b und c gehörende Teil mit Quecksilber(I)-nitrat-Reagenzlösung (10) besprüht. Die entstandenen weißen bis grauschwarzen Flecke werden unverzüglich markiert. Anschließend wird der besprühte Teil des Chromatogramms mit einer Glasplatte bedeckt und der noch unbesprühte Teil mit Natriumtetraiodobismutat(III)-Reagenzlösung (11) besprüht. Danach wird das Chromatogramm 20 min liegengelassen, dann wird der zuvor mit Quecksilber(I)-nitrat-Reagenzlösung (10) besprühte Teil mit Kaliumpermanganatlösung (12) sowie der zuvor mit Natriumtetraiodobismutat(III)-Reagenzlösung (11) besprühte Teil mit Schwefelsäure (500 mmol/*l*) (13) besprüht, wobei der nicht zu besprühende Teil jeweils mit einer Glasplatte zu bedecken ist.
Das Chromatogramm zeigt nach dem jeweiligen Besprühen über den Startpunkten *a*, *c* und *e* die Flecke der jeweils aufgetragenen, in Tabelle 3/1 mit einem * gekennzeichneten Vergleichssubstanzen in den bei dem jeweiligen Reagenz angegebenen Farben. Der Nachweis der einzelnen, in der Tabelle angegebenen Substanzen ist jeweils als positiv zu beurteilen, wenn nach dem Besprühen mit Quecksilber(I)-nitrat-Reagenzlösung (10) und Kaliumpermanganatlösung (12) über dem Startpunkt b, bzw. nach dem Besprühen mit Natriumtetraiodobismutat(III)-Reagenzlösung (11) und Schwefelsäure (13) über dem Startpunkt d entsprechend gefärbte Flecke mit den in Tabelle 3/1 unter „Silufol UV 254" angegebenen R_f-Werten sichtbar werden. Liegen die R_f-Werte der Vergleichssubstanzen bei einwandfreier Trennung und eindeutiger Färbung der Flecke außerhalb der angegebenen Bereiche, so sind diese Abweichungen bei der Beurteilung entsprechend zu berücksichtigen.

Methode B

Auf einer 100 × 200 mm großen Chromatographieplatte mit einer Schicht Kieselgel G werden 15 mm vom Rand der Schmalseite entfernt die Startpunkte a, b, c, d und e markiert, die untereinander einen Abstand von 15 mm und von den Längsseiten einen Abstand von 20 mm aufweisen müssen. Auftragen der Prüflösung und der Vergleichslösungen entsprechen den Angaben von Methode A.
Als Eluent wird eine Mischung aus 45 Volumenteilen Aceton (8), 2 Volumenteilen konzentrierter Ammoniaklösung (9) und 20 Volumenteilen Chloroform (2) verwendet, die nur einmal benutzt werden darf. Fließmittelwanderungsstrecke, Temperatur, Trocknung und Detektion entsprechen den Angaben von Methode A. Auch die Auswertung wird wie unter „Methode A" angegeben durchgeführt, wobei zur Beurteilung des Nachweises die in Tabelle 3/1 unter „Kieselgel G" aufgeführten R_f-Werte zu verwenden sind.

Tab. 3/1 Dünnschichtchromatographie von Schlafmitteln

Substanz	R_f-Wert auf		Farbe des Fleckes nach Besprühen mit		
	Silufol UV 254	Kieselgel G	Quecksilber (I)-nitrat-Reagenzlösung	Kaliumpermanganatlösung (63,3 mmol/l)	Natriumtetraiodobismutat-(III)-Reagenzlösung und Schwefelsäure (500 mmol/l)
Phenobarbital*	0,25—0,27	0,18—0,22	weißgrau		
Barbital	0,38—0,40	0,30—0,34	grau		
Cyclobarbital	0,45—0,47	0,31—0,35	grau	gelb	
Aprobarbital	0,49—0,51	0,35—0,39	grauweiß	gelb	
Crotylbarbital*	0,50—0,52	0,39—0,43	grauschwarz	gelb	
Methylphenobarbital	0,60—0,62	0,41—0,45	weiß		
Hexobarbital	0,70—0,72	0,57—0,61	grau	gelb	
Pyrithyldion*	0,72—0,74	0,65—0,69	grau	gelb	
Glutethimid*	0,81—0,83	0,75—0,79	grauweiß		orangegelb
Methaqualon*	0,85—0,87	0,80—0,84			gelb

* Vergleichssubstanzen

Hinweise

Glutethimid ist im Harn häufig nur über zwei Metaboliten nachweisbar, die beim Besprühen der Schicht mit Quecksilber(I)-nitrat-Reagenzlösung (10) über dem Startpunkt b als graue Flecke sichtbar werden. Ihre R_f-Werte liegen auf Silufol UV 254 in den Bereichen von 0,24–0,26 und von 0,49–0,51 (α-Phenylglutarimid) bzw. auf Kieselgel G in den Bereichen von 0,31–0,35 und von 0,55–0,59. Zur Sicherung des Nachweises von Glutethimid kann in diesem Fall ein zweites Chromatogramm wie unter „Methode A" oder „Methode B" angegeben hergestellt werden, das zunächst mit Hydroxylamin-Reagenzlösung (14) sowie 30 min danach mit Eisen(III)-chlorid-Reagenzlösung (15) besprüht wird. Der Nachweis ist als positiv zu beurteilen, wenn auf der jeweiligen Schicht gelborange gefärbte Flecke mit den in der Tabelle 3/1 angegebenen R_f-Werten sichtbar werden.
Zur Sicherung des Nachweises von Pyrithyldion kann das nach Methode B hergestellte Chromatogramm nach der Trocknung 30–60 s unmittelbar über konzentrierte Ammoniaklösung (9) gehalten und anschließend im ultravioletten Licht betrachtet werden. Der Nachweis ist als positiv zu beurteilen, wenn über den Startpunkten b und d je ein Fleck mit dem R_f-Wert und der Fluoreszenz des hellblau fluoreszierenden Fleckes über dem Startpunkt c sichtbar wird. – Vor dem Besprühen mit Quecksilber(I)-nitrat-Reagenzlösung (10) ist das Chromatogramm dann nochmals mit einem Heißluftstrom 3 min zu trocknen.

3.1.2. Analgetika

► Dünnschichtchromatographischer Nachweis von Salicylsäure-, Anilin- und Pyrazolonderivaten (AB (D. L.) – DDR 83)

Prinzip

Aus dem zu untersuchenden Harn werden im sauren Milieu mit Chloroform die Salicylsäurederivate, Phenylbutazon und Ketophenylbutazon, ein Teil des Phenacetins und Phenazons sowie Spuren von Paracetamol extrahiert. Im alkalischen Milieu werden mit Chloroform Aminophenazon, Iodphenazon, Noramidopyrinmethansulfomat sowie der restliche Teil von Phenacetin und Phenazon extrahiert. Die nach dem Verdampfen des Chloroforms verbliebenen Rückstände werden dünnschichtchromatographisch geprüft.

Reagenzien

1. Schwefelsäure (1 mol/*l*). 56 m*l* konzentrierte Schwefelsäure werden zu 800 m*l* destilliertem Wasser gegeben. Nach dem Abkühlen auf 20 °C wird die Mischung mit destilliertem Wasser zum Liter aufgefüllt. Schwefelsäure (1 mol/*l*) ist 1 Jahr verwendbar;
2. Chloroform;
3. Natriumcarbonatlösung (189 mmol/*l*). 54 g Natriumcarbonat-10-Wasser werden in destilliertem Wasser zum Liter gelöst;

4. Vergleichslösung 1. 1 g Acetylsalicylsäure, 1 g Salicylamid und 1 g Phenazon werden in Ethanol (96 Vol.-%) zum Liter gelöst;
5. Vergleichslösung 2. 1 g Phenylbutazon, 1 g Ketophenylbutazon und 1 g Phenacetin werden in Ethanol (96 Vol.-%) zum Liter gelöst;
6. Vergleichslösung 3. 1 g Aminophenazon und 1 g Noramidopyrin-methansulfonat werden in Ethanol (96 Vol.-%) zum Liter gelöst;
7. Vergleichslösung 4. 1 g Phenacetin und 1 g Phenazon werden in Ethanol (96 Vol.-%) zum Liter gelöst;
8. Aceton;
9. Ether;
10. Methanol;
11. Eisen(III)-chloridlösung (370 mmol/*l*). 100 g Eisen(III)-chlorid-6-Wasser werden in destilliertem Wasser zum Liter gelöst;
12. Quecksilber(II)-nitrat-Reagenzlösung. Als Minimalansatz werden 6 g Quecksilber in 6 m*l* konzentrierter Salpetersäure gelöst. Die Lösung wird mit destilliertem Wasser zu 20 m*l* aufgefüllt. Bei der Herstellung und Anwendung dieser Reagenzlösung ist mit Schutzbrille und Gummihandschuhen unter dem Abzug zu arbeiten. Zum Besprühen des Chromatogramms sind Ganzglassprüher zu verwenden;
13. Kaliumtetraiodobismutat(III)-Reagenzlösung. 850 mg basisches Bismutnitrat, 40 m*l* destilliertes Wasser und 10 m*l* konzentrierte Essigsäure werden gemischt und danach mit der Lösung aus 8 g Kaliumiodid und 20 m*l* destilliertem Wasser versetzt. Die Lösung ist vor Licht geschützt aufzubewahren. Bei Bedarf wird 1 m*l* dieser Lösung mit 2 m*l* konzentrierter Essigsäure und 10 m*l* destilliertem Wasser versetzt; diese Mischung wird als Reagenzlösung verwendet.

Ausführung

Prüflösung 1. 20 m*l* Harn werden mit Schwefelsäure (1 mol/*l*) (1) auf einen pH-Wert von 2,5–3,5 eingestellt und nach Zusatz von 50 m*l* Chloroform (2) 5 min geschüttelt. Nach dem Entmischen wird die Chloroformlösung abgetrennt; die schwefelsaure Lösung wird zur Herstellung der Prüflösung 2 aufbewahrt. – Die Chloroformlösung wird in einer kleinen Glas- oder Porzellanschale auf dem Wasserbad eingeengt. Der Rückstand wird in 300 μl Chloroform (2) gelöst und unverzüglich zur dünnschichtchromatographischen Prüfung verwendet.
Prüflösung 2. Die bei der Herstellung der Prüflösung 1 zurückbleibende schwefelsaure Lösung wird mit Natriumcarbonatlösung (189 mmol/*l*) (3) auf einen pH-Wert von 8,5–9,5 eingestellt und nach Zusatz von 50 m*l* Chloroform (2) 5 min geschüttelt. Die nach dem Entmischen abgetrennte Chloroformlösung wird in einer kleinen Glas- oder Porzellanschale auf dem Wasserbad eingeengt. Der Rückstand wird in 300 μl Chloroform (2) gelöst und unverzüglich zur dünnschichtchromatographischen Prüfung verwendet.
Die *dünnschichtchromatographischen Prüfungen* werden auf Schichten aus Kieselgel G (Methode A) oder auf Fertigfolien Silufol UV 254 (Methode B) durchgeführt. Bei jeder Methode sind die Prüfungen 1 und 2 – und diese wiederum unter Verwendung der Eluenten (Fließmittel) 1 und 2 – durchzuführen, so daß jeweils vier Schichten bzw. Folien vorzubereiten sind.

Als *Eluent 1* dient eine Mischung aus 1 Volumenteil Aceton (8) und 9 Volumenteilen Chloroform (2); der Eluent 1 darf höchstens 20mal verwendet werden.
Als *Eluent 2* dient eine Mischung aus 7 Volumenteilen Chloroform (2), 3 Volumenteilen Ether (9) und 1 Volumenteil Methanol (10); der Eluent 2 darf nur einmal verwendet werden.

Methode A

Auf vier 100 × 200 mm großen Chromatographieplatten mit einer Schicht aus Kieselgel G werden 15 mm vom Rand einer Schmalseite entfernt die Startpunkte a, b, c und d markiert, die untereinander und von den Längsseiten einen Abstand von 20 mm aufweisen müssen.
Prüfung 1 wird mit Prüflösung 1 durchgeführt. Auf je zwei Schichten werden je 5 μl Prüflösung 1 als Startflecke b und d und je 5 μl Vergleichslösung 1 (4) als Startfleck a sowie 5 μl Vergleichslösung 2 (5) als Startfleck c aufgetragen. Die Trennung wird mit beiden Eluenten auf je einer Schicht bei einer Temperatur von 20–23 °C und einer Fließmittelwanderungsstrecke von 100 mm vorgenommen. Danach werden die Chromatogramme im Trockenschrank bei 100 °C und anschließend im Heißluftstrom 3 min getrocknet.
Zur *Detektion* (Sichtbarmachung der Flecken) wird zunächst der zu den Startpunkten c und d gehörende Teil jedes Chromatogramms mit einer Glasplatte bedeckt und der freibleibende, zu den Startpunkten a und b gehörende Teil mit Eisen(III)-chloridlösung (370 mmol/*l*) (11) besprüht. Die entstandenen violetten und braunen Flecke werden unverzüglich markiert. Anschließend wird der besprühte Teil des Chromatogramms mit einer Glasplatte bedeckt und der noch unbesprühte Teil mit wenig Quecksilber(II)-nitrat-Reagenzlösung (12) besprüht. Die entstandenen gelben bis braunen Flecke werden unverzüglich markiert; das Chromatogramm bleibt 5 min liegen. Danach wird der zuvor mit Quecksilber(II)-nitrat-Reagenzlösung (12) besprühte Teil wiederum mit wenig Quecksilber(II)-nitrat-Reagenzlösung (12) besprüht, wobei der nicht zu besprühende Teil mit einer Glasplatte zu bedecken ist. Danach wird das Chromatogramm im Trockenschrank bei 100 °C 5 min getrocknet. Die Flecke über den Startpunkten c und d werden überprüft, und neu entstandene Flecke werden ebenfalls markiert.

Auswertung

Die Chromatogramme zeigen nach dem Besprühen über den Startpunkten a und c die Flecke der jeweils aufgetragenen, in Tabelle 3/2 mit * gekennzeichneten Vergleichssubstanzen in den bei dem jeweiligen Reagenz angegebenen Farben. Der Nachweis der einzelnen, in der Tabelle 3/2 angegebenen Substanzen ist jeweils als positiv zu beurteilen, wenn nach dem Besprühen mit Eisen(III)-chloridlösung (370 mmol/*l*) (11) über dem Startpunkt b bzw. nach dem Besprühen mit Quecksilber(II)-nitrat-Reagenzlösung (12) über dem Startpunkt d entsprechend gefärbte Flecke mit den unter „Kieselgel G" angegebenen R_f-Werten sichtbar werden. Liegen die R_f-Werte der Vergleichssubstanzen bei einwandfreier Trennung und eindeutiger Färbung der Flecke außerhalb der angegebenen Bereiche, so sind diese Abweichungen bei der Beurteilung entsprechend zu berücksichtigen. – Die Prüfergebnisse sind als gesichert zu betrachten, wenn für die jeweils nachzuweisende Substanz die mit den Eluenten 1 und 2 erhaltenen

Tab. 3/2 Dünnschichtchromatographie von Analgetika

a) Extraktion im sauren Milieu (Prüfung 1)

Substanz	R_f-Wert auf				Farbe des Fleckes nach Besprühen mit	
	Kieselgel G		Silufol UV 254		Eisen (III)-chloridlösung (370 mmol/l)	Quecksilber (II)-nitrat-Reagenzlösung
	Eluent 1	Eluent 2	Eluent 1	Eluent 2		
Acetylsalicylsäure*	0,04—0,08	0,32—0,37	0,06—0,15	0,56—0,60	violett	gelb
Salicylsäure	0,04—0,08	0,27—0,35	0,34—0,40	0,56—0,59	violett	gelb
Phenazon*	0,12—0,14	0,58—0,65	0,06—0,11	0,28—0,35	braun	braun
Salicylamid*	0,29—0,33	0,66—0,75	0,18—0,22	0,32—0,36	violett	braungelb
Phenacetin*	0,33—0,37	0,74—0,80	0,22—0,26	0,50—0,52		gelb
Ketophenylbutazon*	0,37—0,38	0,82—0,85	0,39—0,43	0,72—0,75		braun
Phenylbutazon*	0,63—0,67	0,86—0,91	0,55—0,57	0,75—0,77		braun
Paracetamol	0,08—0,10	0,58—0,67	0,04—0,05	0,23—0,33		gelb

* Vergleichssubstanzen

b) Extraktion im alkalischen Milieu (Prüfung 2)

Substanz	R_f-Wert auf				Farbe des Fleckes nach Besprühen mit		
	Kieselgel G		Silufol UV 254		Eisen (III)-chloridlösung (370 mmol/l)	Kaliumtetraiodobismutat-(III)-Reagenzlösung	Quecksilber (II)-nitrat-Reagenzlösung
	Eluent 1	Eluent 2	Eluent 1	Eluent 2			
Noramidopyrin-methansulfonat*	0,16—0,18	0,54—0,56	0,06—0,08	0,28—0,30	schwach rotviolett	braun	
Phenazon*	0,12—0,14	0,58—0,65	0,06—0,11	0,28—0,35	braun	braun	braun
Aminophenazon*	0,17—0,19	0,68—0,70	0,08—0,14	0,40—0,43	schwach violett	braun	
Phenacetin*	0,33—0,37	0,74—0,80	0,22—0,26	0,50—0,52		schwach braun	gelb
Iodphenazon	0,45—0,49	0,79—0,82	0,27—0,32	0,55—0,56	schwach braun	schwach braun	schwach braun

* Vergleichssubstanzen

Ergebnisse den in Tabelle 3/2a angegebenen R_f-Werten und Farben entsprechen.

Prüfung 2 wird mit Prüflösung 2 durchgeführt; je 5 μl werden als Startflecke b und d und 5 μl Vergleichslösung 3 (6) als Startfleck a und 5 μl Vergleichslösung 4 (7) als Startfleck c aufgetragen. Eluenten, Temperatur, Fließmittelwanderungsstrecke und Trocknung entsprechen den Angaben von Prüfung 1.

Zur *Detektion* wird zunächst der zu den Startpunkten c und d gehörende Teil des Chromatogramms mit einer Glasplatte bedeckt und der freibleibende, zu den Startpunkten a und b gehörende Teil mit Eisen(III)-chloridlösung (370 mmol/*l*) (11) besprüht. Die entstandenen violetten und braunen Flecke werden markiert. Anschließend wird der besprühte Teil des Chromatogramms mit einer Glasplatte bedeckt und der noch unbesprühte Teil mit wenig Quecksilber(II)-nitrat-Reagenzlösung (12) besprüht. Die entstandenen gelben und braunen Flecke werden ebenfalls markiert. Danach wird der zuvor mit Eisen(III)-chloridlösung (370 mmol/*l*) (11) besprühte Teil mit Kaliumtetraiodobismutat(III)-Reagenzlösung (13) besprüht sowie der zuvor mit Quecksilber(II)-nitrat-Reagenzlösung (12) besprühte Teil wiederum mit wenig Quecksilber(II)-nitrat-Reagenzlösung (12) besprüht, wobei der nicht zu besprühende Teil jeweils mit einer Glasplatte zu bedecken ist. Danach wird das Chromatogramm im Trockenschrank bei 100 °C 5 min getrocknet. Die Flecke über den Startpunkten c und d werden überprüft und neu entstandene Flecke ebenfalls markiert. Die *Auswertung* wird, wie unter „Prüfung 1" angegeben, durchgeführt, wobei zur Beurteilung des Nachweises die in Tabelle 3/2b unter „Kieselgel G" angeführten R_f-Werte zu verwenden sind.

Methode B

Aufzutragende Lösungen, aufzutragende Vergleichslösungen, Eluenten, Temperatur, Fließmittelwanderungsstrecke und Trocknung entsprechen den Angaben von Methode A.

Als Schicht werden vier Fertigfolien „Silufol UV 254" in den Abmessungen 75 × 150 mm verwendet. Die unteren Ecken derselben sind in einer Kantenlänge von jeweils 5 mm schräg abzuschneiden. Auf der Schicht werden 15 mm vom Rand der Schmalseite entfernt die Startpunkte a, b, c und d markiert, die untereinander und von den Längsseiten einen Abstand von 15 mm aufweisen müssen.

Die *Detektion* wird für Prüfung 1 bzw. Prüfung 2, wie unter „Methode A, Prüfung 1 bzw. Prüfung 2" angegeben, durchgeführt. Die *Auswertung* wird für Prüfung 1 und 2, wie unter „Methode A, Auswertung" angegeben, durchgeführt, wobei zur Beurteilung des Nachweises die in Tabelle 3/2a und 3/2b unter „Silufol UV 254" aufgeführten R_f-Werte zu verwenden sind. Die Auswertung muß unverzüglich erfolgen; anschließend sind die Fertigfolien mit Wasser abzuspülen.

Hinweise

Zur Prüfung auf Paracetamol wird die bei der Herstellung der Prüflösungen nach dem Entmischen und Abtrennen der Chloroformlösung zurückbleibende schwefelsaure Lösung nach Zusatz von 50 m*l* Ether (9) 5 min geschüttelt. Die nach dem Entmischen abgetrennte Etherlösung wird filtriert und in einer kleinen

Glas- oder Porzellanschale auf dem Wasserbad (Vorsicht, keine offene Flamme!) verdampft. Der Rückstand wird in 300 μl Methanol (10) gelöst und zur dünnschichtchromatographischen Prüfung verwendet. Je 5 μl dieser Lösung werden als Startfleck e entweder der bei „Methode A, Prüfung 1" verwendeten Schicht Kieselgel G oder der bei der „Methode B, Prüfung 1" verwendeten Fertigfolie Silufol UV 254 aufgetragen. Der Abstand der Startpunkte a bis e untereinander muß bei der Schicht Kieselgel G je 10 mm betragen. – Die Detektion und Auswertung werden wie unter „Methode A, Prüfung 1" bzw. „Methode B, Prüfung 1" angegeben durchgeführt, wobei die in Tabelle 3/2 unter „Kieselgel G" bzw. Silufol UV 254" aufgeführten R_f-Werte zu verwenden sind.
Zur Herstellung annähernd wasserfreier Prüflösungen werden beim Abtrennen der Chloroform- bzw. Etherlösungen einige Tropfen der organischen Lösemittelschicht an der Phasengrenze zur wäßrigen Schicht verworfen.
Die Salicylsäurederivate zeigen im ultravioletten Licht bei der Wellenlänge von 365 nm (355–375 nm) violett fluoreszierende Flecke.
Zur Sicherung des Nachweises von Phenacetin kann das nach „Methode A, Prüfung 1" hergestellte Chromatogramm nach der Trocknung 2 h liegengelassen werden. Danach werden die Flecke über den Startpunkten c und d überprüft und neu entstandene Flecke markiert.
Bei „Methode A, Prüfung 1" bzw. „Methode B, Prüfung 1" kann der mit Eisen(III)-chloridlösung (370 mmol/l) (11) besprühte Teil des Chromatogramms anschließend mit Quecksilber(II)-nitrat-Reagenzlösung (12) besprüht werden. Dabei werden ein gelblich gefärbter Fleck mit den in den Tabellen angegebenen R_f-Werten für Phenacetin und gelbe Flecke mit den in den Tabellen angegebenen R_f-Werten für Phenazon und Iodphenazon sichtbar.

3.1.3. Phenothiazin-Derivate

▶ Dünnschichtchromatographischer Nachweis von Phenothiazin-Derivaten (AB (D. L.) – DDR 83)

Prinzip

Aus dem zu untersuchenden Harn und der bei der Magenspülung erhaltenen Flüssigkeit werden im sauren Milieu sowie aus Blut oder Serum im alkalischen Milieu die Phenothiazin-Derivate mit Chloroform extrahiert. Die im sauren Milieu erhaltene Chloroformlösung wird mit Phosphat-Puffer ausgeschüttelt. Die nach Verdampfen des Chloroforms verbliebenen Rückstände werden dünnschichtchromatographisch geprüft.

Reagenzien

1. Schwefelsäure (1 mol/l). 56 ml konzentrierte Schwefelsäure werden zu 800 ml destilliertem Wasser gegeben. Nach dem Abkühlen auf 20 °C wird die Mischung mit destilliertem Wasser zum Liter aufgefüllt;
2. Chloroform;

3. Phosphat-Puffer I (pH-Wert: 7,4, Phosphat: 667 mmol/l, Dinatrium-hydrogen-phosphat: 546 mmol/l, Kalium-dihydrogen-phosphat: 121 mmol/l). 97,15 g Dinatrium-hydrogen-phosphat-2-Wasser und 16,52 g Kalium-dihydrogen-phosphat werden in destilliertem Wasser zum Liter gelöst;
4. Natriumsulfat, wasserfrei;
5. Vergleichslösung 1. 1 g Chlorpromazin-hydrochlorid und 1 g Chlorfenethazin-hydrochlorid werden in 1 *l* Ethanol (96 Vol.-%) gelöst;
6. Vergleichslösung 2. 1 g Promethazin-hydrochlorid wird in 1 *l* Ethanol (96 Vol.-%) gelöst;
7. Aceton;
8. Ammoniaklösung, konzentriert;
9. Ethanol-Schwefelsäure-Reagenzlösung* (Schwefelsäure: 1,78 mol/*l*). Zu 900 m*l* Ethanol (96 Vol.-%) werden unter Rühren und Eiskühlung 100 m*l* konzentrierte Schwefelsäure hinzugefügt. Die Reagenzlösung ist vor Licht geschützt aufzubewahren;
10. Brom;
11. Toluen (Methylbenzen);
12. Cyclohexan;
13. Diethylamin;
14. Natriumcarbonatlösung (105 mmol/*l*). 30 g Natriumcarbonat-10-Wasser werden in destilliertem Wasser zum Liter gelöst;
15. Folin-Ciocalteu-Reagenzlösung (Phenol-Stammlösung nach *Folin-Ciocalteu*, VEB Laborchemie Apolda, Spezialchemie Leipzig);
16. Eisen(III)-chloridlösung (185 mmol/*l*). 50 g Eisen(III)-chlorid-6-Wasser werden in destilliertem Wasser zum Liter gelöst;
17. Perchlorsäure (2 mol/*l*). 172 m*l* konzentrierte Perchlorsäure werden mit destilliertem Wasser zum Liter aufgefüllt;
18. Salpetersäure (10 mol/*l*). 700 m*l* konzentrierte Salpetersäure werden in 500 m*l* destilliertes Wasser gegeben. Nach dem Abkühlen wird die Mischung mit destilliertem Wasser zum Liter aufgefüllt;
19. Eisen(III)-chlorid-Reagenzlösung* (Eisen(III)-chlorid: 9,25 mmol/*l*). 50 m*l* Eisen(III)-chloridlösung (185 mmol/*l*) (16) und 450 m*l* Perchlorsäure (2 mol/*l*) (17) werden gemischt. Die abgekühlte Mischung wird mit Salpetersäure (10 mol/*l*) (18) zum Liter aufgefüllt. Die Reagenzlösung ist vor Licht geschützt aufzubewahren.

Ausführung

Prüflösung 1. 10–20 m*l* Harn werden mit Schwefelsäure (1 mol/*l*) (1) auf einen pH-Wert im Bereich von 2,5–3,5 eingestellt. Die Flüssigkeit wird nach Zusatz von 50 m*l* Chloroform (2) 5 min geschüttelt. Nach dem Entmischen wird die Chloroformlösung abgetrennt, mit 5 m*l* Phosphat-Puffer I (3) versetzt und erneut 5 min geschüttelt. Die nach dem Entmischen abgetrennte Chloroformlösung wird nach Zusatz von 1 g Natriumsulfat (4) unter wiederholtem Schütteln mindestens 3 min stehengelassen. Nach dem Filtrieren wird das Chloroform in einer kleinen Glas- oder Porzellanschale auf dem Wasserbad verdampft. Der Rückstand wird in 200 μl Chloroform (2) gelöst und unverzüglich zur dünnschichtchromatographischen Prüfung verwendet.

Prüflösung 2. 10–20 m*l* der bei der Magenspülung erhaltenen ersten Anteile Flüssigkeit werden wie unter „Prüflösung 1" angegeben behandelt.
Prüflösung 3. 15 m*l* Blut oder Serum und 15 m*l* destilliertes Wasser werden gemischt, mit 200 µ*l* Ammoniaklösung (8) versetzt und 3 min stehengelassen. Die Mischung wird nach Zusaz von 20 m*l* Chloroform (2) 5 min geschüttelt; danach wird sie im Zentrifugenglas bei einer relativen Zentrifugalbeschleunigung von 3 000 3 min zentrifugiert. Die Chloroformschicht wird abgetrennt und nach Zusatz von 1 g Natriumsulfat (4) unter wiederholtem Schütteln 3 min stehengelassen. Nach dem Filtrieren wird das Chloroform in einer kleinen Glas- oder Porzellanschale auf dem Wasserbad verdampft. Der Rückstand wird in 200 µ*l* Chloroform (2) gelöst und unverzüglich zur dünnschichtchromatographischen Prüfung verwendet.
Prüfung 1 wird auf einer Fertigfolie „Silufol" mit den Abmessungen 100 mal 200 mm durchgeführt, deren untere Ecken in einer Kantenlänge von jeweils 5 mm schräg abgeschnitten werden. Auf der Schicht werden 15 mm vom Rand der Schmalseite entfernt die Startpunkte a, b, c, d und e markiert, die untereinander einen Abstand von je 15 mm und von den Längsseiten einen solchen von 20 mm aufweisen müssen.
5 µ*l* Prüflösung 1 werden als Startfleck b, 5 µ*l* Prüflösung 2 als Startfleck c und 5 µ*l* Prüflösung 3 als Startfleck d sowie 5 µ*l* Vergleichslösung *1* (5) als Startfleck a und 5 µ*l* Vergleichslösung 2 (6) als Startfleck e aufgetragen.
Als Eluent 1 (Fließmittel) dient eine Mischung aus 20 Volumenteilen Aceton (7), 1 Volumenteil konzentrierter Ammoniaklösung (8) und 12 Volumenteilen Chloroform (2), die nur einmal verwendet werden darf.
Die Trennung erfolgt bei einer Temperatur von 20–23 °C und einer Fließmittelwanderungsstrecke von 100 mm. Danach wird das Chromatogramm im Trockenschrank bei 100 °C 5 min getrocknet.
Zur Detektion (Sichtbarmachung der Flecken) wird das Chromatogramm mit Ethanol-Schwefelsäure-Reagenzlösung* (9) besprüht und danach im Heißluftstrom 60 s getrocknet. Die entstandenen Farbflecke werden markiert. Anschließend wird das Chromatogramm in einem mit Bromdämpfen (10) gesättigten und gut verschlossenen Gefäß 30 s stehengelassen. Danach wird das Chromatogramm aus dem Gefäß herausgenommen. Die entstandenen Farbänderungen der markierten Flecke werden mit den in Tabelle 3/3 angegebenen Farben verglichen.
Das Chromatogramm zeigt nach dem Besprühen über den Startpunkten a und e Flecke der jeweils aufgetragenen, in Tabelle 3/3 mit * gekennzeichneten Vergleichssubstanzen in den bei dem entsprechenden Ragenz angegebenen Farben. Der Nachweis der einzelnen, in Tabelle 3/3 angegebenen Substanzen ist jeweils als positiv zu beurteilen, wenn über den Startpunkten b bis d entsprechend gefärbte Flecke mit den unter „Eluent 1" angegebenen R_f-Werten sichtbar werden. – Bei positivem Prüfergebnis ist anschließend Prüfung 2 durchzuführen.
Prüfung 2. Aufzutragende Lösungen, aufzutragende Vergleichslösungen, Temperatur, Fließmittelwanderungsstrecke und Trocknung entsprechen den Angaben von Prüfung 1. Als Eluent 2 dient eine Mischung aus 5 Volumenteilen Toluen (11), 13 Volumenteilen Cyclohexan (12) und 4 Volumenteilen Diethylamin (13), die nur einmal verwendet werden darf.
Zur Detektion wird das Chromatogramm mit Natriumcarbonatlösung (105 mmol/*l*)

Tab. 3/3 Dünnschichtchromatographie von Phenothiazin-Derivaten

Substanz	R_f-Wert		Farbe des Fleckes nach Besprühen mit		
	Eluent 1	Eluent 2	Ethanol-Schwefelsäure-Reagenzlösung*	Brom	Folin-Ciocalteu-Reagenzlösung
Fluophenazin	0,19—0,22	0,19—0,21	orange	rosa	grau
	0,74		schwach gelb	rosa	
Perphenazin	0,22—0,24	0,18—0,20	rotviolett	stark rot	grauviolett
Periciazin	0,27—0,30	0,15—0,17	rosa	rosarot	graurosa
Butaperazin	0,28—0,30	0,44—0,46	rosa	rosa	gelb
Trifluoperazin	0,28—0,34	0,48—0,50	orange	rosa	graublau
Promazinhydrochlorid	0,35—0,38	0,55—0,59	orange	violettrot	rosa
Promethazinhydrochlorid*	0,42—0,45	0,51—0,54	rosabraun	entfärbt	blau
	0,76		gelb	entfärbt	blau
	0,80		blaugrün	entfärbt	
Chlorpromazin-hydrochlorid*	0,45—0,48	0,61—0,64	rotviolett	stark rot	schwach rosa
	0,15		rotviolett	stark rot	schwach rosa
Thioridazin	0,45—0,49	0,55—0,57	blaugrün	stark blau	blau
	0,15		violett	rotviolett	blauviolett
	0,07		rosa	rotviolett	
Chlorfenethazin-hydrochlorid*	0,57—0,60	0,60—0,63	rotviolett	violett	blaugrau
Methophenazin	0,65—0,70	0,42—0,43	rotviolett	rosa	blaugrau
	0,21		rot	rosa	blaugrau

Die kursiv gedruckten R_f-Werte sind den Metaboliten der Phenothiazin-Derivate zuzuordnen;
* Vergleichssubstanzen

(14) und anschließend mit Folin-Ciocalteu-Reagenz (15) besprüht. Die entstandenen Farbflecke werden unverzüglich markiert.
Das Chromatogramm zeigt nach dem Besprühen über den Startpunkten a und e Flecke der jeweils aufgetragenen, in. Tabelle 3/3 mit * gekennzeichneten Vergleichssubstanzen in den bei dem entsprechenden Reagenz angegebenen Farben.
Der Nachweis der einzelnen, in Tabelle 3/3 angegebenen Substanzen ist jeweils als positiv zu beurteilen, wenn über den Startpunkten b bis d entsprechend gefärbte Flecke mit den unter „Eluent 2" angegebenen R_f-Werten sichtbar werden.
Liegen die R_f-Werte der Vergleichssubstanzen bei einwandfreier Trennung und eindeutiger Färbung der Flecke außerhalb der in Tabelle 3/3 angegebenen Bereiche, so sind diese Abweichungen bei der Beurteilung entsprechend zu berücksichtigen.
Die Prüfergebnisse sind als gesichert zu betrachten, wenn für die jeweils nachzuweisende Substanz mit den Eluenten 1 und 2 Flecke mit den entsprechenden, in Tabelle 3/3 angegebenen R_f-Werten und Farben erhalten werden.

Hinweise

Vor Durchführung der Prüfmethode wird 1 *ml* Harn mit 1 *ml* Eisen(III)-chlorid-Reagenzlösung* (19) versetzt und die Färbung der Lösung unverzüglich beurteilt. Der Nachweis von Phenothiazin-Derivaten ist als positiv zu beurteilen, wenn die Lösung eine violette Färbung zeigt. Eine rote oder nach 30 s eintretende rosa bis violette Färbung ist als negativ zu beurteilen.
Im Harn treten neben unveränderter Substanz je nach Intoxikationsgrad und -dauer Metaboliten der Phenothiazin-Derivate auf, die ebenfalls mit den angegebenen Reagenzien angefärbt werden. Sie weisen im allgemeinen niedrigere R_f-Werte auf als die unveränderten Phenothiazine. – Bei Fehlen unveränderter Phenothiazine ist der positive dünnschichtchromatographische Nachweis nur gruppenspezifisch für Phenothiazine.
Wird die Prüfung auf Silufol UV 254 durchgeführt, ist als Eluent 1 eine Mischung aus 10 Volumenteilen Aceton (7), 0,3 Volumenteilen konzentrierter Ammoniaklösung (8) und 10 Volumenteilen Chloroform (2) zu verwenden.

3.1.4. Sulfonamide

► Dünnschichtchromatographischer Nachweis von Sulfonamiden (AB (D. L.) – DDR 83)

Prinzip

Aus dem zu untersuchenden Harn werden im sauren Milieu die Sulfonamide mit Essigsäureethylester extrahiert. Die nach dem Verdampfen des Essigsäureethylesters verbliebenen Rückstände werden dünnschichtchromatographisch untersucht.

Reagenzien

1. Schwefelsäure (1 mol/*l*). 56 m*l* konzentrierte Schwefelsäure werden zu 800 m*l* destilliertem Wasser gegeben. Nach dem Abkühlen auf 20 °C wird die Mischung mit destilliertem Wasser zum Liter aufgefüllt. Schwefelsäure (1 mol/*l*) ist 1 Jahr verwendbar;
2. Essigsäureethylester;
3. Ethanol (96 Vol.-%);
4. n-Butanol;
5. Chloroform;
6. Methanol;
7. Dimethylaminobenzaldehyd-Reagenzlösung** (4-Dimethylamino-benzaldehyd: 67 mmol/*l*). 10 g 4-Dimethylamino-benzaldehyd werden in Salzsäure (2 mol/*l*) zum Liter gelöst;
8. Vergleichslösung 1. 1 g Sulfaclomid, 1 g Sulfamerazin und 1 g Formylsulfisomidin werden in 1 *l* Ethanol (96 Vol.-%) gelöst;
9. Vergleichslösung 2. 1 g Sulfadimethoxin wird in 1 *l* Ethanol (96 Vol.-%) gelöst;
10. Vergleichslösung 3. 1 g Phthalylsulfathiazol wird in 1 *l* Ethanol (96 Vol.-%) gelöst;
11. Vergleichslösung 4. 1 g Sulfacetamid wird in 1 *l* Ethanol (96 Vol.-%) gelöst;
12. Vergleichslösung 5. 1 g Sulfaguanidin wird in 1 *l* Ethanol (96 Vol.-%) gelöst;
13. Vergleichslösung 6. 1 g Sulfamethoxypyridazin wird in 1 *l* Ethanol (96 Vol.-%) gelöst;
14. Vergleichslösung 7. 1 g Sulfanilamid wird in 1 *l* Ethanol (96 Vol.-%) gelöst;
15. Vergleichslösung 8. 1 g Sulfisomidin wird in 1 *l* Ethanol (96 Vol.-%) gelöst.

Ausführung

Prüflösung. 20 m*l* Harn werden mit Schwefelsäure (1 mol/*l*) (1) auf einen pH-Wert im Bereich von 2,5–3,5 eingestellt und nach Zusatz von 50 m*l* Essigsäureethylester (2) 5 min geschüttelt. Die nach dem Entmischen abgetrennte Essigsäureethylesterlösung wird in einer kleinen Glas- oder Porzellanschale auf dem Wasserbad eingeengt. Der Rückstand wird in 300 μ*l* *Ethanol* (3) gelöst und unverzüglich zur dünnschichtchromatographischen Prüfung verwendet.
Prüfung 1 wird auf einer Fertigfolie „Silufol" der Abmessung 50 × 200 mm durchgeführt, deren untere Ecken in einer Kantenlänge von jeweils 5 mm schräg abzuschneiden sind. Auf der Schicht werden 20 mm vom Rand der Schmalseite entfernt die Startpunkte a und b markiert, die voneinander einen Abstand von 20 mm und von den Längsseiten von 15 mm aufweisen müssen.
5 μ*l* Prüflösung werden als Startfleck b und 5 μ*l* Vergleichslösung 1 (8) als Startfleck a aufgetragen.
Als Eluent 1 (Fließmittel) dient eine Mischung aus 10 Volumenteilen n-Butanol (4) und 1 Volumenteil destilliertem Wasser; der Eluent 1 darf höchstens 20mal verwendet werden.
Die Trennung erfolgt bei einer Temperatur von 20–23 °C und einer Fließmittelwanderungsstrecke von 120 mm. Danach wird das Chromatogramm im Trockenschrank bei 100 °C 5 min und anschließend im Heißluftstrom 3 min getrocknet.

Zur Detektion (Sichtbarmachung der Flecke) wird das Chromatogramm mit Dimethylaminobenzaldehyd-Reagenzlösung** (7) besprüht. Die entstandenen gelben Flecke werden unverzüglich markiert. Das Chromatogramm zeigt nach dem Besprühen über dem Startpunkt a die Flecke der aufgetragenen Vergleichssubstanzen mit den in Tabelle 3/4 unter „Eluent 1" angegebenen R_f-Werten. Der Nachweis von Sulfaclomid, Sulfamerazin oder Formylsulfisomidin ist als positiv zu beurteilen, wenn über dem Startpunkt b ein gelb gefärbter Fleck mit dem entsprechenden, in Tabelle 3/4 unter „Eluent 1" angegebenen R_f-Wert sichtbar wird. Bei positivem Prüfergebnis ist anschließend die Prüfung 1 mit dem Eluenten 2 zu wiederholen.

Tab. 3/4 Dünnschichtchromatographie von Sulfonamiden

Substanz	R_f-Wert	
	Eluent 1	Eluent 2
Formylsulfisomidin	0,25	0,16
Sulfisomidin	0,30	0,24
Sulfaguanidin	0,32	0,03
Sulfaclomid	0,39	0,36
Sulfanilamid	0,44	0,14
Sulfamerazin	0,45	0,32
Sulfamethoxypyridazin	0,46	0,36
Phthalylsulfathiazol	0,49	0,20
Sulfacetamid	0,51	0,23
Sulfadimethoxin	0,60	0,45

Als Eluent 2 dient eine Mischung aus 9 Volumenteilen Chloroform (5) und 1 Volumenteil Methanol (6); der Eluent 2 darf höchstens 20mal verwendet werden. – Das Chromatogramm zeigt nach dem Besprühen über dem Startpunkt a die Flecke der aufgetragenen Vergleichssubstanzen mit den in Tabelle 3/4 unter „Eluent 2" angegebenen R_f-Werten. Der Nachweis von Sulfaclomid, Sulfamerazin oder Formylsulfisomidin ist als positiv zu beurteilen, wenn über dem Startpunkt b ein gelb gefärbter Fleck mit dem entsprechenden, in Tabelle 3/4 unter „Eluent 2" angegebenen R_f-Wert sichtbar wird.
Liegen die R_f-Werte der Vergleichssubstanzen bei einwandfreier Trennung der gelb gefärbten Flecke außerhalb der angegebenen Bereiche, so sind diese Abweichungen bei der Beurteilung entsprechend zu berücksichtigen.
Stimmt der R_f-Wert des über dem Startpunkt b erhaltenen Fleckes nicht mit einem der drei R_f-Werte der Vergleichssubstanzen überein, so ist anschließend *Prüfung 2* durchzuführen.
Prüfung 2 wird auf zwei Fertigfolien „Silufol" mit den Abmessungen 200 mal 200 mm durchgeführt, deren untere Ecken in einer Kantenlänge von jeweils 5 mm schräg abzuschneiden sind. Auf beiden Schichten werden jeweils 30 mm vom Rand der Seitenkante entfernt die Startpunkte a bis h markiert, die untereinander einen Abstand von je 15 mm aufweisen müssen. Der Abstand der Startpunkte von der unteren Kante muß 20 mm betragen.
Auf beide Folien werden je 5 μl Prüflösung auf den Startpunkt a und je 5 μl der Vergleichslösungen 2 bis 8 (9 bis 15) als Startflecke b bis h aufgetragen. Mit den

Eluenten 1 und 2 (wie bei Prüfung 1 verwendet) wird je ein Chromatogramm hergestellt. Temperatur, Fließmittelwanderungsstrecke, Trocknung und Detektion entsprechen den Angaben von *Prüfung 1.*
Die Chromatogramme zeigen nach dem Besprühen über den Startpunkten b bis h die Flecke der aufgetragenen Vergleichssubstanzen mit den in Tabelle 3/4 bei „Eluent 1" und „Eluent 2" angegebenen R_f-Werten. Der Nachweis der einzelnen, in Tabelle 3/4 angegebenen Substanzen ist jeweils als positiv zu beurteilen, wenn nach dem Besprühen über dem Startpunkt a ein gelb gefärbter Fleck mit dem entsprechenden, in Tabelle 3/4 unter „Eluent 1" und „Eluent 2" angegebenen R_f-Wert sichtbar wird.
Liegen die R_f-Werte der Vergleichssubstanzen bei einwandfreier Trennung der gelb gefärbten Flecke außerhalb der angegebenen Bereiche, so sind diese Abweichungen bei der Beurteilung entsprechend zu berücksichtigen. Die Prüfergebnisse sind als gesichert zu betrachten, wenn für die jeweils nachzuweisende Substanz mit den Eluenten 1 und 2 gelbe Flecke mit den entsprechenden, in Tabelle 3/4 angegebenen R_f-Werten erhalten werden.

Hinweise

Sulfamerazin und Sulfamethoxypyridazin sowie Phthalylsulfathiazol und Sulfacetamid können mit den angegebenen Eluenten nicht sicher getrennt werden.
Die Abtrennung der Essigsäureethylesterlösung zur Herstellung der Prüflösung aus Harn ist sorgfältig durchzuführen, da andernfalls in die Prüflösung Harnstoff gelangen kann, der auf dem Chromatogramm ebenfalls einen schwach gelben Fleck ergibt. Zur Herstellung einer annähernd wasserfreien Prüflösung werden beim Abtrennen der Essigsäureesterlösung einige Tropfen der organischen Lösemittelschicht an der Phasengrenze zur wäßrigen Schicht verworfen und die organische Lösemittelschicht danach durch ein trockenes Filterpapier der Sorte „Filtrak 388" filtriert.

3.1.5. Andere Arzneimittel

3.1.5.1. Abführmittel

Abführmittel enthalten zum Teil *Phenolphthalein* als wirksame Substanz, das mit Natronlauge die bekannte rote Indikatorfarbe ergibt. – Nach der Einnahme *Anthrachinonderivate* (Emodine) enthaltender Abführmittel wird Chrysophansäure im Harn ausgeschieden; saurer Harn, der Emodinderivate enthält, zeigt eine grüngelbe Farbe, die nach Alkalisieren in Orangerot umschlägt. Der Farbstoff geht beim Ausschütteln mit Ether in diesen über.

3.1.5.2. Bromide

► **Nachweis von Bromiden**

Prinzip

Aus Bromiden kann Brom freigesetzt werden, das sich in Chloroform mit gelbbrauner Farbe löst.

Reagenzien

1. Salpetersäure, konzentriert;
2. Chloroform.

Ausführung

Etwa 10 m*l* Harn werden mit 1–2 m*l* Salpetersäure (1) und 2–3 m*l* Chloroform (2) versetzt und vorsichtig gemischt. Gelbbraunfärbung des Chloroforms zeigt die Anwesenheit von Bromiden an.

3.1.5.3. Iodide

► **Nachweis von Iodiden**

Prinzip

Aus Iodiden kann Iod freigesetzt werden, das sich in Chloroform mit violetter Farbe löst.

Reagenzien

1. Salpetersäure, konzentriert;
2. Chloroform.

Ausführung

Etwa 10 m*l* Harn werden mit 1–2 m*l* Salpetersäure (1) und 2–3 m*l* Chloroform (2) versetzt und vorsichtig gemischt, Violettfärbung des Chloroforms zeigt die Anwesenheit von Iodiden an.

3.1.5.4. Gerbstoffe

Gerbsäurederivate enthaltende Harne sind zumeist dunkler gefärbt. Bei Zugabe von Eisen(III)-chloridlösung (370 mmol/*l*) tritt Braunschwarzfärbung auf.

3.2. Gifte

3.2.1. Arsen

Viele Arsenverbindungen sind für Mensch und Tier bereits in kleinsten Mengen toxisch. Die photometrische Bestimmung nach Vasak und Sedivec ist sehr empfindlich und für die Routinearbeit geeignet.

► Arsenbestimmung (AB (D. L.) - DDR 83)

Prinzip

Durch Einwirkung von Salpetersäure, Schwefelsäure und Wasserstoffperoxid werden unter Erhitzen zunächst die organischen Bestandteile des Harnes zerstört. Die anorganischen Bestandteile werden in Ionen übergeführt, wobei eine farblose Lösung erhalten wird. Das in diesem mineralisierten Prüfmaterial als Arsenat vorliegende Arsen wird zu Arsenwasserstoff reduziert, der seinerseits aus einer Lösung von Silberethyldithiocarbamat in Pyridin Silber unter Bildung eines rot gefärbten Kolloids freisetzt.

Reagenzien

1. Natriumcarbonat-10-Wasser;
2. Salpetersäure, konzentriert;
3. Schwefelsäure, konzentriert;
4. Wasserstoffperoxid (30 Vol.-%);
5. Zinn(II)-chlorid-Reagenzlösung (Zinn(II)-chlorid: 175 mmol/*l*). 40 g Zinn(II)-chlorid-2-Wasser werden in 1 *l* konzentrierter Salzsäure gelöst. Die Reagenzlösung ist frisch zu bereiten;
6. Kaliumiodidlösung (904 mmol/*l*). 150 g Kaliumiodid werden in destilliertem Wasser zum Liter gelöst. Die Lösung ist frisch zu bereiten;
7. Pyridin. Gelb gefärbtes Pyridin ist vor der Verwendung fraktioniert zu destillieren. Das im Bereich von 114–116 °C übergehende Destillat wird verwendet;
8. Silberdiethyldithiocarbamat-Reagenzlösung (Silber-diethyldithiocarbamat: 19,5 mmol/*l*). 5 g Silber-diethyldithiocarbamat werden in 1 *l* Pyridin (7) gelöst. Die Reagenzlösung ist vor Licht geschützt aufzubewahren;
9. Bleiacetatwatte. 3 g Watte werden zum Entfetten in 50 m*l* Ether getaucht und ausgedrückt. Nach der Verdunstung des anhaftenden Ethers wird die Watte 30 min in 75 m*l* Blei(II)-acetatlösung (264 mmol/*l*) (100 g Blei(II)-acetat-3-Wasser im Liter) gelegt, anschließend ausgedrückt und bei 105–110 °C getrocknet;
10. Zink, gekörnt, p. a. „zur Arsenbestimmung“;
11. Arsenit-Vergleichslösung (Arsen(III)-oxid: 650 µmol/*l*, Natriumhydroxid: 3 mmol/*l*). 128,6 mg Arsen(III)-oxid werden in 15 m*l* Natronlauge (200 mmol/*l*) gelöst. Die Lösung wird mit destilliertem Wasser zum Liter aufgefüllt.

Ausführung

Mineralisation des Prüfmaterials

Prüfansatz. 100 m*l* Harn werden mit 5 g Natriumcarbonat (1) versetzt; die Mischung wird auf etwa 15 m*l* eingedampft. Nach dem Abkühlen werden 15 m*l* des so vorbehandelten Harnes in einen 250-m*l*-Rundkolben oder einen 250 m*l*-Kjeldahl-Kolben mit Normschliff gegeben und nach Zusatz von 2 oder 3 Siedeperlen mit 20 m*l* konzentrierter Salpetersäure (2) versetzt. Anschließend werden ein Zwischenstück mit Hahntrichter (Abb. 3/1) und ein Dimroth-Kühler mit Normschliff mit dem Kolben verbunden, so daß eine geschlossene Apparatur

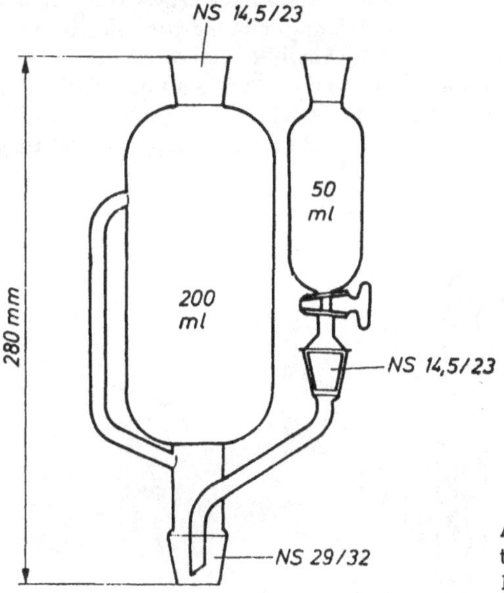

Abb. 3/1 Zwischenstück mit Hahntrichter für die Mineralisation des Prüfmaterials zur Arsenbestimmung

gebildet wird. Die Mischung wird bis zum Nachlassen der Schaumbildung, höchstens aber 16 h stehengelassen. Danach wird die Mischung vorsichtig bis zum Sieden erhitzt und so lange im Sieden gehalten, bis 5–10 m*l* Flüssigkeit des Kolbeninhalts verdampft sind. Anschließend wird die Heizquelle entfernt und die Mischung tropfenweise mit 10 m*l* konzentrierter Salpetersäure (2) versetzt. Beginnt sich die Mischung schwarz zu färben oder tritt eine heftige Schaumbildung auf, so werden 10–15 m*l* destilliertes Wasser zugegeben. Die abgekühlte Mischung wird tropfenweise mit 2–3 m*l* konzentrierter Schwefelsäure (3) versetzt. Dann wird die Mischung vorsichtig bis zum Sieden erhitzt und so lange im Sieden gehalten, bis 5–10 m*l* Flüssigkeit des Kolbeninhalts verdampft sind. Nach Entfernen der Heizquelle wird die Mischung tropfenweise mit 1 m*l* konzentrierter Salpetersäure (2) versetzt. Dieser Vorgang wird so oft wiederholt, bis eine klare, gelbe Lösung entstanden ist. Dazu sind mindestens 25 m*l* konzentrierte Salpetersäure (2) erforderlich. Die abgekühlte Lösung wird mit wenigen Tropfen Wasserstoffperoxid (4) versetzt und bis zum Sieden erhitzt. Der Vorgang wird so oft wiederholt, bis eine farblose oder gelbstichige Lösung entstan-

den ist. Anschließend werden zu der Lösung 10 m*l* destilliertes Wasser gegeben; die Lösung wird bis zum Verschwinden der braunen Nebel erhitzt. Dieser Vorgang wird so oft wiederholt, bis sich keine braunen Nebel mehr bilden. Danach wird die Lösung bis zum Auftreten weißer Nebel erhitzt. Die abgekühlte farblose oder gelbstichige Lösung mit einem Volumen von 20 m*l* wird als Prüflösung für die nachfolgende Arsenbestimmung aufbewahrt.
Leeransatz. Der Leeransatz ist wie der Prüfansatz herzustellen, wobei anstelle des Prüfmaterials 15 m*l* destilliertes Wasser einzusetzen sind.

Bestimmung des Arsens im mineralisierten Prüfmaterial

Prüfansatz. In einen 100-m*l*-Rundkolben mit Normalschliff werden die bei der Mineralisation des Prüfmaterials erhaltene Prüflösung und so viel destilliertes Wasser gegeben, daß das Volumen 25 m*l* beträgt. Anschließend wird die Lösung mit 5 m*l* Zinn(II)-chlorid-Reagenzlösung (5) und 2 m*l* Kaliumiodidlösung (904 mmol/*l*) (6) versetzt und 30 min stehengelassen. In das Absorptionsgefäß (Abb. 3/2) werden 5 m*l* Silberdiethyldithiocarbamat-Reagenzlösung (8) und eine

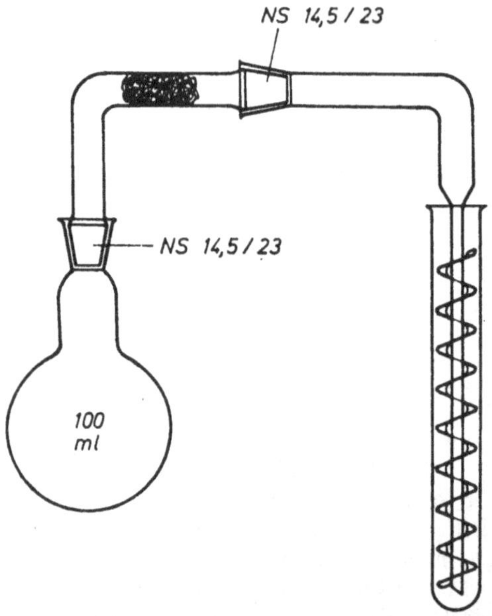

Abb. 3/2 Geräteaufbau zur Arsenbestimmung (links Gasentwicklungskolben, rechts Absorptionsgefäß)

Glasspirale gegeben. In das Verbindungsrohr zum Gasentwicklungskolben wird Bleiacetatwatte (9) locker eingefüllt, dann wird die Verbindung zum Kapillarrohr im Absorptionsgefäß hergestellt. Nach Zusatz von 2 g gekörntem Zink (10) zu der im Gasentwicklungskolben befindlichen Mischung wird die Apparatur unverzüglich geschlossen. Nach 90 min wird die Mischung dem Absorptionsgefäß entnommen. Die Extinktion dieser Mischung wird unverzüglich in einer Schichtdicke von 10 mm bei der Wellenlänge von 538 nm (520–550 nm) gegen Pyridin (7) gemessen. Sie ist mit der ebenfalls gegen Pyridin (7) gemessenen Extinktion des Leeransatzes 1 zu korrigieren.

Leeransatz 1. Als Leeransatz 1 ist die bei der „Mineralisation des Prüfmaterials, Leeransatz" enthaltene Lösung wie die Prüflösung zu behandeln.
Vergleichsansatz. 2 m*l* Arsenit-Vergleichslösung (11) werden mit destilliertem Wasser zu 100 m*l* aufgefüllt. 1 m*l* dieser Lösung wird mit 25 m*l* destilliertem Wasser gemischt und wie unter „Prüfansatz" angegeben behandelt, wobei die Extinktion des Vergleichsansatzes mit der Extinktion des Leeransatzes 2 zu korrigieren ist. Der korrigierten Extinktion des Vergleichsansatzes entspricht eine Konzentration von 26 nmol Arsen/Ansatz.
Leeransatz 2. Als Leeransatz 2 ist Silberdiethyldithiocarbamat-Reagenzlösung (8) zu verwenden.

Berechnung

Der Arsengehalt des Ansatzes ergibt sich zu

$$\frac{E' \cdot 26}{\overline{E'_v}} = \text{nmol Arsen/Ansatz}$$

E' = korrigierte Extinktion des Prüfansatzes,
$\overline{E'_v}$ = Mittelwert der korrigierten Extinktionen der Vergleichsansätze.

Zur Herstellung der *Bezugskurve* werden 0,5, 1,0, 2,0, 3,0, 4,0 und 5,0 m*l* Arsenit-Vergleichslösung (11) jeweils mit destilliertem Wasser zu 100 m*l* aufgefüllt. Je 1 m*l* dieser Lösungen wird mit je 25 m*l* destilliertem Wasser gemischt und wie unter „Prüfansatz" angegeben behandelt. Den mit der Extinktion des Leeransatzes 2 korrigierten Extinktionen dieser Ansätze entsprechen Konzentrationen von 6,5, 13,0, 26,0, 39,0, 52,0 und 65,0 nmol Arsen/Ansatz.

Hinweise

Zur Durchführung der Bestimmung, zur Herstellung der erforderlichen Lösungen und der Leeransätze sowie zum Spülen der für die Durchführung der Bestimmung erforderlichen Glasgeräte ist Wasser zu verwenden, das durch Demineralisation oder durch Destillation aus einer Glasapparatur gewonnen wurde.
Die Schliffverbindungen der erforderlichen Glasgeräte sind mit konzentrierter Schwefelsäure zu dichten.
Als Heizquelle sind Bunsenbrenner mit Babo-Trichter oder elektrische Sandbäder geeignet.
Wird bei der Mineralisation anstelle einer farblosen oder gelbstichigen Prüflösung eine schwarze Lösung erhalten, so ist die Herstellung der Prüflösung zu wiederholen, wobei insgesamt mehr konzentrierte Salpetersäure (2) zu verwenden ist.

3.2.2. Fluorid

▶ Bestimmung von Fluorid (AB (D. L.) – DDR 85)

Prinzip

Die Bestimmung des Fluorids im Harn erfolgt elektrochemisch mit Hilfe einer entsprechenden ionenselektiven Elektrodenmeßkette. Das sich zwischen der ionenselektiven Elektrode und einer Bezugselektrode beim Eintauchen in die zu prüfende Lösung (pH 5,0–5,5) einstellende Elektrodenpotential ist ein Maß für die Aktivität und damit für die Konzentration der Fluoridionen. – Die Bestimmung wird mit dem Fluoridion-Konzentrations-Meßgerät OP 262 der Firma Radelkis durchgeführt. Die über die nachstehenden Ausführungen hinausgehenden apparativen Einzelheiten sind der Gebrauchsanleitung zu entnehmen. – Die Prüfmethode darf auch mit anderen Geräten bzw. Gerätekombinationen vorgenommen werden, wenn die Qualität der Ergebnisse den mit dem Fluoridion-Konzentrations-Meßgerät OP 262 erhaltenen Prüfergebnissen entspricht.

Reagenzien

1. TISAB-Puffer (pH-Wert: 5,0–5,5, Natriumacetat: 749 mmol/*l*, Natriumchlorid: 1 mol/*l*, Natriumcitrat: 1,02 mmol/*l*). 58,5 g Natriumchlorid, 14,3 m*l* konzentrierte Essigsäure, 102 g Natriumacetat-3-Wasser und 300 mg Natriumcitrat-2-Wasser werden in 800 m*l* destilliertem Wasser gelöst. Der pH-Wert ist mit Natronlauge (5 mol/*l*) potentiometrisch einzustellen. Anschließend ist die Lösung mit destilliertem Wasser zum Liter aufzufüllen. TISAB-Puffer ist bei 2–8 °C aufzubewahren;
2. Kaliumchloridlösung (3,5 mol/*l*). 261 g Kaliumchlorid werden in destilliertem Wasser zum Liter gelöst;
3. Fluorid-Vergleichslösung (Fluorid: 100 mmol/*l*). 5,81 g pulverisiertes und zunächst 2 h bei 110 °C sowie anschließend bei 200 °C bis zur Massekonstanz getrocknetes Kaliumfluorid werden in destilliertem Wasser zum Liter gelöst. Die Vergleichslösung ist in einer Flasche aus geeignetem Plast (Polyethylen oder Polypropylen) aufzubewahren;
4. Fluorid-Vergleichslösung* (Fluorid: 10 mmol/*l*). 100 m*l* Fluorid-Vergleichslösung (3) werden mit destilliertem Wasser zum Liter aufgefüllt. Die Vergleichslösung ist in einer Flasche aus geeignetem Plast (Polyethylen oder Polypropylen) aufzubewahren;
5. Fluorid-Vergleichslösung** (Fluorid: 1 mmol/*l*). 10 m*l* Fluorid-Vergleichslösung (3) werden mit destilliertem Wasser zum Liter aufgefüllt. Die Vergleichslösung ist in einer Flasche aus geeignetem Plast (Polyethylen oder Polypropylen) aufzubewahren.

Vorbereitung von Untersuchungsmaterial und Prüflösung

Als Untersuchungsmaterial ist Sammelharn zu verwenden. Die Sammelzeit beträgt 1 Tag. Für arbeitsmedizinische Untersuchungen wird 3-Stunden-Sammelharn der letzten drei Schichtstunden bzw. Spontanharn, der vor und nach der Arbeitsschicht gewonnen wurde, verwendet. – Die Sammlung und Aufbewahrung des Harnes muß in geeigneten Plastgefäßen (Polyethylen, Polypropylen) erfolgen. Der Harn darf bei 2–8 °C 5 Tage und bei –12 °C oder einer Temperatur darunter 1 Monat aufbewahrt werden. Konservierung ist nicht erforderlich. Als *Prüflösung* werden 500 *µl* Harn und 500 *µl* TISAB-Puffer (1) gemischt.

Vorbereitung und Einstellung des Geräts

Nach Anschluß des Geräts an das Netz ist die Temperierung der Meßelektrode auf 30 °C vorzunehmen. Es ist darauf zu achten, daß der Lösungsraum der Referenzelektrode immer mit frischer Kaliumchloridlösung (3,5 mol/*l*) (2) gefüllt ist. Anschließend erfolgt die Anpassung des Verstärkers an die Meßkette. Sie umfaßt die Überprüfung der Elektrodenfunktion. Dazu wird mit jeweils vier Bezugslösungen für vier unterschiedliche Konzentrationsbereiche festgestellt, ob die Elektrodenmeßkette in diesen Bereichen linear arbeitet. – Die Bezugslösungen sind wie Prüfmaterial zu behandeln. – Mit der Bezugslösung 1 wird jeweils der Null-Abgleich des Asymmetriepotentials der Meßkette und mit Bezugslösung 4 die Steilheitskorrektur durchgeführt. Die Bezugslösungen 2 und 3 müssen in der Meßwertanzeige mit einer Präzision von ±2 % des deklarierten Wertes erscheinen.

Konzentrationsbereich 1 (10–100 mmol/*l*)
Bezugslösungen 1 bis 4. 1, 3 und 8 m*l* Fluorid-Vergleichslösung (3) werden jeweils mit destilliertem Wasser zu 10 m*l* aufgefüllt. Die mit diesen Lösungen sowie mit der Fluorid-Vergleichslösung (3) gemessenen Konzentrationen entsprechen 10, 30, 80 und 100 mmol Fluorid/*l* Harn.

Konzentrationsbereich 2 (1–10 mmol/*l*)
Bezugslösungen 1 bis 4. 1, 3, 8 und 10 m*l* Fluorid-Vergleichslösung (3) werden jeweils mit destilliertem Wasser zu 100 m*l* aufgefüllt. Die mit diesen Lösungen gemessenen Konzentrationen entsprechen 1, 3, 8 und 10 mmol Fluorid/*l* Harn.

Konzentrationsbereich 3 (100–1 000 µmol/*l*)
Bezugslösungen 1 bis 4. 1, 3, 8 und 10 m*l* Fluorid-Vergleichslösung* (4) werden jeweils mit destilliertem Wasser zu 100 m*l* aufgefüllt. Die mit diesen Lösungen gemessenen Konzentrationen entsprechen 100, 300, 800 und 1 000 µmol Fluorid/*l* Harn.

Konzentrationsbereich 4 (10–100 µmol/*l*)
Bezugslösungen 1 bis 4. 1, 3, 8 und 10 m*l* Fluorid-Vergleichslösung** (5) werden jeweils mit destilliertem Wasser zu 100 m*l* aufgefüllt. Die mit diesen Lösungen gemessenen Konzentrationen entsprechen 10, 30, 80 und 100 µmol Fluorid/*l* Harn.

Kalibration

Die Kalibrierung der Elektrodenmeßkette erfolgt in den Konzentrationsberei-

chen 1 bis 4 mit zwei Bezugslösungen entsprechend der im Prüfmaterial zu erwartenden Fluoridkonzentration. Die Bezugslösung 1 dient jeweils zum Nullabgleich, während mit der Bezugslösung 4 die Steilheitseinstellung erfolgt. Die Kalibrierung der Meßkette ist dann durchzuführen, wenn bei der Messung der Prüflösung ein Konzentrationsbereich über- bzw. unterschritten wird. Die Konstanz des Abgleichs des Asymmetriepotentials ist mindestens nach fünf Bestimmungen zu kontrollieren.
Bei Verwendung einer fluoridselektiven Elektrode und einer entsprechenden Bezugselektrode in Verbindung mit einem Millivoltmeter ist die Kalibrierung der Meßkette in den Konzentrationsbereichen 1 bis 4 mit vier Bezugslösungen durchzuführen. Die Meßkettenspannung U (mV) und die dazugehörigen Konzentrationen der Bezugslösungen werden auf halblogarithmischem Papier aufgetragen und ergeben die Bezugskurve.

Ausführung

Die Kapillarelektrode ist vor jeder Messung mindestens 10 s mit destilliertem Wasser und anschließend 10 s mit Luft zu spülen. – Das Füllen der Kapillarelektrode mit Prüflösung hat luftblasenfrei mit Hilfe des Mikroinjektors zu erfolgen. Die Ablesung d des Meßwerts erfolgt nach Erreichen der Potentialkonstanz (visuelle Kontrolle am Anzeigeinstrument) unter Berücksichtigung der unterschiedlichen, von der Fluoridkonzentration abhängigen Potentialeinstellzeiten.

Berechnung

Die tägliche Ausscheidung von Fluorid ergibt sich zu

$$\frac{a \cdot b}{1\,000} = \mu\text{mol/d bzw. mmol/d}$$

a = Fluorid/l Harn (µmol) bzw. (mmol).
Bei Verwendung des Konzentrations-Meßgeräts OP 262 entspricht a dem Meßwert; bei Verwendung einer Gerätekombination aus fluoridselektiver Elektrode, Bezugselektrode und Meßverstärker wird a der Bezugskurve entnommen,
b = während eines Tages ausgeschiedener Harn (ml).

Für arbeitsmedizinische Untersuchungen gilt

$$\frac{a \cdot 0{,}024}{c - 1{,}000} = \text{mmol}/l \text{ bzw. } \mu\text{mol}/l$$

c = gemessene relative Dichte des Harnes

Hinweise

Bei der Beurteilung der Ergebnisse ist die Umweltexposition mit Fluorid zu berücksichtigen (Trinkwasser, Nahrung, Arbeitsumwelt).
Im Rahmen arbeitsmedizinischer Überwachungsuntersuchungen werden unter Exposition Fluoridausscheidungen bis maximal 200 µmol/l Harn als zulässig angesehen.

3.2.3. Quecksilber

▶ Nachweis von Quecksilber (AB (D. L.) – DDR 83)

Prinzip

Die im Harn enthaltenen Quecksilberverbindungen werden durch Aufschluß mit Kaliumpermanganat und Schwefelsäure in Quecksilber(II)-Ionen übergeführt, die durch Zinn(II)-chlorid zu metallischem Quecksilber in feinster Verteilung reduziert werden. Ein Trägergasstrom nimmt das gebildete Quecksilber auf und führt es durch die Küvette eines Quecksilbermeßgeräts, wo es vom Licht einer Quecksilberdampflampe durchstrahlt wird. Die Schwächung dieser Strahlung durch die Quecksilberatome wird als Maß für die Quecksilberkonzentration in der Probe genommen (flammenlose Atomabsorptionsspektrophotometrie).

Meßgeräteanordnung

Die Bestimmung wird in einer der Abbildung 3/3 entsprechenden Anordnung durchgeführt.

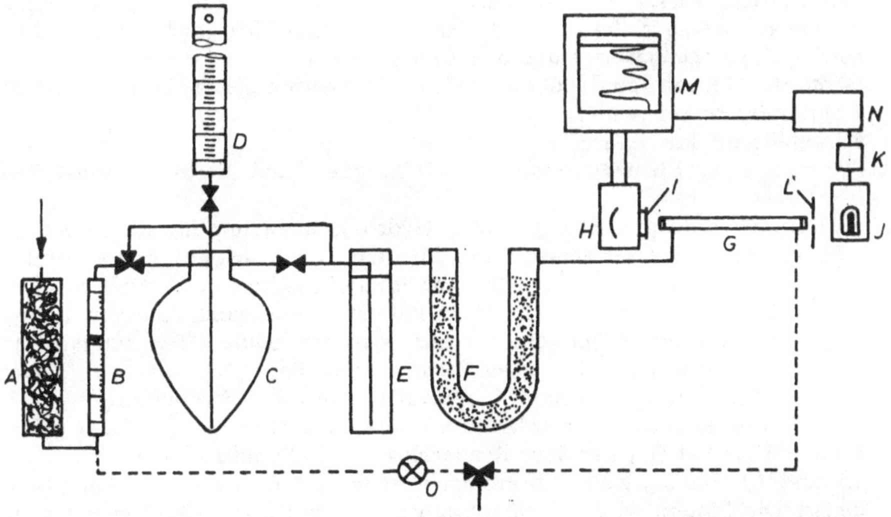

Abb. 3/3 Anordnung zur Quecksilberbestimmung in biologischem Material mittels flammenloser Atomabsorptionsspektrophotometrie

Geräte, Geräteeinstellung

1. Saugpumpe, Förderleistung 5,56–55,6 ml/s (Analysenpumpe, VEB Reglerwerke Dresden);
2. Reduktionsbelüftungsvorrichtung. Gasreinigung, Füllmaterial Silberwolle; Schwebekörperdurchflußmesser für Luft (5,56–55,6 ml/s); Belüftungsgefäß:

100-m*l*-Spitzkolben mit Normschliff 14,5 und bis zur Spitze reichendem verjüngten Rohr; Kühlfalle; Trockenrohr mit Magnesiumperchlorat;

3. UV-Spektrometereinrichtung. Quecksilber-Niederdrucklampe (HNU 6, VEB Narva, Berlin);
   Vorschaltdrossel, Meßwellenlänge 253,7 nm (VUV 6, VEB EBO, Oschatz); Gasküvette aus Glas oder Edelstahl mit Quarzfenster (Länge 150–200 mm, Durchmesser 15–20 mm); Photozelle mit stabilisierter Zellenspannung (Quarzphotozelle 490 a, VEB Elektronische Spezialröhrchen, Leipzig); Spezialinterferenzfilter für 254 nm (UV-Kopplungs-Spezialinterferenzfilter UVKSIF ($A_{max}^{254\,nm}$), VEB Carl Zeiss Jena);
4. Registriervorrichtung (Kompensationsschreiber K 200, VEB Carl Zeiss Jena);
5. Polyethylenschlauch;
6. Trägergas: Stickstoff, Argon oder Preßluft.

Die Prüfmethode darf auch mit anderen Gerätekombinationen durchgeführt werden, wenn die Ergebnisse den mit der vorgenannten Gerätekombination erhaltenen Prüfergebnissen entsprechen.

Reagenzien

1. Kaliumpermanganat-Reagenzlösung. 80 g Kaliumpermanganat werden mit 1 *l* destilliertem Wasser versetzt. Die Mischung wird zur Sättigung wiederholt mit einem Flaschenroller oder auf einer Schüttelmaschine geschüttelt, anschließend 1 Tag stehengelassen und danach über eine Fritte G 4 filtriert. Die ersten 50 m*l* des Filtrats sind zu verwerfen. Das nachfolgende Filtrat wird als Reagenzlösung verwendet;
2. Schwefelsäure, konzentriert;
3. Silberwolle zur Elementaranalyse (VEB Bergbau- und Hüttenkombinat Freiberg);
4. Hydroxylamin-Reagenzlösung*. 850 g Hydroxylammoniumchlorid werden mit 1 *l* destilliertem Wasser versetzt. Die Mischung wird zur Sättigung wiederholt mit einem Flaschenroller oder auf einer Schüttelmaschine geschüttelt, anschließend 1 Tag stehengelassen und danach mit einer Geschwindigkeit von 1 Tropfen/s über eine mit Silberwolle (3) dicht gepackte Säule (10 × 300 mm) gegeben. Das Filtrat wird als Reagenzlösung verwendet;
5. Zinn(II)-chlorid-Reagenzlösung* (Zinn(II)-chlorid: 887 mmol/*l*). 200 g Zinn(II)-chlorid-2-Wasser werden in Schwefelsäure (1 mol/*l*) zum Liter gelöst;
6. Kaliumdichromat-Salpetersäure-Reagenzlösung (Kaliumdichromat: 1,7 mmol/*l*). 500 mg Kaliumdichromat werden in 500 m*l* destilliertem Wasser gelöst. Die Lösung wird mit 50 m*l* konzentrierter Salpetersäure versetzt und mit destilliertem Wasser zum Liter aufgefüllt;
7. Quecksilber-Vergleichslösung (Quecksilber(II)-chlorid: 5 mmol/*l*). 1,357 g bei 105 °C bis zur Massekonstanz getrocknetes Quecksilber(II)-chlorid werden in Kaliumdichromat-Salpetersäure-Reagenzlösung (6) zum Liter gelöst;
8. Quecksilber-Vergleichslösung** (Quecksilber(II)-chlorid: 500 nmol/*l*). 100 μ*l* Quecksilber-Vergleichslösung (7) werden mit Kaliumdichromat-Salpetersäure-Reagenzlösung zum Liter aufgefüllt;
9. Magnesiumperchlorat p. a., granuliert für Trockenzwecke.

Ausführung

5 *ml* am Morgen ausgeschiedener Mittelstrahlharn werden in einem Plaste-Einweggefäß bereitgestellt. Die Harnentnahme ist nur in medizinischen Einrichtungen zulässig; der Patient darf dabei keine Arbeitskleidung tragen. Sowohl die Entnahme des Untersuchungsmaterials als auch die Durchführung der Prüfmethode sind in Räumen vorzunehmen, die nicht quecksilberexponiert sind.
Prüflösung. 0,2–2,0 *ml* Harn (bei akuten Vergiftungen 0,2 *ml*, bei der Untersuchung Nichtquecksilberexponierter 2,0 *ml*) werden in einem Reagenzglas gegebenenfalls mit destilliertem Wasser auf 2,0 *ml* aufgefüllt und mit 5 *ml* Kaliumpermanganat-Reagenzlösung (1) und 500 *µl* konzentrierter Schwefelsäure (2) versetzt und gemischt. Die Mischung wird bei 15–20 °C 16 h stehengelassen oder 1 h auf 100 °C erhitzt. Unmittelbar vor der Bestimmung wird die Mischung unter Wasserkühlung mit 1 *ml* Hydroxylamin-Reagenzlösung* (4) versetzt und so lange geschüttelt, bis eine farblose und rückstandsfreie Lösung vorliegt. Die Prüflösung ist vor direkter Sonneneinstrahlung zu schützen. Der Quecksilbergehalt der Prüflösung ist spätestens 30 min nach der Zugabe der Hydroxylamin-Reagenzlösung* (4) zu bestimmen.
Prüfansatz. Nach Erreichen der Meßbereitschaft der Apparatur wird die Prüflösung in das Reduktionsbelüftungsgefäß gegeben und mit 2 *ml* Zinn(II)-chlorid-Reagenzlösung* (5) versetzt. Nach Verschließen des Belüftungsgefäßes wird der Trägergasstrom mit einem Volumenstrom von 27,8 *ml*/s durch das System geleitet. Nach Erreichen des Absorptionsmaximums wird zur Beschleunigung des Meßvorgangs die Prüflösung ausgeschüttet und das Reduktionsbelüftungsgefäß bis zum Erreichen der Grundlinie wieder angeschlossen. Die Apparatur ist danach für eine weitere Messung bereit. – Die Peakhöhe des Prüfansatzes wird in Millimetern gemessen. Davon wird die Peakhöhe des Leeransatzes 1 subtrahiert und die resultierende Peakhöhe angegeben.
Leeransatz 1. Der Leeransatz 1 ist wie der Prüfansatz herzustellen, wobei anstelle der Prüflösung destilliertes Wasser eingesetzt wird. Der Leeransatz 1 ist 3× täglich oder bei Verwendung frisch hergestellter Reagenzlösungen zu bestimmen.
Vergleichsansatz 1. Der Vergleichsansatz 1 ist mit 2 *ml* Harn Nichtquecksilberexponierter herzustellen; dieser wird mit 200 *µl* Quecksilber-Vergleichslösung** (8) versetzt. Nach Zugabe von 5 *ml* Kaliumpermanganat-Reagenzlösung (1) und 500 *µl* konzentrierter Schwefelsäure (2) wird diese Mischung weiter wie die Prüflösung bzw. der Prüfansatz behandelt. Die Peakhöhe des Vergleichsansatzes 1 wird in Millimetern gemessen; davon wird die Peakhöhe des Leeransatzes 2 subtrahiert. Die resultierende Peakhöhe entspricht 100 pmol Quecksilber.
Vergleichsansatz 2. Der Vergleichsansatz 2 ist wie der Vergleichsansatz 1 herzustellen, wobei jedoch 2 *ml* Harn Nichtquecksilberexponierter mit 500 *µl* Quecksilber-Vergleichslösung** versetzt werden. Die mit dem Leeransatz 2 korrigierte Peakhöhe entspricht 250 pmol Quecksilber.
Leeransatz 2. Der Leeransatz 2 ist mit 2 *ml* Harn Nichtquecksilberexponierter wie der Prüfansatz herzustellen.

Berechnung

Der Quecksilbergehalt des Prüfansatzes ergibt sich als arithmetisches Mittel der mit beiden Vergleichsansätzen wie folgt erhaltenen Ergebnisse

$$\frac{h_1 \cdot 100}{h_2} = \text{pmol Quecksilber}$$

$$\frac{h_1 \cdot 250}{h_3} = \text{pmol Quecksilber}$$

h_1 = korrigierte Peakhöhe des Prüfansatzes (mm)
h_2 = korrigierte Peakhöhe des Vergleichsansatzes 1 (mm)
h_3 = korrigierte Peakhöhe des Vergleichsansatzes 2 (mm)

Ausgehend von der jeweils eingesetzten Harnmenge ist daraus der Quecksilbergehalt je Liter Harn zu berechnen und als Prüfergebnis anzugeben.

Hinweise

Alle für die Prüfmethode verwendeten Glasgeräte werden in Kaliumpermanganat-Schwefelsäure-Reagenzlösung (Kaliumpermanganat: 100 mmol/*l*, Schwefelsäure: 1 mol/*l*; durch Mischen gleicher Volumenteile Kaliumpermanganatlösung (200 mmol/*l* = 31,6 g/*l*) und Schwefelsäure (2 mol/*l*) herzustellen) 1 Tag aufbewahrt, mit destilliertem Wasser gespült, danach mit Hydroxylammoniumchloridlösung (1,44 mol/*l* = 100 g/*l*) behandelt und erneut mit destilliertem Wasser gespült. – Probegefäße, in denen Prüfmaterial mit hohem Quecksilbergehalt aufgeschlossen wurde, sind nach jeder Bestimmung in dieser Weise zu reinigen.
Der Quecksilbergehalt von Kaliumdichromat-Salpetersäure-Reagenzlösung (6), Kaliumpermanganat-Reagenzlösung (1) und konzentrierter Schwefelsäure (2) darf 2,44 nmol/*l* nicht überschreiten. Er ist wie unter „Ausführung" angegeben zu ermitteln.

3.2.4. Methanol

► Methanolnachweis nach DENIGÉ und VON FELLENBERG

Prinzip

Methanol wird zu Formaldehyd oxydiert und dieser mit Fuchsin-Sulfit-Reagenzlösung nachgewiesen.

Reagenzien

1. Kaliumpermanganatlösung (63,3 mmol/*l*). 10 g Kaliumpermanganat werden in destilliertem Wasser zum Liter gelöst;
2. Schwefelsäure, konzentriert;
3. Oxalsäurelösung (740 mmol/*l*). 80 g Oxalsäure-2-Wasser werden in destilliertem Wasser zum Liter gelöst;
4. Fuchsin-Sulfit-Reagenzlösung. 1 g Fuchsin wird in 750 m*l* destilliertem Wasser von 80–90 °C gelöst. Nach dem Erkalten wird die Lösung mit 25 g Natriumsulfit-7-Wasser sowie 15 m*l* konzentrierter Salzsäure versetzt und mit destil-

liertem Wasser zum Liter aufgefüllt. Die Reagenzlösung darf höchstens eine gelbliche Färbung zeigen. Sie ist 1 Jahr haltbar.

Ausführung

Etwa 10 m*l* des zu untersuchenden Harnes werden abdestilliert. Zu etwa 1 m*l* des Destillats gibt man 5 m*l* Kaliumpermanganatlösung (1) und 0,2 m*l* Schwefelsäure (2), mischt und läßt 3 min stehen. Nach dieser Zeit versetzt man mit 1 m*l* Oxalsäurelösung (3) und schüttelt um. Nach Entfärbung werden 1 m*l* Schwefelsäure (2) und 5 m*l* Fuchsin-Sulfit-Reagenzlösung (4) zugefügt. Eine innerhalb von 15 min auftretende Rotviolettfärbung zeigt die Anwesenheit von Methanol an.

3.2.5. Phenole

Bei Vergiftungen mit Phenolderivaten (in zahlreichen Desinfektionsmitteln enthalten) zeigt der Harn zumeist eine grünlich-braune Farbe, die beim Stehen an der Luft dunkler wird. Die Phenole werden mit Schwefelsäure gepaart ausgeschieden, liegen also nicht in freier Form vor. Ihr Nachweis erfolgt daher zweckmäßigerweise in einem Destillat des zu untersuchenden Harnes. Dazu werden 50–100 m*l* Harn mit Schwefelsäure kräftig angesäuert und davon etwa 5–10 m*l* abdestilliert; mit diesem Destillat stellt man die folgenden Nachweisreaktionen an.

▶ Phenolnachweis mit Eisen(III)chloridlösung

Versetzt man das Destillat tropfenweise mit Eisen(III)-chloridlösung (61,8 mmol/*l*), so entsteht bei Anwesenheit von Phenolderivaten eine Blauviolettfärbung.

▶ Phenolnachweis mit Bromwasser

Versetzt man das Destillat mit Bromwasser, so entsteht bei Anwesenheit von Phenolderivaten ein gelblich-weißer Niederschlag von Tribromphenol, der in Natronlauge löslich ist, auf Zugabe von Salzsäure hin aber erneut ausfällt.

3.2.6. Insektizide Pflanzenschutzmittel vom Typ des Wofatox (E 605)

Die rasche Erkennung von Vergiftungen mit Kontaktinsektiziden vom Typ der „E-Stoffe" (organische Phosphorsäureester) hat für die Behandlung der Vergifteten große Bedeutung, da diese Substanzen im menschlichen Organismus als Cholinesterasehemmstoffe wirksam und damit stark toxisch sind.

▶ Nachweis von E 605 im Harn nach WEINIG

Reagenzien

1. Natronlauge (3,75 mol/*l*). 150 g Natriumhydroxid werden in kohlendioxidfreiem destilliertem Wasser zum Liter gelöst;
2. Salzsäure (3,6 mol/*l*). 300 m*l* konzentrierte Salzsäure werden mit destilliertem Wasser zum Liter aufgefüllt. Salzsäure (3,6 mol/*l*) ist 1 Jahr verwendbar;
3. o-Cresollösung. 2 Tropfen einer gesättigten wäßrigen o-Cresollösung werden mit destilliertem Wasser auf 10 m*l* verdünnt;
4. Natriumamalgam.

Ausführung

In eine Apparatur zur Wasserdampfdestillation werden 30–50 m*l* des zu untersuchenden Harnes gegeben. Die Wasserdampfdestillation wird durchgeführt, bis etwa 30 m*l* Destillat aufgefangen worden sind. Etwa 10 m*l* des Destillats werden mit 3 m*l* Natronlauge (1) gekocht. Nach dem Abkühlen stellt man mit Salzsäure (2) auf pH = 4–5 ein, gibt 3 Tropfen o-Cresollösung (3) und ein erbsgroßes Stück Natriumamalgam (4) hinzu und schüttelt um. Wenn E 605 vorhanden war, tritt beim Schütteln innerhalb einiger Minuten eine leuchtende Blaufärbung auf.

Hinweis

Die Empfindlichkeit des Nachweises kann durch Ausschütteln des Destillats mit etwa 20 m*l* Ether gesteigert werden. Wenn man diesen Etherextrakt mit o-Cresollösung und Natriumamalgam behandelt, färbt sich die am Boden befindliche wäßrige Phase leuchtend blau.

4. Bestimmung einiger normaler Harnbestandteile

4.1. Elektrolyte

Zur Erfassung von Störungen des Mineralhaushalts besitzt die Bestimmung der Elektrolyte des Harnes – neben der des Blutes – Bedeutung.
Die Bestimmung der *Kationen* Calcium, Kalium und Natrium wird auch im Harn am einfachsten mit Hilfe des Flammenphotometers vorgenommen. Die höhere Empfindlichkeit der Atomabsorptionsspektrophotometrie wird zur Bestimmung von Magnesium, Eisen, Kupfer und Zink genutzt. Die Durchführung sowohl flammenphotometrischer als auch atomabsorptionsspektrophotometrischer Bestimmungen ist im Arzneibuch der Deutschen Demokratischen Republik (Diagnostische Laboratoriumsmethoden) unter „Prüfmethoden" genau beschrieben. – Von den komplexometrischen Verfahren zur Bestimmung der Kationen des Harnes hat sich lediglich die mit Hilfe des Indikators Eriochromblau SE leicht durchführbare Calciumbestimmung durchgesetzt. Für die Bestimmung von Magnesium und Kupfer sind zusätzlich photometrische Verfahren aufgenommen.
Die Bestimmung der Ausscheidung von Ammoniumionen läßt eine Aussage über die Ausscheidung von Wasserstoffionen zu und erlaubt damit die Beurteilung der Säurenausscheidung der Nieren (vgl. S. 20).
Unter den *Anionen* des Harnes besitzt die Bestimmung von Chlorid und Phosphat Bedeutung.

4.1.1. Calcium, Kalium, Natrium

► **Bestimmung von Calcium, Kalium und Natrium mit dem Flammenphotometer Modell III (VEB Carl Zeiss Jena)**
(Methode I – AB (D. L.) – DDR 83)

Zur Untersuchung ist Sammelharn zu verwenden. Die Sammelzeit beträgt 24 h.

Reagenzien

Sämtliche nachstehend aufgeführte Vergleichslösungen sind in Flaschen aus geeignetem Plast (Polyethylen oder Polypropylen) aufzubewahren.

1. Calcium-Vergleichslösung (Calcium: 25 mmol/*l*). 2,5023 g pulverisiertes und bei 200 °C bis zur Massekonstanz getrocknetes Calciumcarbonat werden in 55 m*l* Salzsäure (1 mol/*l*) gelöst und mit destilliertem Wasser zum Liter aufgefüllt;
2. Kalium-Vergleichslösung (Kalium: 500 mmol/*l*). 37,28 g pulverisiertes und bei

130 °C bis zur Massekonstanz getrocknetes Kaliumchlorid werden in destilliertem Wasser zum Liter gelöst;
3. Kalium-Vergleichslösung* (Kalium: 50 mmol/*l*). 100 m*l* Kalium-Vergleichslösung (2) werden mit destilliertem Wasser zum Liter aufgefüllt;
4. Natrium-Vergleichslösung (Natrium: 500 mmol/*l*). 29,221 g pulverisiertes und bei 130 °C bis zur Massekonstanz getrocknetes Natriumchlorid werden in destilliertem Wasser zum Liter gelöst;
5. Calcium-Kalium-Vergleichslösung (Calcium: 2,5 mmol/*l*), Kalium: 5 mmol/*l*, Natrium: 140 mmol/*l*). 100 m*l* Calcium-Vergleichslösung (1) werden nach Zusatz von 100 m*l* Kalium-Vergleichslösung* (3) und 280 m*l* Natrium-Vergleichslösung (4) mit destilliertem Wasser zum Liter aufgefüllt;
6. Kalium-Natrium-Vergleichslösung (Kalium: 60 mmol/*l*, Natrium: 140 mmol/*l*). 120 m*l* Kalium-Vergleichslösung (2) werden nach Zusatz von 280 m*l* Natrium-Vergleichslösung (4) zum Liter aufgefüllt;
7. Propanol (10 Vol.-%).

Bezugskurven

Calcium. 20, 30, 40 und 50 m*l* Calcium-Vergleichslösung (1) werden nach Zusatz von je 28 m*l* Natrium-Vergleichslösung (4) und je 10 m*l* Kalium-Vergleichslösung* (3) jeweils mit destilliertem Wasser zu 100 m*l* aufgefüllt. Je 500 μ*l* dieser Lösungen und je 20 m*l* Propanol (7) werden gemischt. Den bei der Messung dieser Lösungen abgelesenen Skalenteilen entsprechen Konzentrationen von 5, 7,5, 10 und 12,5 mmol Calcium/*l* Harn. Dem mit der Hauptbezugslösung festgelegten Skalenwert entspricht eine Konzentration von 2,5 mmol Calcium/*l* Harn.
Kalium. 4, 8, 16, 24, 32 und 40 m*l* Kalium-Vergleichslösung (2) werden nach Zusatz von je 28 m*l* Natrium-Vergleichslösung (4) jeweils mit destilliertem Wasser zu 100 m*l* aufgefüllt. Je 500 μ*l* dieser Lösungen und je 20 m*l* Propanol (7) werden gemischt. Den bei der Messung dieser Lösungen abgelesenen Skalenteilen entsprechen Konzentrationen von 20, 40, 80, 120, 160 und 200 mmol Kalium/*l* Harn. Dem mit der Hauptbezugslösung festgelegten Skalenwert entspricht eine Konzentration von 60 mmol Kalium/*l* Harn.
Natrium. 8, 16, 20, 24, 32, 36 und 40 m*l* Natrium-Vergleichslösung (4) werden nach Zusatz von je 10 m*l* Calcium-Vergleichslösung (1) und je 10 m*l* Kalium-Vergleichslösung* (3) jeweils mit destilliertem Wasser zu 100 m*l* aufgefüllt. Je 500 μ*l* dieser Lösungen und je 20 m*l* Propanol (7) werden gemischt. Den bei der Messung dieser Lösungen abgelesenen Skalenteilen entsprechen Konzentrationen von 40, 80, 100, 120, 160, 180 und 200 mmol Natrium/*l* Harn. Dem mit der Hauptbezugslösung festgelegten Skalenwert entspricht eine Konzentration von 140 mmol Natrium/*l* Harn.
Die Bezugskurven sind mindestens in Abständen von 1 Monat, nach durchgeführten Veränderungen am Flammenphotometer sowie nach Herstellung neuer Vergleichs- und Bezugslösungen zu überprüfen.

Ausführung

Die Einzelheiten der Bestimmung mit dem Flammenphotometer Modell III sind Tabelle 4/1 zu entnehmen.

Tab. 4/1 Bestimmung von Calcium, Kalium und Natrium im Harn mit dem Flammenphotometer Modell III (VEB Carl Zeiss Jena) (Methode I – AB (D. L.) – DDR 83)

	Calcium	Kalium	Natrium
Schaltstellung des Skalengalvanometers	1×	10×	10×
Metallinterferenzfilter	Ca 63 I	K 77 I	Na 59 I
Hauptbezugslösung	500 μl Calcium-Kalium-Natrium-Vergleichslösung (5) und 20 ml Propanol (10 Vol.-%) werden gemischt	500 μl Kalium-Natrium-Vergleichslösung (6) und 20 ml Propanol (10 Vol.-%) werden gemischt	500 μl Calcium-Natrium-Vergleichslösung (5) und 20 ml Propanol (10 Vol.-%) werden gemischt
Hauptbezugspunkt	100 Skalenteile	200 Skalenteile	400 Skalenteile
Leerlösung	Propanol (10 Vol.-%)	Propanol (10 Vol.-%)	Propanol (10 Vol.-%)
Leerwert	≦ 45 Skalenteile	≦ 3 Skalenteile	≦ 10 Skalenteile
Prüflösung	500 μl Harn und 20 ml Propanol (10 Vol.-%) werden gemischt	500 μl Harn und 20 ml Propanol (10 Vol.-%) werden gemischt	500 μl Harn und 20 ml Propanol (10 Vol.-%) werden gemischt
dem mit der Hauptbezugslösung festgelegten Skalenwert entsprechende Konzentration	2,5 mmol/l	60 mmol/l	140 mmol/l
Anzeigestabilität	± 2 Skalenteile	±2 Skalenteile	±3 Skalenteile
Koordinatenmaßstäbe der Bezugskurve			
Abszisse	10 mm ≙ 0,5 mmol	10 mm ≙ 5 mmol	10 mm ≙ 5 mmol
Ordinate	10 mm ≙ 10 Skalenteile	10 mm ≙ 10 Skalenteile	10 mm ≙ 10 Skalenteile

Nach dem Einbrennen des Geräts ist unter gleichzeitiger Kontrolle des Leerwerts der Null-Abgleich vorzunehmen und der Hauptbezugspunkt mit Hilfe der Irisblende auf den ihm entsprechenden Skalenwert einzustellen. Anschließend wird die Bestimmung des jeweiligen Elements unter Verwendung der vorgeschriebenen Prüflösung durchgeführt, wobei in Serien nach jeweils fünf Messungen der Null-Abgleich und der Hauptbezugspunkt erneut zu kontrollieren und gegebenenfalls zu korrigieren sind. Die den abgelesenen Skalenteilen entsprechenden Konzentrationen werden der Bezugskurve entnommen.

Berechnung

Die Ausscheidung der einzelnen Kationen während eines Tages ergibt sich jeweils zu

$$\frac{a \cdot b}{1\,000} = \text{mmol/d}$$

a = dem Meßergebnis entsprechende Anzahl von Millimol des bestimmten Kations je Liter Harn,
b = während des Tages ausgeschiedener Harn (m*l*).

▶ Flammenphotometrische Bestimmung von Calcium, Kalium und Natrium mit dem Flapho 4 (VEB Carl Zeiss Jena) (Methode II – AB (D. L.) – DDR 83)

Zur Untersuchung ist Sammelharn zu verwenden. Die Sammelzeit beträgt 24 h.

Reagenzien

Sämtliche nachstehend aufgeführte Vergleichslösungen sind in Flaschen aus geeignetem Plast (Polyethylen oder Polypropylen) aufzubewahren.

1. Calcium-Vergleichslösung (Calcium: 25 mmol/*l*). 2,5023 g pulverisiertes und bei 200 °C bis zur Massekonstanz getrocknetes Calciumcarbonat werden in 55 m*l* Salzsäure (1 mol/*l*) gelöst und mit destilliertem Wasser zum Liter aufgefüllt;
2. Kalium-Vergleichslösung (Kalium: 500 mmol/*l*). 37,28 g pulverisiertes und bei 130 °C bis zur Massekonstanz getrocknetes Kaliumchlorid werden in destilliertem Wasser zum Liter gelöst;
3. Kalium-Vergleichslösung* (Kalium: 50 mmol/*l*). 100 m*l* Kalium-Vergleichslösung (2) werden mit destilliertem Wasser zum Liter aufgefüllt;
4. Natrium-Vergleichslösung (Natrium: 500 mmol/*l*). 29,221 g pulverisiertes und bei 130 °C bis zur Massekonstanz getrocknetes Natriumchlorid werden in destilliertem Wasser zum Liter gelöst;
5. Calcium-Kalium-Natrium-Vergleichslösung* (Calcium: 7,5 mmol/*l*, Kalium: 160 mmol/*l*, Natrium: 160 mmol/*l*). 320 m*l* Natrium-Vergleichslösung (4) werden nach Zusatz von 320 m*l* Kalium-Vergleichslösung (2) und 300 m*l* Calcium-Vergleichslösung (1) mit destilliertem Wasser zum Liter aufgefüllt;
6. Propanol (10 Vol.-%).

Bezugskurven

Calcium. 4, 8, 16 und 20 m*l* Calcium-Vergleichslösung (1) werden nach Zusatz von je 28 m*l* Natrium-Vergleichslösung (4) und je 10 m*l* Kalium-Vergleichslösung* (3) mit destilliertem Wasser zu 100 m*l* aufgefüllt. Je 500 μ*l* dieser Lösungen und je 20 m*l* Propanol (7) werden gemischt. Den bei der Messung dieser Lösungen abgelesenen Skalenteilen entsprechen Konzentrationen von 1, 2, 4 und 5 mmol Calcium/*l* Harn. Dem mit der Hauptbezugslösung festgelegten Skalenwert entspricht eine Konzentration von 7,5 mmol Calcium/*l* Harn.
Kalium. 4, 8, 12, 16 und 24 m*l* Kalium-Vergleichslösung (2) werden nach Zusatz von je 28 m*l* Natrium-Vergleichslösung (4) jeweils mit destilliertem Wasser zu 100 m*l* aufgefüllt. Je 500 μ*l* dieser Lösungen und je 20 m*l* Propanol (7) werden gemischt. Den bei der Messung dieser Lösungen abgelesenen Skalenteilen entsprechen Konzentrationen von 20, 40, 60, 80 und 120 mmol Kalium/*l* Harn. Dem mit der Hauptbezugslösung festgelegten Skalenwert entspricht eine Konzentration von 160 mmol Kalium/*l* Harn.
Natrium. 8, 16, 20, 24 und 28 m*l* Natrium-Vergleichslösung (4) werden nach Zusatz von je 10 m*l* Calcium-Vergleichslösung (1) und je 10 m*l* Kalium-Vergleichslösung* (3) mit destilliertem Wasser zu 100 m*l* aufgefüllt. Je 500 μ*l* dieser Lösungen und je 20 m*l* Propanol (7) werden gemischt. Den bei der Messung dieser Lösungen abgelesenen Skalenteilen entsprechen Konzentrationen von 40, 80, 100, 120 und 140 mmol Natrium/*l* Harn. Dem mit der Hauptbezugslösung festgelegten Skalenwert entspricht eine Konzentration von 160 mmol Natrium/*l* Harn.
Die Bezugskurven sind mindestens im Abstand von 14 Tagen, nach durchgeführten Veränderungen am Gerät sowie nach Erneuerung der Vergleichs- und Bezugslösungen zu überprüfen. Zwischenzeitlich wird das Gerät mit der Hauptbezugslösung eingestellt.

Ausführung

Einzelheiten der Bestimmung mit dem Flapho 4 sind Tabelle 4/2 zu entnehmen.
Für die jeweilige Untersuchung ist vor dem Einschalten der Verstärker das entsprechende Metallinterferenzfilter in den Strahlengang zu bringen und danach am Verstärkerschalter (Grobeinstellung) die geeignete Verstärkerstufe einzustellen. Mit dem Nullpunktpotentiometer „0" werden unter Zerstäuben von Leerlösung für den benutzten Meßkanal der Nullpunkt (Null-Abgleich) und danach unter Zerstäuben der Hauptbezugslösung mit dem Feinpotentiometer „I" der Hauptbezugspunkt eingestellt. In Serien sind nach jeweils fünf Messungen der Null-Abgleich und der Hauptbezugspunkt zu kontrollieren und gegebenenfalls zu korrigieren.

Berechnung

Die Ausscheidung der einzelnen Kationen während eines Tages ergibt sich jeweils zu

$$\frac{a \cdot b}{1\,000} = \text{mmol/d}$$

a = dem Meßergebnis entsprechende Anzahl von Millimol des bestimmten Kations je Liter Harn,
b = während des Tages ausgeschiedener Harn (m*l*).

Tab. 4/2 Flammenphotometrische Bestimmung von Calcium, Kalium und Natrium Harn mit dem Flapho 4 (VEB Carl Zeiss Jena) (Methode II – AB (D. L.) – DDR 83)

	Calcium	Kalium	Natrium
Verstärkerstellung	7 (Orientierungswert)	2 (Orientierungswert)	4 (Orientierungswert)
Metallinterferenzfilter	SIF: Ca 62	SIF: K 77	SIF: Na 59 (mit Ringblende)
Hauptbezugslösung	500 μl Calcium-Kalium-Natrium-Vergleichslösung* (5) und 20 ml Propanol (10 Vol.-%) werden gemischt	500 μl Calcium-Kalium-Natrium-Vergleichslösung* (5) und 20 ml Propanol (10 Vol.-%) werden gemischt	500 μl Calcium-Kalium-Natrium-Vergleichslösung* (5) und 20 ml Propanol (10 Vol.-%) werden gemischt
Hauptbezugspunkt	100 Skalenteile	100 Skalenteile	100 Skalenteile
Leerlösung	Propanol (10 Vol.-%)	Propanol (10 Vol.-%)	Propanol (10 Vol.-%)
Leerwert	0 Skalenteile	0 Skalenteile	0 Skalenteile
Prüflösung	500 μl Harn und 20 ml Propanol (10 Vol.-%) werden gemischt	500 μl Harn und 20 ml Propanol (10 Vol.-%) werden gemischt	500 μl Harn und 20 ml Propanol (10 Vol.-%) werden gemischt
dem mit der Hauptbezugslösung festgelegten Skalenwert entsprechende Konzentration	7,5 mmol/l	160 mmol/l	160 mmol/l
Anzeigestabilität	±0,5 Skalenteile	±0,5 Skalenteile	±0,5 Skalenteile
Koordinatenmaßstäbe der Bezugskurve			
Abszisse	10 mm ≙ 0,25 mmol	10 mm ≙ 5 mmol	10 mm ≙ 5 mmol
Ordinate	10 mm ≙ 5 Skalenteile	10 mm ≙ 10 Skalenteile	10 mm ≙ 5 Skalenteile

Hinweis

Zeigt die Prüflösung einen Meßwert oberhalb 100 Skalenteilen, so ist 1 Volumenteil des zu untersuchenden Harnes mit 1 Volumenteil destilliertem Wasser zu mischen und die Bestimmung mit dieser Mischung zu wiederholen. Das Prüfergebnis ist dann mit 2 zu multiplizieren.

Nachdem sich die Bestimmung des Calciumgehalts des Serums mit dem Atomabsorptionsspektrophotometer im klinischen Laboratorium rasch eingeführt hatte, entstand der begreifliche Wunsch, auch den Calciumgehalt des Harnes mit der gleichen Technik zu bestimmen. Während die diese Bestimmung störende Bildung eines Calciumphosphatniederschlags während der Harnsammlung durch Salzsäurezusatz leicht zu verhindern ist, besteht das eigentliche Problem im Ausgleich der – die Richtigkeit der Methode beeinflussenden – erheblichen Schwankungen des Phosphatgehalts des Harnes. Aus diesem Grund muß die Brennereinstellung für die Calciumbestimmung im Harn gegenüber derjenigen für die Calciumbestimmung im Serum so verändert werden, daß ein Minimum des Calcium-Absorptionssignals erreicht wird. Die Messung erfolgt dann im kälteren Bereich der Flamme; in dieser Brennerzone entstehen keine Calciummetaphosphate, die einen Teil der Calciumionen der Bestimmung entziehen würden.
Hinsichtlich der allgemeinen Ausführungen über die Durchführung von Bestimmungen mit dem Atomabsorptionsspektrophotometer darf auf die zusammenfassende Darstellung bei der Besprechung der Bestimmung von Magnesium, Eisen, Kupfer und Zink mit dem Atomabsorptionsspektrophotometer AAS 1 oder AAS 1 N (VEB Carl Zeiss Jena) verwiesen werden (s. S. 133); in der folgenden Arbeitsvorschrift werden nur die Besonderheiten der Bestimmung des Calciumgehalts des Harnes berücksichtigt.

► Bestimmung von Calcium mit dem Atomabsorptionsspektrophotometer AAS 1 oder AAS 1 N (VEB Carl Zeiss Jena) (Methode III – AB (D. L.) – DDR 83)

Prinzip

Die Bestimmung erfolgt in salzsaurer Lösung durch Atomabsorption in der Flamme unter Bedingungen, die durch die erheblichen Unterschiede der Phosphatkonzentration des Harnes nicht gestört werden.

Reagenzien

1. Salzsäure (4 mol/*l*). 334 m*l* konzentrierte Salzsäure werden mit demineralisiertem Wasser zum Liter aufgefüllt;
2. Salzsäure (100 mmol/*l*), unter Verwendung einer entsprechenden Testalampulle herzustellen;
3. Natriumchlorid-Reagenzlösung* (Natriumchlorid: 140 mmol/*l*, Salzsäure: 99,6 mmol/*l*). 8,182 g Natriumchlorid werden in Salzsäure (100 mmol/*l*) (2) zum Liter gelöst;

4. Calcium-Vergleichslösung (Calcium: 25 mmol/*l*). 2,5023 g pulverisiertes und bei 200 °C bis zur Massekonstanz getrocknetes Calciumcarbonat werden in 55 m*l* Salzsäure (1 mol/*l*) gelöst und mit demineralisiertem Wasser zum Liter aufgefüllt.

Vorbereitung von Untersuchungsmaterial und Prüflösung

Als *Untersuchungsmaterial* ist Sammelharn zu verwenden. Die Sammelzeit beträgt 1 Tag. Der ersten ausgeschiedenen Harnportion sind 2 m*l* Salzsäure (4 mol/*l*) (1) zuzusetzen. Zeigt der Sammelharn eine Trübung oder einen Bodensatz, so ist er vor der Entnahme der Probe bei einer relativen Zentrifugalbeschleunigung von 3 000 10 min zu zentrifugieren. Der überstehenden, klaren Flüssigkeit ist die Probe zu entnehmen. Der Sammelharn darf in einem Polyethylengefäß bei 2–8 °C 1 Monat und bei –20 ° 1 Jahr aufbewahrt werden.
Prüflösung. 100 µ*l* Harn und 4 m*l* Salzsäure (100 mmol/*l*) (2) werden in einem 5-m*l*-Polyethylen-Gefäß gemischt.

Ausführung

Leeransatz. 100 µ*l* Natriumchlorid-Reagenzlösung* (3) und 4 m*l* Salzsäure (100 mmol/*l*) (2) werden gemischt.

Geräteeinstellung.

Wellenlänge	422,7 nm
Spaltbreite	0,10 mm
Lampenstromstärke	7,5 mA
Zeitkonstante	1
Strahlengang	1fach
Filter	Nr. 1 (farblos)
Brennerstellung	mit der Bezugslösung 4 (4 mmol/*l*) ist die Brennerstellung vertikal und horizontal so einzustellen, daß das Calcium-Absorptionssignal ein Minimum anzeigt; Höheneinstellung 0 Seiteneinstellung 9
Oxydans	
AAS 1	Einstellung des Luftdurchsatzes erfolgt gemäß Zerstäuberprüfschein;
AAS 1 N	bei einem Druck von 102 kPa wird ein Luftdurchsatz von 530 *l*/h eingestellt
Acetylen	90 bis 100 *l*/h
Meßbereich	50–100 oder 80–100

Auswertung

Die Peakhöhen werden aus der Schreiberaufzeichnung in Millimetern abgelesen. Die den mit der Peakhöhe des Leeransatzes korrigierten Peakhöhen entsprechenden Konzentrationen sind der Bezugskurve zu entnehmen. Bei der Verwendung des TEC 1 werden die Transmissionswerte mit denen des Leeransatzes korrigiert und die entsprechenden Konzentrationen der Bezugskurve entnommen.

Bezugskurve

2, 4, 8, 16, 24 und 32 *ml* Calcium-Vergleichslösung (4) werden jeweils mit Natriumchlorid-Reagenzlösung* (3) zu 100 *ml* aufgefüllt. Je 100 μl dieser Lösungen werden mit 4 *ml* Salzsäure (100 mmol/*l*) (2) in einem 5-*ml*-Polyethylengefäß gemischt. Diese Lösungen werden direkt dem Zerstäuber zugeführt. Den mit dem Leeransatz korrigierten Peakhöhen der Schreiberaufzeichnung bzw. Transmissionswerten am TEC 1 entsprechen Konzentrationen von 0,5, 1, 2, 4, 6 und 8 mmol Calcium/*l* Harn. – Die Kontrolle der Stabilität wird mit den Bezugslösungen 3 (2 mmol/*l*) und 4 (4 mmol/*l*) vorgenommen.

Berechnung

Die Calciumausscheidung während eines Tages ergibt sich zu

$$\frac{a \cdot b}{1\,000} = \text{mmol/d}$$

a = mmol Calcium/*l* Harn,
b = während eines Tages ausgeschiedener Harn (*ml*).

Hinweise

Liegt der Schreiberausschlag oberhalb des Bereichs der Bezugskurve, so ist 1 Volumenteil des zu untersuchenden Harnes mit 1 Volumenteil Salzsäure (100 mmol/*l*) (2) zu mischen. 100 μl dieser Mischung werden mit 4 *ml* Salzsäure (100 mmol/*l*) (2) gemischt und als Prüflösung eingesetzt. Die Bestimmung ist mit dieser Prüflösung zu wiederholen und das daraus resultierende Ergebnis mit 2 zu multiplizieren.

Bei der in der Prüfmethode eingesetzten Salzsäure (100 mmol/*l*) (2) darf die Calciumkonzentration 5 μmol Calcium/*l* nicht überschreiten. Die gleiche Forderung gilt für die zur Herstellung der Calcium-Vergleichslösung (4) benötigte Mischung aus 55 Teilen Salzsäure (1 mol/*l*) und etwa 950 Teilen demineralisiertem Wasser sowie für die Salzsäure (4 mol/*l*) (1), die zum Sammelharn gegeben wird.

Zur Durchführung der Bestimmung, zur Herstellung der erforderlichen Lösungen und der Vergleichslösung sowie zum Spülen der für die Durchführung der Bestimmung erforderlichen Geräte ist Wasser zu verwenden, das durch Demineralisation oder durch doppelte Destillation aus einer Glasapparatur gewonnen wurde, bei der als Werkstoff für die Hauptbestandteile ein Glas eingesetzt wurde, das in die hydrolytische Klasse I nach TGL 14809 eingestuft ist.

Komplexometrische Calciumbestimmung (AB (D. L.) – DDR 83)

Prinzip

Caliciumionen bilden in stark alkalischer Lösung mit Eriochromblau SE eine die Lösung rot färbende Komplexverbindung, aus der bei Zusatz von Dinatrium-ethylendiamintetraacetat Eriochromblau SE freigesetzt wird, das die Lösung blauviolett färbt.

Reagenzien

1. Ammoniumoxalatlösung (150 mmol/*l*). 21,3 g Ammoniumoxalat-1-Wasser werden in destilliertem Wasser zum Liter gelöst. Die Lösung ist 3 Monate verwendbar;
2. Salzsäure (1 mol/*l*). 100 m*l* Salzsäure (10 mol/*l*) bzw. 83,5 m*l* konzentrierte Salzsäure werden mit destilliertem Wasser zum Liter aufgefüllt;
3. Natronlauge (12 mol/*l*). 480 g Natriumhydroxid werden unter Kühlen in destilliertem Wasser zum Liter gelöst. Ist die Lösung getrübt, wird sie entweder zentrifugiert oder mindestens 1 Tag stehengelassen. Anschließend wird die überstehende, klare Lösung abgegossen und in einer Flasche aus geeignetem Plast (Polyethylen oder Polypropylen) aufbewahrt;
4. Eriochromblau-SE-Indikator. 200 mg Eriochromblau SE (Dinatriumsalz der 2-(5-Chlor-2-hydroxy-phenylazo)-1,8-dihydroxy-naphthalen-3,6-disulfonsäure) werden in destilliertem Wasser zum Liter gelöst. Die Indikatorlösung ist bei 8–15 °C und vor Licht geschützt aufzubewahren;
5. EDTA-Maßlösung (100 mmol/*l*). 37,22 g Dinatrium-ethylendiamin-tetraacetat-2-Wasser werden in destilliertem Wasser zum Liter gelöst. Zur Bestimmung des Faktors werden 700–730 mg bei 105 °C bis zur Massekonstanz getrockneter Blei(II)-nitrat-Urtiter in 100 m*l* destilliertem Wasser gelöst. – Diese Lösung wird nach Zusatz von 10 Tropfen Salpetersäure (2 mol/*l*), 1 g Hexamethylentetramin und 100 ± 50 mg Xylenolorange-Indikator mit der EDTA-Maßlösung bis zur Gelbfärbung titriert.

   Berechnung $\frac{a}{0{,}03312 \cdot b}$, worin a = Einwaage des Blei(II)-nitrat-Urtiters (mg) und b = verbrauchte EDTA-Maßlösung (m*l*) ist. – Die Maßlösung ist in Flaschen aus Jenaer Geräteglas oder geeignetem Plast (Polyethylen oder Polypropylen) aufzubewahren;
6. EDTA-Maßlösung (50 mmol/*l*). 500 m*l* EDTA-Maßlösung (100 mmol/*l*) (5) werden mit destilliertem Wasser zum Liter aufgefüllt. Der Faktor dieser Maßlösung ist gleich demjenigen der EDTA-Maßlösung (100 mmol/*l*) (5). Die Maßlösung ist in Flaschen aus Jenaer Geräteglas oder geeignetem Plast (Polyethylen oder Polypropylen) aufzubewahren;
7. EDTA-Maßlösung (1 mmol/*l*). 20 m*l* EDTA-Maßlösung (50 mmol/*l*) (6) werden mit destilliertem Wasser zum Liter aufgefüllt. Der Faktor dieser Maßlösung ist gleich demjenigen der EDTA-Maßlösung (100 mmol/*l*) (5). Die Maßlösung ist in Flaschen aus Jenaer Geräteglas oder geeignetem Plast (Polyethylen oder Polypropylen) aufzubewahren.

Ausführung

500 µl Harn und 1 ml Ammoniumoxalatlösung (150 mmol/l) (1) werden in einem Zentrifugenglas mit Spitzboden gemischt. Die Mischung wird 10 min stehengelassen und anschließend zentrifugiert. Die überstehende, klare Flüssigkeit wird vollständig abgetrennt, der Rückstand wird in 50 µl Salzsäure (1 mol/l) (2), soweit erforderlich unter Erwärmen in einem siedenden Wasserbad, gelöst. Die Lösung wird mit insgesamt 5 ml destilliertem Wasser in ein 25-ml-Becherglas übergeführt, und diese Lösung wird nach Zusatz von 5 Tropfen Natronlauge (12 mol/l) (3) und 500 µl Eriochromblau-SE-Indikator (4) mit EDTA-Maßlösung (1 mmol/l) (7) unter Verwendung einer Feinbürette bis zur Blauviolettfärbung titriert.

Berechnung

Die Calciumausscheidung ergibt sich zu

$$\frac{a \cdot b \cdot 0{,}048}{c} = \text{mmol/d}$$

a = verbrauchte EDTA-Maßlösung (1 mmol/l) (7) (ml),
b = während der Sammelzeit ausgeschiedener Harn (ml),
c = Sammelzeit (h).

Hinweise

Jeder Ansatz ist nach Zusatz von Natronlauge (3) und Indikatorlösung (4) unverzüglich zu titrieren.
Der pH-Wert des zur Bestimmung zu verwendenden Harnes muß im Bereich von 5–6 liegen.
Die zur Calciumbestimmung zu verwendenden Glasgeräte sollen aus Jenaer Geräteglas bestehen und vor der ersten Benutzung in einer stark alkalischen EDTA-Lösung, die 10 g Dinatrium-ethylendiamin-tetraacetat-2-Wasser/l Lösung enthält, 2 h auf dem siedenden Wasserbad erhitzt werden. Die Glasgeräte sind anschließend gründlich mit destilliertem Wasser zu spülen und ausschließlich für die Calciumbestimmung zu verwenden. Diese Reinigung ist in größeren Zeitabständen zu wiederholen.

4.1.2. Magnesium, Eisen, Kupfer, Zink

► Bestimmung von Magnesium, Eisen, Kupfer und Zink mit dem Atomabsorptionsspektrophotometer AAS 1 oder AAS 1 N (VEB Carl Zeiss Jena) (Methode I – AB (D. L.) – DDR 83)

Als Untersuchungsmaterial ist Sammelharn zu verwenden. Die Sammelzeit beträgt 24 h. Zeigt der Sammelharn eine Trübung oder einen Bodensatz, so ist er vor Entnahme der zu untersuchenden Probe bei einer relativen Zentrifugalbeschleunigung von 3 000 15 min zu zentrifugieren. Die Probe ist der überstehenden, klaren Flüssigkeit zu entnehmen. Der Sammelharn kann in Glas- oder Polyethylengefäßen bei 2–8 °C 20 Tage aufbewahrt werden; eine Konservierung ist nicht erforderlich.

Reagenzien

Sämtliche nachstehend aufgeführten Vergleichslösungen sind in Flaschen aus geeignetem Plast (Polyethylen oder Polypropylen) aufzubewahren.

1. Salzsäure (100 mmol/*l*). Salzsäure (100 mmol/*l*) ist unter Verwendung einer entsprechenden Testalampulle oder durch Auffüllen von 100 m*l* Salzsäure (1 mol/*l*) mit destilliertem Wasser zum Liter herzustellen;
2. Magnesium-Vergleichslösung (Magnesium: 5 mmol/*l*). Der Inhalt einer Testalampulle „Magnesiumsulfat (10 mmol/*l*)" wird in destilliertem Wasser zu 2 *l* gelöst. Die Vergleichslösung ist 1 Jahr haltbar;
3. Eisen-Vergleichslösung (Eisen: 2 mmol/*l*). 784,2 mg Ammoniumeisen(II)-sulfat-6-Wasser werden in Salzsäure (200 mmol/*l*) zum Liter gelöst;
4. Kupfer-Vergleichslösung (Kupfer: 15 mmol/*l*). 953,1 mg Kupfer werden in 5 m*l* konzentrierter Salpetersäure gelöst. Anschließend wird die Lösung mit frisch destilliertem Wasser zum Liter aufgefüllt. Die Vergleichslösung ist 1 Jahr haltbar;
5. Kupfer-Vergleichslösung* (Kupfer: 1,5 mmol/*l*). 100 m*l* Kupfer-Vergleichslösung (4) werden mit frisch destilliertem Wasser zum Liter aufgefüllt. Die Vergleichslösung ist 6 Monate haltbar;
6. Zink-Vergleichslösung (Zink: 14 mmol/*l*). 915,32 mg Zink (Gehalt 99,99 % Zn) werden in 30 m*l* Salzsäure (5 mol/*l*) gelöst. Die Lösung wird mit frisch destilliertem Wasser zum Liter aufgefüllt. Die Vergleichslösung ist 1 Jahr haltbar;
7. Zink-Vergleichslösung* (Zink: 1,4 mmol/*l*). 100 m*l* Zink-Vergleichslösung (6) werden mit frisch destilliertem Wasser zum Liter aufgefüllt. Die Vergleichslösung ist 6 Monate haltbar.

Bezugskurven

Magnesium. Für die Bestimmung des Magnesiums im Harn wird die Bezugskurve für die Bestimmung des Magnesiums im Serum benutzt; diese wird wie folgt aufgestellt: 5, 10, 20, 30 und 40 m*l* Magnesium-Vergleichslösung (2) werden jeweils mit destilliertem Wasser zu 100 m*l* aufgefüllt. Je 100 μl dieser Lösungen werden mit 4 m*l* Salzsäure (100 mmol/*l*) (1) in einem Plaströhrchen gemischt. Diese Lösungen werden direkt dem Zerstäuber zugeführt. Den korrigierten Peakhöhen der Schreiberaufzeichnung bzw. den Transmissionswerten entsprechen Konzentrationen von 0,25, 0,5, 1, 1,5 und 2 mmol Magnesium/*l* Serum. Für die Bestimmung des Magnesiums im Harn sind die dieser Bezugskurve entnommenen Werte mit 2,44 zu multiplizieren. – Die Kontrolle der Stabilität wird mit den Bezugslösungen 2 (0,5 mmol/*l* Serum) und 4 (1,5 mmol/*l* Serum) vorgenommen.

Eisen. 0,05, 0,15, 0,25 0,5, 1 und 2 m*l* Eisen-Vergleichslösung (3) werden jeweils mit Salzsäure (100 mmol/*l*) (1) zu 100 m*l* aufgefüllt. Diese Lösungen werden direkt dem Zerstäuber zugeführt. Den korrigierten Peakhöhen der Schreiberaufzeichnung bzw. den Transmissionswerten entsprechen Konzentrationen von 1, 3, 5, 10, 20 und 40 µmol Eisen/*l* Harn. – Die Kontrolle der Stabilität wird mit den Bezugslösungen 3 (5 µmol/*l*) und 5 (20 µmol/*l*) vorgenommen.
Kupfer. 0,1, 0,2, 0,5, 0,8, 1,0 und 1,2 m*l* Kupfer-Vergleichslösung* (5) werden mit destilliertem Wasser zu 100 m*l* aufgefüllt. Diese Lösungen werden direkt dem Zerstäuber zugeführt. Den korrigierten Peakhöhen der Schreiberaufzeichnung bzw. den Transmissionswerten entsprechen Konzentrationen von 1,5, 3, 7,5, 12, 15 und 18 µmol Kupfer/*l* Harn. – Die Kontrolle der Stabilität wird mit den Bezugslösungen 3 (5 µmol/*l*) und 5 (20 µmol/*l*) vorgenommen.
Zink. 0,25, 0,5, 0,75 und 1 m*l* Zink-Vergleichslösung* (7) werden mit destilliertem Wasser zu 100 m*l* aufgefüllt. Diese Lösungen werden direkt dem Zerstäuber zugeführt. Den korrigierten Peakhöhen der Schreiberaufzeichnung bzw. den Transmissionswerten entsprechen Konzentrationen von 3,5, 7, 10,5 und 14 µmol Zink/*l* Harn. – Die Kontrolle der Stabilität wird mit den Bezugslösungen 2 (7 µmol/*l*) und 3 (10,5 µmol/*l*) vorgenommen.

Ausführung

Einzelheiten der Bestimmung mit dem Atomabsorptionsspektrophotometer sind Tabelle 4/3 zu entnehmen.
Für jedes Element ist eine spezielle Hohlkathodenlampe erforderlich. Bei allen hier aufgeführten Untersuchungsverfahren wird ein Dreischlitzbrenner 50 mm verwendet. Dieser ist in Seite und Höhe so zu justieren, daß eine maximale Absorption angezeigt wird. Als Brenngas wird Acetylen verwendet, das mit konzentrierter Schwefelsäure zu reinigen ist; der Durchsatz von 90–100 *l*/h ist gemäß Gebrauchsanweisung des jeweiligen Geräts einzustellen.
Nach dem Einstellen und der Optimierung der Parameter wird die Flamme 10 min vor der eigentlichen Messung gezündet, so daß sich das thermische Gleichgewicht im Brennerraum einstellen kann. In dieser Zeit wird zunächst Leeransatzlösung, dann eine Bezugslösung versprüht, um bei der eigentlichen Messung eine störende Adsorption an der Brenneroberfläche zu vermeiden.
Die Nullpunkteinstellung erfolgt gemäß den Hinweisen in der Gebrauchsanleitung des jeweiligen Geräts. Sie ist von anderen Einstellgrößen (Spaltbreite, Lampenstrom) abhängig. In der Regel liegen SEV- und Verstärkerstufen im Mittel um 2 Stufen auseinander.
Die Messungen werden jeweils mit dem Versprühen der Bezugslösungen begonnen, und zu Beginn jeder Serie ist die Bezugskurve aufzuzeichnen. Zwischen zwei Bezugslösungen und ebenso zwischen zwei Proben ist jeweils destilliertes Wasser zu versprühen. Die Schreiberaufzeichnung ist auf Nullpunktdrift zu kontrollieren; bei Bedarf ist „Auto-zero" zu betätigen. – Zur Kontrolle der Stabilität der angezeigten Signale werden in jeder Serie zwei Bezugslösungen unterschiedlicher Konzentration mitgeführt; eine derselben wird alternierend nach jeweils fünf Prüflösungen bzw. Proben eingefügt.
Zeigen die Peaks der Bezugslösungen eine dermaßen große Abweichung (bzw. Drift) vom Ausgangswert an, daß bei Verwendung der zu Beginn der Serie auf-

Tab. 4/3 Bestimmung von Magnesium, Eisen, Kupfer und Zink mit dem Atomabsorptionsspektrophotometer AAS 1 oder AAS 1 N (VEB Carl Zeiss Jena)

	Magnesium	Eisen	Kupfer	Zink
Wellenlänge	285,2 nm	248,2 nm	324,8 nm	213,8 nm
Spaltbreite	0,05 mm	0,10 mm	0,06 mm	0,10 mm
Lampenstromstärke	3 mA	7,5 mA	5 mA	7,5 mA
Zeitkonstante	1	1	1	1
Strahlengang	1fach	1fach	1fach	1fach
Filter	keine	keine	keine	keine
Oxydans				
AAS 1	Einstellung des Luftdurchsatzes erfolgt gemäß Zerstäuberprüfschein			
AAS 1 N (bei einem Druck von 102 kPa am Strömungsmesser einzustellender Luftdurchsatz)	530 l/h	500 l/h	500 l/h	500 l/h
Meßbereich	0—100 bzw. 50—100	80—100 bzw. 90—100	50—100	80—100
Prüflösung	100 μl Harn werden mit Salzsäure (100 mmol/l) zu 10 ml aufgefüllt	Harn	Harn	Harn
Leeransatz	Salzsäure (100 mmol/l)	destilliertes Wasser	destilliertes Wasser	destilliertes Wasser

gestellten Bezugskurve die für die jeweilige Untersuchungsmethode gestellten Qualitätsvorgaben nicht mehr eingehalten werden, so ist eine neue Bezugskurve aufzustellen.
Alle Optimierungseinstellungen sind mit der Zeitkonstante 0,5 und im Meßbereich 0–100 durchzuführen; erst mit Beginn der Probenvermessung sind die geforderte Zeitkonstante und der Meßbereich einzuschalten.
Bei der Bestimmung des Magnesiums im Harn werden die Peakhöhen aus der Schreiberaufzeichnung in Millimetern abgelesen. Die den korrigierten Peakhöhen entsprechenden Konzentrationen sind der Bezugskurve „Bestimmung des Magnesiums im Serum" zu entnehmen und – der anderen Verdünnung des Prüfansatzes entsprechend – mit 2,44 zu multiplizieren, um die Magnesiumkonzentration in Millimol je Liter Harn zu erhalten.
Bei der Bestimmung von Eisen, Kupfer und Zink werden die Peakhöhen aus der Schreiberaufzeichnung in Millimetern abgelesen und die den korrigierten Peakhöhen entsprechenden Konzentrationen in Mikromol je Liter Harn der Bezugskurve entnommen. – Bei Verwendung des TEC 1 werden die Transmissionswerte mit denen von destilliertem Wasser korrigiert und die entsprechenden Konzentrationen der Bezugskurve entnommen.

Berechnung

Die Ausscheidung von Magnesium während eines Tages ergibt sich zu

$$\frac{a \cdot b}{1\,000} = \text{mmol/d}$$

a = Magnesium im Harn (mmol/l),
b = während eines Tages ausgeschiedener Harn (ml).

Die Ausscheidung von Eisen bzw. Kupfer oder Zink während eines Tages ergibt sich zu

$$\frac{a \cdot b}{1\,000} = \mu\text{mol/d}$$

a = Eisen bzw. Kupfer oder Zink im Harn (μmol/l).
b = während eines Tages ausgeschiedener Harn (ml).

Hinweise

Die bei der Magnesiumbestimmung eingesetzte Salzsäure (100 mmol/l) (1) darf eine Konzentration von 2 μmol Magnesium/l nicht überschreiten.
Liegt bei der Bestimmung von Eisen oder Kupfer der Schreiberausschlag oberhalb des Bereichs der jeweiligen Bezugskurve, so ist 1 Volumenteil des zu prüfenden Harnes mit 1 bzw. 5 Volumenteilen destilliertem Wasser zu mischen, die Bestimmung mit dieser Mischung zu wiederholen und das daraus resultierende Ergebnis mit 2 bzw. 6 zu multiplizieren.
Liegt bei der Zinkbestimmung der Schreiberausschlag oberhalb des Bereichs der Bezugskurve, so ist 1 Volumenteil des zu prüfenden Harnes mit 1 bzw. 2 Volumenteilen destilliertem Wasser zu mischen, die Bestimmung mit dieser Mischung zu wiederholen und das daraus resultierende Ergebnis mit 2 bzw. 3 zu multiplizieren.

Enthält der zu untersuchende Harn Erythrozyten, so werden bei der Zinkbestimmung zu hohe Werte ermittelt.
Die Referenzbereiche für die Tagesausscheidung im Harn lauten:

Magnesium	1,7 – 7,1	mmol/d (Frauen)
	2,35– 8,35	mmol/d (Männer)
Eisen	0,4 – 0,9	µmol/d
Kupfer	0,2 – 0,8	µmol/d
Zink	1,5 –11	µmol/d (Frauen)
	1,5 –23	µmol/d (Männer)

► Photometrische Bestimmung des Magnesiums (AB (D. L.) – DDR 83)

Prinzip

Der bei einem pH-Wert zwischen 9 und 10 in einer die wäßrig-alkoholische Lösung blau färbenden Form vorliegende Farbstoff Magon bildet mit Magnesiumionen einen rötlichen Komplex.

Reagenzien

1. Dinatriumtetraborat-Puffer (pH-Wert: 9,4–9,6, Dinatriumtetraborat: 26,2 mmol/*l*). 10 g Dinatriumtetraborat-10-Wasser* (Puffersubstanz nach Bureau of Standards) werden in 800 m*l* destilliertem Wasser gelöst. Die Lösung wird mit Natronlauge (3 mol/*l*) auf den pH-Wert eingestellt und mit destilliertem Wasser zum Liter aufgefüllt;
2. Magon-Reagenzlösung (Magonsulfonat: 195 µmol/*l*). 100 mg Magonsulfonat (Natriumsalz der 3-[3-(2,4-Dimethyl-anilinocarbonyl)-2-hydroxy-naphth-1-yl-Δ20]-4-hydroxy-benzensulfonsäure) werden in Ethanol (96 Vol.-%) zum Liter gelöst;
3. Magon-Reagenzlösung* (Magonsulfonat: 97,4 µmol/*l*, Dinatriumtetraborat: 13,1 mmol/*l*). Gleiche Volumenteile Dinatriumtetraborat-Puffer (1) und Magon-Reagenzlösung (2) werden gemischt. Die Reagenzlösung ist unmittelbar vor der Verwendung zu bereiten; sie ist 1 h haltbar;
4. Ethanol (96 Vol.-%);
5. Magnesium-Vergleichslösung (Magnesium: 5 mmol/*l*). Der Inhalt einer Testalampulle „Magnesiumsulfat (10 mmol/*l*)" wird in destilliertem Wasser zu 2 *l* gelöst. Die Vergleichslösung ist in einer Flasche aus geeignetem Plast (Polyethylen oder Polypropylen) aufzubewahren. Sie ist 1 Jahr haltbar;
6. Calcium-Vergleichslösung (Calcium: 25 mmol/*l*). 2,5023 g pulverisiertes und bei 200 °C bis zur Massekonstanz getrocknetes Calciumcarbonat werden in 55 m*l* Salzsäure (1 mol/*l*) gelöst. Die Lösung wird mit destilliertem Wasser zum Liter aufgefüllt und als Vergleichslösung verwendet. Sie ist in einer Flasche aus geeignetem Plast (Polyethylen oder Polypropylen) aufzubewahren.

Ausführung

Als Untersuchungsmaterial ist Sammelharn zu verwenden; die Sammelzeit beträgt 24 h. Zeigt der Sammelharn eine Trübung oder einen Bodensatz, so ist er unmittelbar vor der Entnahme der Probe bei einer relativen Zentrifugalbeschleunigung von 3 000 15 min zu zentrifugieren.

Prüfansatz. 2 m*l* Magon-Reagenzlösung* (3) und 20 μ*l* einer Mischung aus 1 Volumenteil Harn und 3 Volumenteilen destilliertem Wasser werden gemischt. Die Extinktion des Prüfansatzes wird frühestens 15 min, spätestens aber 1 h nach dem Mischen in einer Schichtdicke von 10 mm bei der Wellenlänge von 505 nm (470–530 nm) gemessen. Sie ist mit der Extinktion des Leeransatzes 1 zu korrigieren.

Leeransatz 1. 2 m*l* Magon-Reagenzlösung* (3) und 20 μ*l* destilliertes Wasser werden gemischt.

Leeransatz 2. 2 m*l* einer Mischung aus gleichen Volumenteilen Dinatriumtetraborat-Puffer (1) und Ethanol (4) und 20 μ*l* der Mischung aus 1 Volumenteil Harn und 3 Volumenteilen destilliertem Wasser werden gemischt.

Berechnung

Die Ausscheidung von Magnesium während eines Tages ergibt sich zu

$$\frac{(E' - E_{1,2}) \cdot a \cdot \overline{f}}{250} = \text{mmol/d}.$$

a = während eines Tages ausgeschiedener Harn (m*l*),
E' = korrigierte Extinktion des Prüfansatzes,
$E_{1,2}$ = gegen destilliertes Wasser gemessene Extinktion des Leeransatzes 2,
$\overline{f}$ = Bezugsfaktor.

Bezugskurve

1, 2, 2,5, 3 und 4 m*l* Magnesium-Vergleichslösung (5) werden jeweils mit 1 m*l* Calcium-Vergleichslösung (6) versetzt und mit destilliertem Wasser zu 10 m*l* aufgefüllt. Je 20 μ*l* dieser Lösungen werden wie unter „Prüfansatz" angegeben behandelt. Den mit der Extinktion des Leeransatzes 1 korrigierten Extinktionen entsprechen Konzentrationen von 0,5, 1, 1,25, 1,5 und 2 mmol Magnesium/*l* Harn. – Der Bezugsfaktor $\overline{f}$ wird berechnet als Mittelwert aus den für die einzelnen Bezugspunkte gebildeten Quotienten aus der jeweiligen Konzentration und der mit der Extinktion von Leeransatz 1 korrigierten Extinktion des jeweiligen Bezugsansatzes.

Hinweise

Liegt die korrigierte Extinktion des Prüfansatzes oberhalb des Bereichs der Bezugskurve, so ist 1 Volumenteil des Prüfansatzes mit 1 Volumenteil destilliertem Wasser zu verdünnen, die Extinktion dieser Lösung mit der Extinktion des in gleicher Weise verdünnten Leeransatzes 1 zu korrigieren und das dieser Extinktion entsprechende Ergebnis mit 2 zu multiplizieren.

Die erforderlichen Glasgeräte sind zunächst gründlich mit Salzsäure (3 mol/*l*), Chromschwefelsäure oder Natronlauge (5 mol/*l*) zu reinigen und danach mit destilliertem Wasser zu spülen.

▶ Photometrische Bestimmung des Kupfers (Methode II – AB (D. L.) – DDR 83)

Prinzip

Kupfer(II)-ionen reagieren mit Zinkdibenzyldithiocarbamat unter Bildung von Kupferdibenzyldithiocarbamat, das sich in Tetrachlorkohlenstoff mit gelber Farbe löst.

Reagenzien

1. Salzsäure, konzentriert;
2. Tetrachlorkohlenstoff (Tetrachlormethan);
3. Zinkdibenzyldithiocarbamat-Reagenzlösung (Zink-dibenzyldithiocarbamat: 262 µmol/*l*). 160 mg Zinkdibenzyldithiocarbamat werden in Tetrachlorkohlenstoff zum Liter gelöst. Die Reagenzlösung ist vor Licht geschützt aufzubewahren;
4. Kupfer-Vergleichslösung** (Kupfer: 1,5 mmol/*l*). Für die Herstellung dieser Vergleichslösung ist zunächst der Gehalt der Substanz an Kupfer(II)-sulfat-5-Wasser wie folgt zu ermitteln: 500–550 mg Substanz werden in 20 m*l* demineralisiertem Wasser gelöst. Diese Lösung wird mit 5 m*l* Essigsäure (1 mol/*l*) und 2 g Kaliumiodid versetzt, und das ausgeschiedene Iod wird mit Natriumthiosulfat-Maßlösung (100 mmol/*l*) titriert. Sobald die Mischung nur noch schwach gelb gefärbt ist, werden 2 m*l* Stärke-Indikator hinzugefügt. Da 1 m*l* Natriumthiosulfat-Maßlösung (100 mmol/*l*) 24,97 mg $CuSO_4 \cdot 5\,H_2O$ äquivalent ist, ergibt sich der Gehalt zu: $\%CuSO_4 \cdot 5\,H_2O = \frac{a \cdot 2\,497}{b}$, worin *a* die Anzahl Milliliter verbrauchter Natriumthiosulfat-Maßlösung (100 mmol/*l*) und *b* die Einwaage von Kupfer(II)-sulfat-5-Wasser in Milligramm sind. Eine 374,5 mg Kupfer(II)-sulfat-5-Wasser entsprechende Substanzmenge wird in demineralisiertem Wasser zum Liter gelöst;
5. Natriumchloridlösung (154 mmol/*l*). 9 g Kochsalz werden in demineralisiertem Wasser zum Liter gelöst.

Ausführung

Als Untersuchungsmaterial ist Sammelharn zu verwenden; die Sammelzeit beträgt 24 h. Zeigt der Sammelharn eine Trübung oder einen Bodensatz, so ist er unmittelbar vor der Entnahme der Probe bei einer relativen Zentrifugalbeschleunigung von 3 000 15 min zu zentrifugieren.
Prüfansatz. 2,5 m*l* Harn und 500 µ*l* konzentrierte Salzsäure (1) werden in ein mit Glasstopfen verschließbares hohes Reagenzglas gegeben. Die Mischung wird 15 min stehengelassen und dann mit 2,5 m*l* Zinkdibenzyldithiocarbamat-Reagenzlösung (3) versetzt. Anschließend wird das verschlossene Reagenzglas durch

Drehen um jeweils etwa 180° 40mal geschwenkt. Frühestens 5 min nach dem Schwenken wird die Mischung 1 min kräftig geschüttelt, anschließend in ein mit Glas- oder Polyethylenstopfen verschließbares Zentrifugenglas gegeben und bei einer relativen Zentrifugalbeschleunigung von 1 500–2 000 10 min zentrifugiert. Danach werden die obere Schicht sowie die eventuell an der Berührungsfläche beider Schichten vorhandenen Flocken abgetrennt und verworfen. Die untere Schicht wird als Prüfansatz verwendet und in dem unverzüglich wieder zu verschließenden Zentrifugenglas bis zur Extinktionsmessung aufbewahrt. Die Extinktion des Prüfansatzes wird innerhalb 4 h in einer Schichtdicke von 20 mm bei der Wellenlänge von 435 nm (430–445 nm) gemessen. Sie ist mit der Extinktion des Leeransatzes 1 zu korrigieren. – Der Prüfansatz und der Leeransatz 1 sind mit Proben des gleichen Harnes herzustellen.
Leeransatz 1. Der Leeransatz 1 ist wie der Prüfansatz herzustellen, wobei anstelle der Zinkdibenzyldithiocarbamat-Reagenzlösung (3) 2,5 m*l* Tetrachlorkohlenstoff (2) zu verwenden sind.
Leeransatz 2. Der Leeransatz 2 ist wie der Prüfansatz herzustellen, wobei anstelle des Harnes 2,5 m*l* demineralisiertes Wasser zu verwenden sind.

Berechnung

Die Ausscheidung von Kupfer während eines Tages ergibt sich zu

$$\frac{(E' - E_{1,2}) \cdot \bar{f} \cdot a}{1\,000} = \mu\text{mol/d}$$

a = während eines Tages ausgeschiedener Harn (m*l*),
E' = korrigierte Extinktion des Prüfansatzes,
$E_{1,2}$ = gegen Wasser gemessene Extinktion des Leeransatzes 2,
$\bar{f}$ = Bezugsfaktor.

Bezugskurve

0,2, 0,5, 1, 1,2 und 1,5 m*l* Kupfer-Vergleichslösung** (4) werden jeweils mit demineralisiertem Wasser zu 100 m*l* aufgefüllt. Je 2,5 m*l* dieser Lösungen werden wie unter „Prüfansatz" angegeben behandelt. Den mit der Extinktion des Leeransatzes 2 korrigierten Extinktionen dieser Lösungen entsprechen Konzentrationen von 3, 7,5, 15, 18 und 22,5 μmol Kupfer/*l* Harn.

Hinweise

Liegt die korrigierte Extinktion des Prüfansatzes unterhalb des Bereichs der Bezugskurve, so sind die Extinktionen des Prüfansatzes sowie der Leeransätze in einer Schichtdicke von 30 bzw. 50 mm zu messen und das dieser korrigierten Extinktion entsprechende Ergebnis durch 1,5 bzw. 2,5 zu dividieren.
Liegt die korrigierte Extinktion des Prüfansatzes oberhalb des Bereichs der Bezugskurve, so sind die Extinktionen des Prüfansatzes sowie der Leeransätze in einer Schichtdicke von 10 mm zu messen und das dieser korrigierten Extinktion entsprechende Ergebnis mit 2 zu multiplizieren. Liegt auch in diesem Fall die korrigierte Extinktion des Prüfansatzes oberhalb des Bereichs der Bezugs-

kurve, so ist 1 Volumenteil des zu prüfenden Harnes mit 5 Volumenteilen Natriumchloridlösung (154 mmol/*l*) (5) zu mischen, die Bestimmung mit 2,5 m*l* dieser Mischung zu wiederholen und das daraus resultierende Ergebnis mit 6 zu multiplizieren. Zur Durchführung der Bestimmung, zur Herstellung der erforderlichen Lösungen und der Vergleichslösung sowie zum Spülen der für die Durchführung der Bestimmung erforderlichen Glasgeräte ist Wasser zu verwenden, das durch Demineralisation oder durch doppelte Destillation aus einer Glasapparatur gewonnen wurde. Enthält der zu untersuchende Harn Bilirubin oder Eiweiß, so werden zur Herstellung des Prüfansatzes und zur Herstellung des Leeransatzes 1 jeweils in einem hohen Reagenzglas 5 m*l* dieses Harnes und 1 m*l* konzentrierte Salzsäure (1) gemischt, die Mischungen im siedenden Wasserbad 15 min erhitzt und nach dem Abkühlen zentrifugiert. Jeweils 3 m*l* der überstehenden, klaren Lösungen werden in je ein mit Glas- bzw. Polyethylenstopfen verschließbares hohes Reagenzglas gegeben und ohne weiteren Zusatz von konzentrierter Salzsäure (1) wie unter „Prüfansatz" bzw. „Leeransatz 1" angegeben behandelt.

4.1.3. Ammonium

► Bestimmung der Ammoniumionen (AB (D. L.) – DDR 83)

Als Prüfmaterial ist Sammelharn zu verwenden, der durch Zusatz von 5 m*l* Thymol-Reagenzlösung (1) zum ersten ausgeschiedenen Harn zu konservieren ist. Die Sammelzeit beträgt 24 h. Der Sammelharn ist umgehend zu untersuchen.

Prinzip

Ammoniak kondensiert in Gegenwart von Natriumpentacyanonitrosylferrat(III) mit Phenol und Natriumhypochlorit zu einem die Lösung blau färbenden Indophenolfarbstoff.

Reagenzien

1. Thymol-Reagenzlösung (Thymol: 666 mmol/*l*). 100 g Thymol werden in Propan-2-ol (Isopropanol) zum Liter gelöst;
2. Phenol-Reagenzlösung** (Natrium-pentacyanonitrosylferrat(III): 419 µmol/*l*, Phenol: 226 mmol/*l*). 125 g Natrium-pentacyanonitrosylferrat(III)-2-Wasser werden in 250 m*l* destilliertem Wasser gelöst. Die Lösung wird mit 25 m*l* verflüssigtem Phenol versetzt und mit destilliertem Wasser zum Liter aufgefüllt. Die Reagenzlösung ist bei 2–8 °C und vor Licht geschützt aufzubewahren. Sie ist 2 Tage haltbar.
3. Natriumhypochlorit-Reagenzlösung (33,6 mmol/*l*). Der Gehalt der technischen Natriumhypochloritlösung muß zunächst wie folgt bestimmt werden: In einen 500 m*l* destilliertes Wasser enthaltenden 1-*l*-Maßkolben werden 10 m*l* Natriumhypochloritlösung gegeben. Dabei soll sich die Pipettenspitze dicht

über der Flüssigkeitsoberfläche befinden. Die Lösung wird mit destilliertem Wasser zum Liter aufgefüllt. 50 m*l* dieser Lösung werden nun mit 5 m*l* frisch bereiteter Kaliumiodidlösung (301 mmol/*l*) und unmittelbar danach mit 10 m*l* Salzsäure (6 mol/*l*) versetzt. Das ausgeschiedene Iod wird mit Natriumthiosulfat-Maßlösung (100 mmol/*l*) sofort titriert. Sobald die Lösung nur noch schwach gelb gefärbt ist, werden 10 Tropfen Stärke-Indikator hinzugefügt. Berechnung: mmol Natriumhypochlorit/*l* Natriumhypochloritlösung = $a \cdot 100$, worin a die Anzahl verbrauchter Milliliter Natriumthiosulfat-Maßlösung (100 mmol/*l*) ist. – Die Lösung mit nunmehr bekanntem Natriumhypochloritgehalt wird mit soviel destilliertem Wasser verdünnt, daß der Gehalt an Natriumhypochlorit 67,2 mmol/*l* beträgt; diese Lösung wird mit dem gleichen Volumen Natronlauge (5 mol/*l*) versetzt. Die Mischung wird als Reagenzlösung verwendet. Sie ist vor Licht geschützt bei 2–8 °C aufzubewahren;

4. Ammonium-Vergleichslösung (Ammoniumionen: 2 mol/*l*). 132,15 g pulverisiertes und bei 120 °C bis zur Massekonstanz getrocknetes Ammoniumsulfat werden in destilliertem Wasser zum Liter gelöst. Die Vergleichslösung ist bei 2–8 °C aufzubewahren;
5. Ammonium-Vergleichslösung* (Ammoniumionen: 40 mmol/*l*). 20 m*l* Ammonium-Vergleichslösung (4) werden mit destilliertem Wasser zum Liter aufgefüllt. Die Vergleichslösung ist bei 2–8 °C aufzubewahren; sie ist 1 Monat haltbar.

Ausführung

Prüfansatz. 10 μ*l* Harn werden in ein mit Glasstopfen verschließbares hohes Reagenzglas, das 250 μ*l* destilliertes Wasser enthält, gegeben. Anschließend wird die Mischung mit 5 m*l* Phenol-Reagenzlösung** (2) sowie 500 μ*l* Natriumhypochlorit-Reagenzlösung (3) versetzt, wobei das Reagenzglas nach jedem Zusatz sofort zu verschließen und der Inhalt zu mischen ist. Die Extinktion des Prüfansatzes wird frühestens 15 min, spätestens 3 h nach Zugabe der Natriumhypochlorit-Reagenzlösung (3) in einer Schichtdicke von 5 mm bei der Wellenlänge von 578 nm (540–590 nm) gemessen. Sie ist mit der Extinktion des Leeransatzes zu korrigieren.
Leeransatz. Der Leeransatz ist wie der Prüfansatz herzustellen, wobei anstelle des Harnes 10 μ*l* destilliertes Wasser zu verwenden sind.
Vergleichsansatz. 10 μ*l* Ammonium-Vergleichslösung* (5) werden wie unter „Prüfansatz" angegeben behandelt. Der korrigierten Extinktion des Vergleichsansatzes entspricht eine Konzentration von 40 mmol Ammoniumionen/*l* Harn.

Berechnung

Die Ammoniumionenausscheidung ergibt sich zu

$$\frac{E' \cdot a}{\overline{E}_v \cdot 25} = \text{mmol/d}$$

E' = korrigierte Extinktion des Prüfansatzes,
$\overline{E}'_v$ = Mittelwert der korrigierten Extinktionen des Vergleichsansatzes,
a = während 24 h ausgeschiedener Harn (m*l*).

Bezugskurve

0,5, 1, 2, 3 und 5 *ml* Ammonium-Vergleichslösung (4) werden jeweils mit destilliertem Wasser zu 100 *ml* aufgefüllt. Je 10 μl dieser Lösungen werden wie unter „Prüfansatz" angegeben behandelt. Den mit der Extinktion des Leeransatzes korrigierten Extinktionen dieser Ansätze entsprechen Konzentrationen von 10, 20, 40, 60 und 100 mmol Ammoniumionen/*l* Harn.

Hinweis

Übersteigt die korrigierte Extinktion des Prüfansatzes die korrigierte Extinktion des Vergleichsansatzes um das 2,5fache, so ist 1 Volumenteil des Prüfansatzes mit 1 Volumenteil destilliertem Wasser zu verdünnen, die Extinktion dieser Lösung ist mit der Extinktion des in gleicher Weise verdünnten Leeransatzes zu korrigieren und das dieser Extinktion entsprechende Ergebnis mit 2 zu multiplizieren.

4.1.4. Chlorid

► Bestimmung des Chlorids (AB (D. L.) – DDR 83)

Prinzip

Quecksilber(II)-ionen reagieren mit Chloridionen unter Bildung von undissoziiertem Quecksilber(II)-chlorid und bilden bei Überschreitung des Äquivalenzpunkts mit Diphenylcarbazon eine die Lösung violett färbende Komplexverbindung.

Reagenzien

1. Salpetersäure (10 mmol/*l*). 10 *ml* Salpetersäure (1 mol/*l*) werden mit destilliertem Wasser zum Liter aufgefüllt;
2. Diphenylcarbazon-Indikatorlösung (1,5-Diphenyl-carbazon: 4,16 mmol/*l*). 1 g 1,5-Diphenylcarbazon werden in Ethanol (96 Vol.-%) zum Liter gelöst. Die Indikatorlösung ist bei 8–15 °C und vor Licht geschützt aufzubewahren. Gelb gefärbte Indikatorlösung ist von der weiteren Verwendung auszuschließen;
3. Quecksilber(II)-nitrat-Maßlösung (5 mmol/*l*). 1,083 g rotes Quecksilber(II)-oxid werden in 7,6 *ml* konzentrierter Salpetersäure gelöst. Die Lösung wird mit destilliertem Wasser zum Liter aufgefüllt. – Zur Bestimmung des Faktors werden 2 *ml* Natriumchlorid-Maßlösung (10 mmol/*l*) (enthält 0,58443 g Natriumchlorid/*l* in einem 25-*ml*-Becherglas nach Zusatz von 5 Tropfen Diphenylcarbazon-Indikatorlösung (2) mit der Quecksilber(II)-nitrat-Maßlösung (3) unter Verwendung einer Feinbürette bis zur gerade erkennbaren Violettfärbung titriert. Der Faktor ergibt sich zu $\frac{2}{a}$, worin *a* die Anzahl der verbrauchten Milliliter Quecksilber(II)-nitrat-Maßlösung (5 mmol/*l*) (3) bezeichnet.

Ausführung

2 *ml* Salpetersäure (10 mmol/*l*) (1), 100 *µl* Harn und 5 Tropfen Diphenylcarbazon-Indikatorlösung (2) werden in einem 25-*ml*-Becherglas gemischt. Die Mischung wird mit Quecksilber(II)-nitrat-Maßlösung (5 mmol/*l*) (3) unter Verwendung einer Feinbürette bis zur gerade erkennbaren Violettfärbung titriert.

Berechnung

Die Chloridausscheidung während eines Tages ergibt sich zu

$$\frac{a \cdot b \cdot 2{,}4}{c} = \quad \text{mmol/d}$$

a = verbrauchte Quecksilber(II)-nitrat-Maßlösung (5 mmol/*l*) (3) (m*l*),
b = während der Sammelzeit ausgeschiedener Harn (m*l*),
c = Sammelzeit (h).

4.1.5. Anorganisches Phosphat

▶ **Bestimmung des anorganischen Phosphats (AB (D. L.) – DDR 83)**

Prinzip

Phosphationen reagieren mit Molybdationen unter Bildung von Dodekamolybdatophosphat, das durch o-Phenylendiamin zu Phosphormolybdänblau reduziert wird. Polyvinylpyrrolidon katalysiert beide Reaktionsschritte.

Reagenzien

1. Triton-X-100-Lösung (100 g/*l*). 100 g Triton X-100 (Polyethylenglycol-mono-[4-(1,1,3,3-tetramethyl-butyl)phenyl]ether) werden mit destilliertem Wasser zum Liter aufgefüllt. Die Lösung ist bei 2–8 °C aufzubewahren. Sie ist 10 Tage haltbar;
2. Polyvinylpyrrolidon-Reagenzlösung (Natriumazid: 15,4 mmol/*l*, Polyvinylpyrrolidon: 30 g/*l*, Triton X-100: 100 mg/*l*). 30 g Polyvinylpyrrolidon K 30, 1 m*l* Triton-X-100-Lösung (100 g/*l*) (1) und 1 g Natriumazid werden in destilliertem Wasser zum Liter gelöst.
3. Phenylendiamin-Reagenzlösung (o-Phenylendiamin: 387 mmol/*l*, Thioharnstoff: 657 mmol/*l*). 70 g o-Phenylendiamindihydrochlorid (1,2-Diamino-benzen-dihydrochlorid) und 50 g Thioharnstoff werden in destilliertem Wasser zum Liter gelöst. Die Reagenzlösung ist nach der Herstellung zu filtrieren und vor dem Gebrauch, falls während der Lagerung Trübungen aufgetreten sind;
4. Schwefelsäure (3,28 mol/*l*). 184 m*l* konzentrierte Schwefelsäure werden zu 800 m*l* destilliertem Wasser gegeben. Nach dem Abkühlen auf 20 °C wird die Mischung mit destilliertem Wasser zum Liter aufgefüllt. Schwefelsäure (3,28 mol/*l*) ist 1 Jahr verwendbar;

5. Molybdat-Reagenzlösung (Hexaammoniumheptamolybdat: 5,83 mmol/*l*, Schwefelsäure: 3,27 mol/*l*). 7,2 g Hexaammoniumheptamolybdat-4-Wasser werden in Schwefelsäure (3,28 mol/*l*) (4) zum Liter gelöst;
6. Molybdat-Reagenzlösung* (Hexaammoniumheptamolybdat: 911 µmol/*l*, Natriumazid: 12 mmol/*l*, o-Phenylendiamin: 24,2 mmol/*l*, Polyvinylpyrrolidon: 23,4 g/*l*, Schwefelsäure: 511 mmol/*l*, Thioharnstoff: 41,1 mmol/*l*, Triton X-100: 78,1 mg/*l*). 25 m*l* Polyvinylpyrrolidon-Reagenzlösung (2), 5 m*l* Molybdat-Reagenzlösung (5) und 2 m*l* Phenylendiamin-Reagenzlösung (3) werden gemischt. Die Reagenzlösung ist 3–4 h, bei 2–8 °C aufbewahrt 12 h haltbar;
7. Kaliumdihydrogenphosphat-Vergleichslösung (Phosphor: 100 mmol/*l*). 13,61 g bei 110 °C bis zur Massekonstanz getrocknetes Kalium-dihydrogen-phosphat werden in destilliertem Wasser zum Liter gelöst.

Ausführung

Prüfmaterial. Als Untersuchungsmaterial ist Sammelharn zu verwenden; die Sammelzeit beträgt 24 h. Getrübter Sammelharn ist zu zentrifugieren, und die Probe dem klaren Überstand zu entnehmen. Für die Bestimmung ist 1 Volumenteil Harn mit 9 Volumenteilen destilliertem Wasser zu verdünnen.
Prüfansatz. 50 µ*l* des mit destilliertem Wasser verdünnten Harnes und 3 m*l* Molybdat-Reagenzlösung* (6) werden in einem hohen Reagenzglas gemischt. Die Extinktion des Prüfansatzes wird frühestens 20 min, spätestens aber 2 h nach Zusatz der Molybdat-Reagenzlösung* (6) in einer Schichtdicke von 10 mm bei der Wellenlänge von 650 nm (640–660 nm) gegen den Leeransatz gemessen.
Leeransatz. 50 µ*l* destilliertes Wasser werden wie das Prüfmaterial behandelt.

Berechnung

Die Ausscheidung von anorganischem Phosphat während eines Tages ergibt sich zu

$$\frac{E' \cdot a \cdot \bar{f}}{100} = \quad \text{mmol/d}$$

E' = korrigierte Extinktion des Prüfansatzes,
$\bar{f}$ = Bezugsfaktor,
a = während eines Tages ausgeschiedener Harn (m*l*).

Bezugskurve

0,5, 1, 2, 3 und 4 m*l* Kaliumdihydrogenphosphat-Vergleichslösung (7) werden jeweils mit destilliertem Wasser zu 100 m*l* aufgefüllt. Je 50 µ*l* dieser Lösungen werden wie unter „Prüfansatz" angegeben behandelt. Den mit der Extinktion des Leeransatzes korrigierten Extinktionen dieser Ansätze entsprechen Konzentrationen von 0,5, 1, 2, 3 und 4 mmol Phosphor/*l* Harn. Der Bezugsfaktor $\bar{f}$ wird berechnet als Mittelwert aus den für die einzelnen Bezugspunkte gebildeten Quotienten aus der jeweiligen Konzentration und der mit der Extinktion des Leeransatzes korrigierten Extinktion des jeweiligen Bezugsansatzes.

Hinweis

Liegt die korrigierte Extinktion des Prüfansatzes oberhalb des Bereichs der Bezugskurve, so ist die Messung in einer Schichtdicke von 5 mm zu wiederholen und das dieser korrigierten Extinktion entsprechende Ergebnis mit 2 zu multiplizieren.

4.2. Organische Bestandteile

Die organischen Bestandteile des Harnes sind außerordentlich unterschiedlich. Unter den *Stoffwechselend- und -zwischenprodukten* (Intermediaten) nimmt das dem Muskelstoffwechsel entstammende *Creatinin* insofern eine besondere Stellung ein, als die Niere diese Substanz nur durch Filtration ausscheidet, so daß die endogene Creatinin-Clearance zur Bestimmung des Glomerulusfiltrats diagnostische Anwendung findet (s. S. 184).
Die Ausscheidung einer großen Anzahl von *Enzymen* in den Harn ist bekannt. Diese entstammen dem Plasma (Amylase, Pepsinogen, Lysozym), der Niere (Zellmauserung der Tubulusepithelien), den Epithelien der ableitenden Harnwege und den Drüsen des Urogenitaltrakts. Nierenkranke mit Proteinurie scheiden infolge erhöhter glomerulärer Membranpermeabilität und/oder gestörter tubulärer Reabsorption vermehrt Enzyme aus; unter krankhaften Bedingungen können auch Enzyme aus Tumorgeweben, entzündlichen Infiltraten, Erythrozyten und Bakterien in den Harn gelangen.
Angesichts der variierenden Harnmenge ist es wenig sinnvoll, die gefundene Enzymaktivität auf das Volumen zu beziehen. Bei Untersuchung von Sammelharn wird häufig die innerhalb von 1 h ausgeschiedene Enzymaktivität angegeben; bei Untersuchung spontan gelassener Harnproben ist der Bezug auf das weitgehend konstant ausgeschiedene Creatinin zweckmäßig.
In der Routine der klinischen Nierendiagnostik haben bisher nur wenige Enzyme Bedeutung erlangt; am häufigsten werden heute neben der quantitativen Proteinbestimmung die Alaninaminopeptidase (AAP) enthaltene Parameterkombinationen untersucht. Die Harnenzymbestimmung wird eingesetzt zur Erfassung klinisch latenter Nierenerkrankungen, zur Verlaufsbeobachtung akuter Nierenerkrankungen, zur Verlaufskontrolle nach Nierentransplantation und zur Aufklärung der Wirkung nephrotoxischer Medikamente. Dabei ist zur Entfernung störender Substanzen im allgemeinen Dialyse oder Gelfiltration des zu untersuchenden Harnes erforderlich.
Bekanntlich spielen Enzyme beim Aufschluß der Nahrung im Magen-Darm-Kanal eine große Rolle. Diese von Speicheldrüsen, Magenschleimhaut, Bauchspeicheldrüse usw. in das Lumen des Verdauungstrakts sezernierten Enzyme unterliegen einer exogen-endogenen Partition, d. h. geringe Enzymmengen treten in das Blut über und werden z. T. durch die Nieren in den Harn ausgeschieden, wo sie nachgewiesen werden können. Von den Enzymbestimmungen dieser Art besitzt insbesondere die bereits 1908 von *Wohlgemuth* in die Diagnostik der akuten Pankretatitis eingeführte Bestimmung der *α-Amylaseaktivität* klinische Bedeutung.
Von den in den Harn ausgeschiedenen *Hormonen* ist der Nachweis von *Human-*

Chorion-Gonadotropin wichtig als einfach durchführbarer immunologischer Schwangerschaftstest. Die Bestimmung der in den Harn gelangenden *Steroidhormone* läßt Rückschlüsse auf die Funktion von Keimdrüsen und Nebennierenrinde bzw. Tumorbildungen dieser Organe zu. Beim Phäochromozytom findet sich vermehrt *Hydroxymethoxymandelsäure* (Vanillinmandelsäure) als Abbauprodukt der vermehrt gebildeten Catecholamine im Harn. Schließlich kann beim metastasierenden Karzinoid als Abbauprodukt des vermehrt gebildeten Serotonins (5-Hydroxy-tryptamins) vermehrt *Hydroxyindolylessigsäure* im Harn nachgewiesen werden.

4.2.1. Creatinin

▶ Photometrische Creatininbestimmung (Methode I – AB (D. L.) – DDR 83)

Prinzip

Creatinin reagiert mit Pikrinsäure in alkalischer Lösung unter Bildung eines die Lösung orangerot färbenden Kondensationsprodukts (Jafféscher Reaktion).

Reagenzien

1. Pikrinsäure, besonders gereinigt. Eine 70 g Pikrinsäure p. a. (2,4,6-Trinitrophenol) enthaltende Menge angefeuchteter Pikrinsäure wird in 1 *l* destilliertem Wasser unter Erhitzen im Wasserbad gelöst. Die Lösung wird mit gekörnter Aktivkohle versetzt, dann unter Rühren mit einem Glasstab noch 2 bis 3 min erhitzt und heiß über einen Glasfiltertrichter filtriert. Die nach dem Abkühlen ausgeschiedenen Kristalle werden in einem Glasfiltertiegel gesammelt und mit 40–60 m*l* destilliertem Wasser, das eine Temperatur von 2–8 °C hat, gewaschen. Die feuchten Kristalle sind in einem verschlossenen Gefäß vor Licht geschützt aufzubewahren. – Nur eine Pikrinsäure, die unter den Bedingungen des Leeransatzes (s. unten!) eine Extinktion von weniger als 0,03 liefert, ist für die Herstellung der Pikrinsäure-Reagenzlösung (2) zugelassen; ist die Extinktion höher, so ist bis zum Erreichen dieses Werts umzukristallisieren;
2. Pikrinsäure-Reagenzlösung (Pikrinsäure: etwa 49 mmol/*l*). 18 g besonders gereinigte Pikrinsäure werden unter Erhitzen im Wasserbad in 1 *l* destilliertem Wasser gelöst. Anschließend wird die Lösung zur Ausscheidung der überschüssigen Pikrinsäure mindestens 1 Tag stehengelassen. Der Überstand wird über einen Glasfiltertrichter abgetrennt, vor Licht geschützt aufbewahrt und als Reagenzlösung verwendet;
3. Natronlauge (2,5 mol/*l*). 100 g Natriumhydroxid werden in kohlendioxidfreiem destilliertem Wasser zum Liter gelöst;
4. Creatinin-Vergleichslösung (Creatinin: 10 mmol/*l*). 1,131 g über Silicagel bis zur Massekonstanz getrocknetes Creatinin (2-Amino-1-methyl-1H-4,5-dihydroimidazol-4-on) werden in Salzsäure (100 mmol/*l*) zum Liter gelöst. Die Ver-

gleichslösung ist bei 2–8 °C aufbewahrt 7 Tage, bei −12 °C oder einer Temperatur darunter aufbewahrt 1 Monat haltbar;

5. Creatinin-Vergleichslösung* (Creatinin: 100 µmol/*l*). 10 m*l* Creatinin-Vergleichslösung (4) werden mit destilliertem Wasser zum Liter aufgefüllt. Die Vergleichslösung ist bei 2–8 °C aufbewahrt 7 Tage, bei −12 °C oder einer Temperatur darunter aufbewahrt 1 Monat haltbar.

Ausführung

Prüflösung. 1 m*l* Harn wird mit destilliertem Wasser zu 100 m*l* aufgefüllt. 500 µ*l* dieser Lösung werden in einem Zentrifugenglas mit 3 m*l* Pikrinsäure-Reagenzlösung (2) gemischt. Zeigt die Mischung eine Trübung oder einen Niederschlag, so ist sie bei einer relativen Zentrifugalbeschleunigung von 1 500 zu zentrifugieren. Die klare, überstehende Lösung wird als Prüflösung verwendet.
Prüfansatz. 2 m*l* Prüflösung und 100 µ*l* Natronlauge (2,5 mol/*l*) (3) werden gemischt. Die Extinktion des Prüfansatzes wird frühestens 20 min, spätestens aber 30 min nach Zugabe der Natronlauge (2,5 mol/*l*) (3) in einer Schichtdicke von 10 mm bei einer Wellenlänge von 530 nm (520–540 nm) gemessen.
Leeransatz. 500 µ*l* destilliertes Wasser werden mit 3 m*l* Pikrinsäure-Reagenzlösung (2) gemischt. Zu 2 m*l* dieser Mischung werden 100 µ*l* Natronlauge (2,5 mol/*l*) (3) gegeben.
Vergleichsansatz. 500 µ*l* Creatinin-Vergleichslösung* (5) werden mit 3 m*l* Pikrinsäure-Reagenzlösung (2) gemischt, und 2 m*l* dieser Mischung werden wie unter „Prüfansatz" angegeben behandelt. Der korrigierten Extinktion des Vergleichsansatzes entspricht eine Konzentration von 10 mmol Creatinin/*l* Harn. – Überschreitet der Zeitraum der Messungen je Serie die Dauer von 10 min, so ist nach jeweils 10 min ein weiterer Vergleichsansatz in die Messungen und dessen korrigierte Extinktion wie unter „Berechnung" angegeben einzusetzen.

Berechnung

Der Creatiningehalt des Harnes ergibt sich zu

$$\frac{E' \cdot 10}{\overline{E'_v}} = \quad \text{mmol}/l$$

E' = korrigierte Extinktion des Prüfansatzes,
$\overline{E'_v}$ = Mittelwert der korrigierten Extinktionen des Vergleichsansatzes.

Hinweis

Ist das Verhältnis der korrigierten Extinktion des Prüfansatzes zur korrigierten Extinktion des Vergleichsansatzes kleiner als 0,2, so ist die Bestimmung mit einer Prüflösung zu wiederholen, bei der anstelle von 1 m*l* Harn 10 m*l* Harn mit destilliertem Wasser zu 100 m*l* aufgefüllt werden. Das aus dieser Bestimmung resultierende Ergebnis ist durch 10 zu dividieren.

Auf dem gleichen Prinzip beruhen die beiden im Arzneibuch der Deutschen Demokratischen Republik (Diagnostische Laboratoriumsmethoden) enthaltenen *automatisierten Methoden* zur Creatininbestimmung.

Die in der DDR hergestellten Analysenautomaten „Kontinuierlicher Analysenautomat" und „Analysenautomat ADM 300" arbeiten nach dem Durchflußprinzip.
Bei diesen Geräten wird das zu untersuchende Prüfmaterial undosiert in Probengefäße gegeben, und diese werden in die Magazine des Probenspeichers eingesetzt. Ein programmgesteuerter Tauchheber taucht in vorher festgelegter zeitlicher Folge mit seiner Kanüle nacheinander im Wechsel in die Probengefäße und in Spülflüssigkeit. Diese Funktionseinheit wird als *automatischer Probenspeicher* bezeichnet. Eine peristaltische *Mehrkanalpumpe* fördert über eine in der jeweiligen Prüfmethode festgelegte Anzahl von Kanälen Prüfmaterial, Luft und Reagenzlösungen in einem für die jeweilige Prüfmethode festgelegten Mengenverhältnis in das Leitungssystem. In diesem werden Reagenzlösungen, Luft und Prüfmaterial in *Mischstücken* zu einem luftsegmentierten Flüssigkeitsstrom zusammengeführt. Sofern eine Trennung der niedermolekularen Substanzen der Probe von den hochmolekularen Eiweißkörpern (des Serums) erforderlich ist, wird der Probe-Reagenz-Luft-Strom (Primärstrom) durch einen *Dialysator* geleitet, der die niedermolekularen Substanzen in einen zweiten, von der Dosierpumpe ausgehenden Reagenz-Luft-Strom (Sekundärstrom) übertreten läßt, der nun in einer oder mehreren *Reaktionswendeln* zur Umsetzung der zu bestimmenden Prüfkomponente führt. Nach dem Abtrennen der Luftblasen wird das Reaktionsgemisch einem *Durchflußkolorimeter* zugeführt. In diesem wird entsprechend der Frequenz des Tauchhebers im Probenspeicher die Änderung der Lichtabsorption gemessen und in elektrische Signale umgewandelt. In der Reihenfolge der eingegebenen Proben werden entweder auf einem *Kompensationsbandschreiber* Peaks aufgezeichnet (deren maximale Höhe ein Maß für die Konzentration bzw. Aktivität der zu bestimmenden Prüfkomponente ist) oder von einer *Auswerteeinheit* direkt Zahlenwerte ausgedruckt.
Hinsichtlich der Einzelheiten von Aufbau und Inbetriebnahme, Vorbereitung und Durchführung der Messungen sowie Qualitätsvorgaben muß auf die Ausführungen im Arzneibuch der DDR (Diagnostische Laboratoriumsmethoden) und die bestätigte Kundendokumentation des jeweiligen Analysenautomaten verwiesen werden. Nachstehend können nur die wesentlichsten Daten der Bestimmungsmethoden aufgeführt werden.

▶ Automatisierte Creatininbestimmung mit dem „Kontinuierlichen Analysenautomaten" (VEB MLW Prüfgerätewerk Medingen) (Methode II – AB (D. L.) – DDR 83)

Prüfmaterial. Mischung aus 1 Volumenteil Harn und 20 bzw. 50 Volumenteilen Natriumchloridlösung (154 mmol/*l*).

Reagenzien

Vorratslösungen

1. Natriumchloridlösung (1,54 mol/*l*). 90 g pulverisiertes und bei 130 °C bis zur Massekonstanz getrocknetes Natriumchlorid werden in destilliertem Wasser zum Liter gelöst;

2. Natronlauge (750 mmol/*l*). 30 g Natriumhydroxid werden in kohlendioxidfreiem destilliertem Wasser zum Liter gelöst;
3. Pikrinsäure-Reagenzlösung* (Pikrinsäure: etwa 41 mmol/*l*). 27 g Pikrinsäure werden mit 1,5 *l* destilliertem Wasser versetzt. Die Mischung wird zur Sättigung unter wiederholtem Schütteln mindestens 1 Tag stehengelassen und anschließend filtriert. 1,4 *l* des Filtrats werden mit 300 m*l* destilliertem Wasser gemischt. Die Mischung wird als Reagenzlösung verwendet;
4. Triton-X-100-Lösung (100 g/*l*).

Gebrauchslösungen

1. Natriumchlorid-Triton-Reagenzlösung. 100 m*l* Natriumchloridlösung (1,54 mol/*l*) werden mit destilliertem Wasser zum Liter aufgefüllt. Zu dieser Lösung werden 2,5 m*l* Triton-X-100-Lösung (100 g/*l*) gegeben, diese Lösung wird dann durch einen Glasfiltertiegel POR 40 (G3) filtriert. Das Filtrat wird als Reagenzlösung verwendet. Die Reagenzlösung ist 24 Tage haltbar;
2. Pikrat-Reagenzlösung (Pikrinsäure: etwa 14,5 mmol/*l*). 500 m*l* Pikrinsäure-Reagenzlösung* werden mit Natronlauge (750 mmol/*l*) zum Liter aufgefüllt. Die Lösung wird durch einen Glasfiltertiegel POR 40 (G3) filtriert. Das Filtrat wird als Reagenzlösung verwendet. Die Reagenzlösung ist 1 Tag haltbar.

Spülflüssigkeit: Destilliertes Wasser.

Bezugslösungen. 1,6968 g getrocknetes Creatinin werden in Salzsäure (5 mmol/*l*) zum Liter gelöst. 1, 2 und 3 m*l* dieser Lösung werden mit destilliertem Wasser zu jeweils 100 m*l* aufgefüllt. Diese Bezugslösungen bezeichnet man als BL1, BL2 und BL3. Den gemessenen Peaks dieser Bezugslösungen entsprechen Konzentrationen von 3,15, 6,30 und 9,45 mmol Creatinin/*l* Harn (Verdünnung 1 + 20) bzw. 7,65, 15,30 und 22,95 mmol Creatinin/*l* Harn (Verdünnung 1 + 50).

Ausführung

Fließschema s. Abbildung 4/1.

Schlauchbestückungsplan

Kanal Nr.	Funktion des Pumpschlauchs	Förderleistung (μl/s)
5	Pikrat-Reagenzlösung	36,8
6	Luft (Sekundärstrom)	11,8
7	Natriumchlorid-Triton-Reagenzlösung (Sekundärstrom)	41,5
10	Natriumchlorid-Triton-Reagenzlösung (Primärstrom)	20,2
11	Luft (Primärstrom)	11,8
12	Probe	11,8
14	Absaugung vom Luftabscheider	20,2
15	Ansaugschlauch für Spülgefäß	25,8

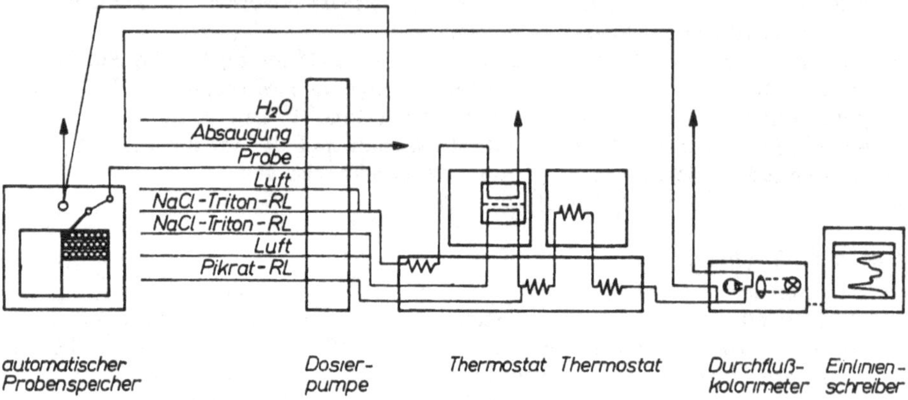

Abb. 4/1 Fließschema für die automatisierte Creatininbestimmung mit dem „Kontinuierlichen Analysenautomaten" (VEB MLW Prüfgerätewerk Medingen)

Technische Parameter

Automatischer Probenspeicher

Probenrate	40 Proben/h
Probennahmezeit	40 s
Spülzeit	50 s
Kanüle des Tauchhebers	500 μm Innendurchmesser
Verbindung zwischen Kanüle und Probennehmerschlauch	500 μm Innendurchmesser
Dosierpumpe	
Fördergang	2
Leitungssystem	
Thermostat	1
Temperatureinstellung	37 °C ± 0,1 K
Dialysator	Membran 200 PM
Volumen der Reaktionswendel	20 m*l*
Durchflußkolorimeter	
Spezialinterferenzfilter	510 nm (505–525 nm)
Schichtdicke der Küvette:	15 mm
Einlinienschreiber	
Registrierbreite	$\Delta E = 0{,}180$ (0,150–0,210)

Anordnung der Proben auf dem automatischen Probenspeicher

a) für manuelle Auswertung

In den Kalibrier- bzw. Probenmagazinen sind die Proben wie nachstehend angegeben anzuordnen. Nach jeweils fünf Probenmagazinen folgt ein Kalibriermagazin.

Kalibriermagazin BL1 BL1 BL2 BL2 BL3 BL3 0 BL2 0 0,
Probenmagazin P_1 $P_2 \cdots P_9$ KM 0

BL1, BL2, BL3 = Bezugslösungen,
$P_1 \cdots P_9$ = Prüfmaterial,
KM = Kontrollmaterial,
0 = destilliertes Wasser.

b) Auswertung im on-line-Betrieb

Magazin 1 ··· S 0 0 BL1,
Magazin 2 BL1 BL2 BL2 BL3 BL3 0 BL2 BL2 0 0,
Magazin 3 $P_1 \cdots P_{10}$,
Magazin 4 $P_{11} \cdots P_{15}$ 0 BL2 BL2 0 0,
Magazine 5 und 6, 7 und 8 bzw. analog 3 und 4

S = Patientenserum mit einem Creatiningehalt von etwa 320 μmol/*l*,
BL1, BL2, BL3 = Bezugslösungen,
$P_1 \cdots P_n$ = Prüfmaterial,
0 = destilliertes Wasser.

Hinweis

Bei täglich achtstündiger Betriebsdauer des Automaten muß das Glasleitungssystem einmal wöchentlich 20 min mit einer Reinigungslösung [Zusammensetzung: 500 m*l* Natriumhypochloritlösung und 250 m*l* Natronlauge (5 mol/*l*) werden mit destilliertem Wasser zum Liter aufgefüllt] gespült werden. Vor Beginn dieser Spülung ist der Dialysator zu überbrücken. Nach der Spülung mit der Reinigungslösung ist das Glasleitungssystem 20 min mit destilliertem Wasser zu spülen.

► Automatisierte Creatininbestimmung mit dem ADM 300 (VEB MLW Prüfgerätewerk Medingen) (Methode III – AB (D. L.) – DDR 85)

Prüfmaterial. Mischung aus 1 Volumenteil Harn und 20 bzw. 50 Volumenteilen Natriumchloridlösung (154 mmol/*l*).

Reagenzien

Vorratslösungen

1. Natriumchloridlösung (1,54 mol/*l*). 90 g pulverisiertes und bei 130 °C bis zur Massekonstanz getrocknetes Natriumchlorid werden in destilliertem Wasser zum Liter gelöst;
2. Natronlauge (750 mmol/*l*). 30 g Natriumhydroxid werden in kohlendioxidfreiem destilliertem Wasser zum Liter gelöst;
3. Pikrinsäure-Reagenzlösung** (Pikrinsäure: etwa 49 mmol/*l*). 18 g Pikrinsäure werden mit 1 *l* heißem destilliertem Wasser versetzt. Die Mischung wird kräftig geschüttelt, mindestens 1 Tag stehengelassen und anschließend filtriert. Das Filtrat wird als Reagenzlösung verwendet;
4. Triton-X-100-Lösung (100 g/*l*);
5. Creatinin-Vergleichslösung (Creatinin: 10 mmol/*l*).
   1,131 g über Silicagel bis zur Massekonstanz getrocknetes Creatinin werden

in Salzsäure (100 mmol/*l*) zum Liter gelöst. Die Vergleichslösung ist bei 2–8 °C aufbewahrt 7 Tage, bei −12 °C oder einer Temperatur darunter aufbewahrt, 1 Monat haltbar.

Gebrauchslösungen

1. Natriumchlorid-Triton-Reagenzlösung. 100 m*l* Natriumchloridlösung (1,54 mol/*l*) werden mit destilliertem Wasser zum Liter aufgefüllt. Zu dieser Lösung werden 2,5 m*l* Triton-X-100-Lösung (100 g/*l*) gegeben. Diese Lösung wird dann durch einen Glasfiltertiegel POR 40 (G3) filtriert. Das Filtrat wird als Reagenzlösung verwendet. Die Reagenzlösung ist 24 Tage haltbar;
2. Natronlauge (750 mmol/*l*;
3. Pikrinsäure-Reagenzlösung*** (Pikrinsäure: 44,1 mmol/*l*). 900 m*l* filtrierte Pikrinsäure-Reagenzlösung** werden mit destilliertem Wasser zum Liter aufgefüllt. Die Reagenzlösung ist in einer Polyethylenflasche aufzubewahren; sie ist 1 Tag verwendbar.

Spülflüssigkeit. Destilliertes Wasser.

Bezugslösungen. 1, 2 und 4 m*l* Creatinin-Vergleichslösung werden mit destilliertem Wasser zu jeweils 100 m*l* aufgefüllt. Diese Bezugslösungen werden als BL1, BL2 und BL3 bezeichnet. Den gemessenen Peaks dieser Bezugslösungen entsprechen Konzentrationen von 2,1, 4,2 und 8,4 mmol Creatinin/*l* *Harn* (Verdünnung 1 + 20) bzw. 5,1, 10,2 und 20,4 mmol Creatinin/*l* *Harn* (Verdünnung 1 + 50).

Ausführung

Fließschema s. Abbildung 4/2.

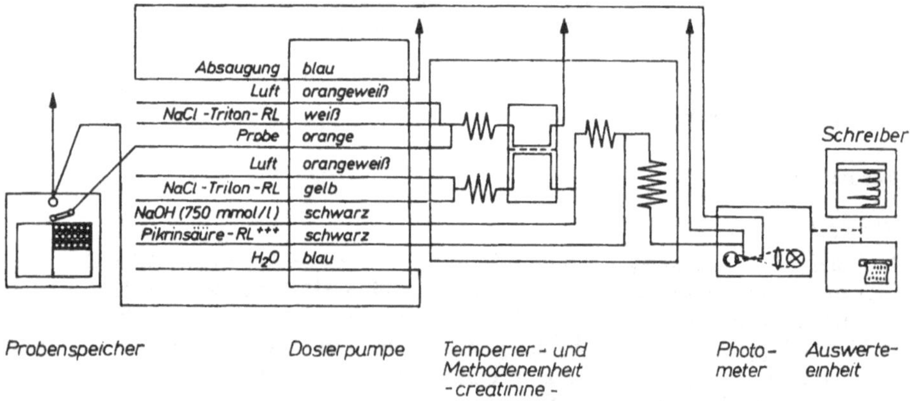

Abb. 4/2 Fließschema für die automatisierte Creatininbestimmung mit dem ADM 300 (VEB MLW Prüfgerätewerk Medingen)

Technische Daten

Probenrate	80 Proben/h
Probenvolumen für Einzelbestimmung	125 µ*l*

Automatischer Probenspeicher	
Probennahmezeit	25 s
Spülzeit	20 s
Kanüle	700 µm Innendurchmesser
Dosierpumpe	
Fördergang	2
Temperiereinheit	
Temperatureinstellung	37 °C ± 0,1 K
Photometer	
Extinktionsmeßbereich	1
Wellenlänge	510 nm
Schichtdicke der Küvette	20 mm
Schreiber	
Range	2 V
Papiervorschub	100 µm/s

Bezugskurve

a) *manuell*

Die Peakhöhe für die Bezugslösung BL3 ist auf etwa 220 mm einzustellen.

b) *mittels Auswerteeinheit*

Die Auswerteeinheit ist mit folgenden Richtwerten zu programmieren:

	$\Delta E = 0-1$
Verfahrensnummer	1
Maximalspannung	1,8–2,4 V
Maßeinheitsnummer	9
Bezugskonzentration	200
erwartete Spannung	0,9–1,3 V
Überlappungsfaktor	0,01

Hinweis

Bei täglich achtstündiger Betriebsdauer des Automaten muß das Glasleitungssystem einmal wöchentlich 20 min mit einer Reinigungslösung [Zusammensetzung: 500 m*l* Natriumhypochloritlösung und 250 m*l* Natronlauge (5 mol/*l*) werden mit destilliertem Wasser zum Liter aufgefüllt] gespült werden. Vor Beginn dieser Spülung ist der Dialysator zu überbrücken. Nach der Spülung mit der Reinigungslösung ist das Glasleitungssystem 20 min mit destilliertem Wasser zu spülen.

4.2.2. Amylase

► Bestimmung der Aktivität der α-Amylase (AB (D. L.) – DDR 83)

Prinzip

Durch α-Amylase werden Stärkepolysaccharide zu niedermolekularen Kohlenhydraten hydrolysiert, die mit Iod keine Blaufärbung zeigen. Die Aktivität der α-Amylase ist der Abnahme der Farbintensität des Stärkepolysaccharid-Iod-Komplexes direkt proportional.

Reagenzien

1. Natriumchloridlösung (154 mmol/*l*). 9 g Natriumchlorid werden in destilliertem Wasser zum Liter gelöst;
2. Phosphat-Puffer III (pH-Wert: 7,0, Phosphat: 100 mmol/*l*, Dinatrium-hydrogen-phosphat: 61,2 mmol/*l*, Kalium-dihydrogen-phosphat: 38,8 mmol/*l*). 10,893 g Dinatrium-hydrogen-phosphat-2-Wasser und 5,28 g Kalium-dihydrogen-phosphat werden in destilliertem Wasser zum Liter gelöst;
3. Stärke-Reagenzlösung (Natriumhydroxid: 100 mmol/*l*, Stärke: 5 g/*l*). Eine 5 g wasserfreier löslicher Stärke entsprechende Menge löslicher Stärke[1] wird mit 50 m*l* destilliertem Wasser angerieben und nach Zusatz von 50 m*l* Natronlauge (2 mol/*l*) unter Rühren gelöst. Die Lösung wird mit destilliertem Wasser zum Liter aufgefüllt. Die Reagenzlösung ist bei 2–8 °C aufzubewahren. Sie ist 2 Monate haltbar;
4. Stärke-Reagenzlösung* (Chlorid: 10 mmol/*l*, Phosphat: 79,8 mmol/*l*, Stärke: 500 mg/*l*). 100 m*l* Stärke-Reagenzlösung (3), 100 m*l* Salzsäure (100 mmol/*l*) und 2 m*l* Natriumazidlösung (769 mmol/*l*) werden mit Phosphat-Puffer III (2) zum Liter aufgefüllt. Die Reagenzlösung ist bei 2–8 °C aufzubewahren; sie ist 14 Tage haltbar. Die Lösung ist zu verwerfen, wenn die Extinktion des Leeransatzes 2 (s. unten!) gegenüber einem mit frisch bereiteter Stärke-Reagenzlösung* hergestellten Leeransatz um mehr als 15 % abgenommen hat;
5. Iod-Reagenzlösung (Iod: 100 mmol/*l*, Kaliumiodid: 120 mmol/*l*). 12,69 g Iod werden in der Lösung von 20 g Kaliumiodid in 30 m*l* destilliertem Wasser unter Schütteln gelöst. Die Lösung wird mit destilliertem Wasser zum Liter aufgefüllt. Die Reagenzlösung ist vor Licht geschützt aufzubewahren;
6. Iod-Reagenzlösung* (Iod: 2,5 mmol/*l*, Kaliumiodid: 3 mmol/*l*). 25 m*l* Iod-Reagenzlösung (5) werden mit destilliertem Wasser zum Liter aufgefüllt. Die Reagenzlösung ist vor Licht geschützt aufzubewahren. Sie ist 14 Tage haltbar;
7. Hämiglobincyanidlösung, standardisiert zur Laboratoriumsdiagnostik;
8. Transformations-Reagenzlösung (Dinatriumtetraborat: 5,11 mmol/*l*, Kaliumcyanid: 1,54 mmol/*l*, Kalium-hexacyanoferrat(III): 3,04 mmol/*l*). 1 g Kalium-

[1] Der Wassergehalt der löslichen Stärke wird wie folgt bestimmt: 500 mg lösliche Stärke werden in einem bis zur Massekonstanz getrockneten Wägeglas in dünner Schicht ausgebreitet und bei 130 °C bis zur Massekonstanz getrocknet Nach dem Erkalten im Exsikkator über Silicagel wird die getrocknete Substanz gewogen und aus dem Trocknungsverlust der Wassergehalt berechnet. Die zur Bestimmung des Wassergehalts eingesetzte Stärke darf nicht zur Herstellung von Stärke-Reagenzlösung verwendet werden.

hexacyanoferrat(III), 100 mg Kaliumcyanid und 1,95 g Dinatriumtetraborat-10-Wasser werden in destilliertem Wasser zum Liter gelöst. Die Reagenzlösung ist vor Licht geschützt aufzubewahren. Sie ist 14 Tage haltbar.

Ausführung

Prüflösung. Als Untersuchungsmaterial ist Sammelharn zu verwenden. Die Sammelzeit soll nach Möglichkeit 8 h betragen, dabei soll während der Nacht gesammelt werden. Ist diese Möglichkeit nicht gegeben, ist ein 2-Stunden-Sammelharn zu verwenden. Der Sammelharn ist spätestens nach 2 Tagen zu prüfen oder kann bei 2–8 °C 7 Tage aufbewahrt werden. – Vor der Durchführung der Bestimmung ist 1 Volumenteil Harn mit 5 Volumenteilen Natriumchloridlösung (154 mmol/*l*) (1) zu mischen.
Prüfansatz. 1 m*l* Stärke-Reagenzlösung* (4) wird in ein mit Glasstopfen verschließbares Reagenzglas gegeben, in einem Wasserbad von 37 °C 5 min stehengelassen und anschließend mit 20 μ*l* Harnverdünnung versetzt. Der Inhalt des Reagenzglases wird sofort gemischt. Das Reagenzglas wird unverzüglich wieder in das Wasserbad von 37 °C gestellt, 10 min ± 5 s nach Zusatz der Harnverdünnung mit 10 m*l* Iod-Reagenzlösung* (6) versetzt, in einem Wasserbad von 20 °C schnell abgekühlt und bis zur Extinktionsmessung bei 20 °C aufbewahrt. Die Extinktion des Prüfansatzes wird frühestens 10 min, spätestens 90 min nach dem Abkühlen in einer Schichtdicke von 10 mm bei der Wellenlänge von 575 nm (570–580 nm) gegen den Leeransatz 1 gemessen.
Leeransatz 1. 1 m*l* destilliertes Wasser und 10 m*l* Iod-Reagenzlösung* (6) werden gemischt. Die Mischung wird bis zur Extinktionsmessung in einem Wasserbad von 20 °C aufbewahrt.
Leeransatz 2. 1 m*l* Stärke-Reagenzlösung* (4) und 10 m*l* Iod-Reagenzlösung* (6) werden gemischt. Die Mischung wird bis zur Extinktionsmessung in einem Wasserbad von 20 °C aufbewahrt. Die Extinktion des Leeransatzes 2 wird wie unter „Prüfansatz" angegeben gemessen.

Berechnung

Die während einer Stunde ausgeschiedenen Einheiten α-Amylase (AE) ergeben sich zu

$$\frac{\Delta E \cdot \overline{k} \cdot a \cdot 0{,}5}{b} = \quad \text{AE/h}$$

a = während der Sammelzeit ausgeschiedener Harn (m*l*),
b = Sammelzeit (h),
ΔE = $E_{1,2} - E'$,
E' = korrigierte Extinktion des Prüfansatzes,
$E_{1,2}$ = korrigierte Extinktion des Leeransatzes 2,
$\overline{k}$ = Korrekturfaktor.

Der Korrekturfaktor $\overline{k}$ ist für das jeweilige Meßgerät wie folgt zu ermitteln: 1, 1,5, 2, 2,5, 3 und 3,5 m*l* Hämiglobincyanid-Vergleichslösung (7) werden jeweils mit Transformations-Reagenzlösung (8) zu 5 m*l* aufgefüllt. Die Extinktionen dieser Lösungen werden in einer Schichtdicke von 10 mm bei der Wellenlänge von 546 nm gegen Transformations-Reagenzlösung (8) gemessen. Diesen gemessenen Extinktionen entsprechen theroretische Extinktionen von $E_{th} = 0{,}22$, 0,33, 0,44, 0,55, 0,66 und 0,77. Für jede dieser Lösungen wird der Quotient k aus der theoretischen Extinktion E_{th} und der gemessenen Extinktion E' gebildet. Der Korrekturfaktor $\overline{k}$ ist der Mittelwert aus den für die einzelnen Lösungen gebildeten Quotienten unter der Voraussetzung der Linearität.

Prüfung der Eignung des Meßgerätes

Die Eignung des Meßgeräts für die Durchführung der Prüfmethode ist vor seiner erstmaligen Verwendung sowie nach durchgeführten Veränderungen am Meßgerät zu prüfen. Diese Prüfung ist jeweils als Dreifachbestimmung durchzuführen.
1, 2, 3 und 4 m*l* Stärke-Reagenzlösung* (4) werden jeweils mit Phosphat-Puffer III (2) zu 5 m*l* aufgefüllt. Je 200 μ*l* dieser Lösungen sowie 200 μ*l* Stärke-Reagenzlösung* (4) werden mit je 2 m*l* Iod-Reagenzlösung* (6) gemischt. Diese Mischungen werden bis zur Extinktionsmessung in einem Wasserbad von 20 °C aufbewahrt. – Die Extinktionen dieser Ansätze werden frühestens 10 min, spätestens aber 90 min nach dem Mischen in einer Schichtdicke von 10 mm bei der Wellenlänge von 575 nm (570–580 nm) gegen den Leeransatz 1 gemessen. – Für jeden der fünf Ansätze wird aus den korrigierten Extinktionen der drei Einzelbestimmungen das arithmetische Mittel gebildet und in ein Koordinatensystem über der zugehörigen Stärkekonzentration eingetragen. Die einzelnen Meßpunkte werden durch einen Kurvenzug verbunden. – Das Meßgerät ist für die Durchführung der Prüfmethode geeignet, wenn der Kurvenzug eine Gerade ergibt.

Hinweise

Ist der für $\Delta E \cdot \overline{k}$ ermittelte Wert größer als 0,3, so ist 1 Volumenteil des zu prüfenden Harnes mit 25 bzw. 50 Volumenteilen Natriumchloridlösung (154 mmol/*l*) (1) zu mischen, die Bestimmung mit 20 μ*l* der jeweiligen Mischung zu wiederholen und das daraus resultierende Ergebnis mit 4,33 bzw. 8,5 zu multiplizieren. Als α-Amylase-Einheit (AE) gilt die Aktivität α-Amylase, die unter den angegebenen Bedingungen eine Extinktionsabnahme des Stärkepolysaccharid-Iod-Komplexes von $\Delta E = 1/s$ bewirkt. Die zur Durchführung der Bestimmung zu verwendenden Glasgeräte dürfen nicht mit Spülmitteln gereinigt werden, die Detergenzien enthalten. Als Referenzbereiche für die α-Amylaseausscheidung in h gelten

Normalbereich	0,60–2,40 AE
Grenzbereich	2,45–3,00 AE
pathologischer Bereich	≧ 3,05 AE

4.2.3. Hormone

4.2.3.1. Human-Chorion-Gonadotropin (Hämagglutinationshemmungstest)

▶ **Nachweis von Human-Chorion-Gonadotropin (Hämagglutinationshemmungstest) (AB (D. L.) – DDR 83)**

Prinzip

Human-Chorion-Gonadotropin (HCG) wird an Hammelerythrozyten, die mit Methanol (Formaldehyd) und Gerbsäure behandelt wurden, gebunden. HCG-Antikörper vom Kaninchen reagieren mit diesen Erythrozyten in einer Antigen-Antikörper-Reaktion, wobei eine Agglutination der Erythrozyten erfolgt. Zugabe von Gravidenharn, der HCG enthält, bewirkt, daß dieses HCG die Antikörper bindet. Dadurch wird die Antigen-Antikörper-Reaktion zwischen HCG-beladenen Erythrozyten und Antikörpern gehemmt.

Reagenzien

Gravimun 2 (Immunologischer Schwangerschaftstest in vitro, VEB Sächsisches Serumwerk Dresden). Die Testpackung enthält:

1. Lyophilisate von Anti-HCG-Serum und Trägererythrozyten, beladen mit Human-Chorion-Gonadotropin (HCG),
2. Natriumchlorid-Phosphat-Puffer (T) (pH-Wert: 6,4).

Die Testpackung ist bei 2–8 °C aufzubewahren.

Ausführung

Als Untersuchungsmaterial ist Morgenharn von Frauen zu verwenden. Der Harn ist innerhalb von 6 h zu untersuchen oder darf bei 2–8 °C höchstens 1 Tag aufbewahrt werden; unmittelbar vor der Untersuchung ist er zu filtrieren.
Eine Ampulle der Testpackung wird mit einer Feile geöffnet. Anschließend werden in die geöffnete Ampulle 500 μl Natriumchlorid-Phosphat-Puffer (T) gegeben. Durch leichtes Schwenken der Ampulle wird die Innenwand des Gefäßes vollständig benetzt und der gesamte Inhalt der Ampulle gelöst. Der Ampulleninhalt ist unmittelbar nach dem Auflösen zu verwenden. Er ist ausreichend für die Durchführung von zwei Prüfungen.
200 μl Lösung werden entnommen und in ein beigefügtes Reaktionsgefäß übergeführt. Anschließend werden 2 Tropfen frisch filtrierter Harn zugegeben. Das Reaktionsgefäß wird vorsichtig geschüttelt und danach erschütterungsfrei, vor direkter Sonneneinwirkung geschützt, bei 20 °C 90–120 min stehengelassen. Anschließend wird die Reaktion durch makroskopische Betrachtung gegen einen weißen Untergrund beurteilt.
Das Prüfergebnis ist als positiv (1) zu beurteilen, wenn bei fehlender Agglutination auf dem ideal halbkugelförmigen Boden des Reaktionsgefäßes ein enger, braunroter Ring zu erkennen ist. Das Prüfergebnis ist als negativ (0) zu beurtei-

len, wenn bei Agglutination eine Ringbildung ausbleibt. In diesem Fall ist eine glatte zartrosa Zellmatte auf dem Boden des Reaktionsgefäßes zu erkennen. Ist eine eindeutige Beurteilung nicht möglich, so ist die Prüfung nach einigen Tagen mit neuem Untersuchungsmaterial zu wiederholen.

Kontrollversuche

Kontrolle des Testsystems mit positiv reagierendem Harn. Als positiv reagierender Kontrollharn ist ein unter den Bedingungen der Prüfung positiv reagierender Frauenharn zu verwenden. Der Kontrollversuch wird wie unter „Ausführung" angegeben durchgeführt, wobei der positiv reagierende Kontrollharn anstelle des zu prüfenden Harnes zu verwenden ist. Nach der vorgeschriebenen Reaktionszeit darf die Mischung keine Agglutination zeigen, während ein Ring zu erkennen sein muß.
Kontrolle des Testsystems mit negativ reagierendem Harn. Als negativ reagierender Kontrollharn ist ein unter den Bedingungen der Prüfung negativ reagierender Frauenharn zu verwenden. Der Kontrollversuch wird wie unter „Ausführung" angegeben durchgeführt, wobei der negativ reagierende Kontrollharn anstelle des zu prüfenden Harnes zu verwenden ist. Nach der vorgeschriebenen Reaktionszeit muß die Mischung Agglutination zeigen, während kein Ring zu erkennen sein darf.

Hinweise

Es dürfen nur Pipetten verwendet werden, die nicht mit Waschmitteln gereinigt wurden.
Ampullen, die tiefdunkel gefärbte Erythrozyten anstelle intakter hellbrauner Erythrozyten enthalten, dürfen nicht verwendet werden. Bei extrauteriner Gravidität ist nur das positive Prüfergebnis diagnostisch verwertbar. Ein negatives Prüfergebnis schließt eine extrauterine Gravidität nicht aus.

4.2.3.2. Estrogene Hormone

▶ Bestimmung der estrogenen Hormone (AB (D. L.) – DDR 87)

Prinzip

Beim Erhitzen von estrogenen Hormonen mit Schwefelsäure und Phenolen entstehen ungesättigte Kohlenwasserstoffe, welche die Lösung nach Zusatz von Wasser rot färben. Diese Verbindungen lassen sich mit Lösungen von 4-Nitrophenol in Halogenkohlenwasserstoffen aus dem Reaktionsgemisch extrahieren und zeigen dann neben der Rotfärbung eine gelbgrüne Fluoreszenz.

Reagenzien

1. Salzsäure, konzentriert;
2. Ether, besonders gereinigt. 1 *l* Ether wird nach Zusatz von 20 g Natriumhydroxid über eine Kolonne destilliert. Die Destillation ist zu beenden, wenn noch 50 m*l* Flüssigkeit im Destillationskolben enthalten sind. Besonders gereinigter Ether ist vor Licht geschützt aufzubewahren;
3. Natriumhydrogencarbonat puriss.;
4. Natriumhydrogencarbonatlösung (952 mmol/*l*). 80 g Natriumhydrogencarbonat (3) werden in destilliertem Wasser zum Liter gelöst. Die Lösung ist jeweils frisch zu bereiten;
5. Benzen, besonders gereinigt. 1 *l* Benzen wird nach Zusatz von 30 g Natriumhydroxid über eine Kolonne destilliert. Besonders gereinigtes Benzen ist bei 8–15 °C aufzubewahren;
6. Petroläther, besonders gereinigt. 1 *l* Petroläther wird so oft mit je 100 m*l* konzentrierter Schwefelsäure ausgeschüttelt, bis sich die Schwefelsäure nicht mehr gelb färbt. Danach wird der Petroläther zweimal mit je 200 m*l* destilliertem Wasser, anschließend mit 200 m*l* Natriumhydrogencarbonatlösung (952 mmol/*l*) (4) und danach zweimal mit je 200 m*l* destilliertem Wasser ausgeschüttelt. Dann wird der Petroläther filtriert und über eine Kolonne destilliert;
7. Natronlauge (1 mol/*l*), unter Verwendung einer entsprechenden Testalampulle mit kohlendioxidfreiem destilliertem Wasser herzustellen;
8. Schwefelsäure, konzentriert;
9. Schwefelsäure (8 mol/*l*). 450 m*l* konzentrierte Schwefelsäure werden zu 500 m*l* destilliertem Wasser gegeben. Nach dem Abkühlen auf 20 °C wird die Mischung mit destilliertem Wasser zum Liter aufgefüllt. Schwefelsäure (8 mol/*l*) ist 1 Jahr verwendbar;
10. Hydrochinon (1,4-Dihydroxy-benzen);
11. Ethanol, besonders gereinigt. Die Reinigung kann nach einem der beiden folgenden Verfahren erfolgen:
    1. 1 *l* Ethanol (96 Vol.-%) wird nach Zusatz von 30 g Natriumhydroxid und 6 g Aluminiumspänen über eine Kolonne destilliert oder
    2. maximal 5 *l* Ethanol (96 Vol.-%) werden über eine mit 150 g Kieselgel 60 gefüllte Säule (Länge etwa 700 mm, Durchmesser etwa 30 mm) filtriert.

    Besonders gereinigtes Ethanol ist vor Licht geschützt aufzubewahren;
12. 4-Nitrophenol, besonders gereinigt. 200 m*l* besonders gereinigtes Benzen (5) werden im Wasserbad auf 75 °C erhitzt und bei dieser Temperatur unter ständigem Rühren mit 4-Nitrophenol gesättigt. Die heiße, gesättigte Lösung wird durch Filterpapier der Sorte „Filtrak 388" filtriert. Das Filtrat wird nach dem Abkühlen auf 30 °C mit 250 m*l* besonders gereinigtem Petroläther (6) versetzt. Die nach dem Erkalten ausgeschiedenen Kristalle werden auf einem Filterpapier der Sorte „Filtrak 388" gesammelt, mit besonders gereinigtem Petroläther (6) gewaschen und an der Luft getrocknet. Die Kristalle dürfen höchstens schwach gelb gefärbt sein; andernfalls ist das Umkristallisieren zu wiederholen;
13. Nitrophenol-Reagenzlösung (4-Nitrophenol: 144 mmol/*l*). 20 g besonders

gereinigtes 4-Nitrophenol (12) werden mit 10 m*l* besonders gereinigtem Ethanol (11) versetzt und unter Erwärmen auf 40–75 °C auf dem Wasserbad in 600 m*l* Chloroform gelöst. Die auf 20 °C abgekühlte Lösung wird mit Chloroform zum Liter aufgefüllt. Die Reagenzlösung ist bei 2–8 °C und vor Licht geschützt aufzubewahren;

14. Estradiol-Vergleichslösung (Estradiol-17β: 36,7 μmol/*l*). 10 mg Estradiol-17β (Estra-1,3,5(10)-trien-3,17β-diol für wissenschaftliche Zwecke, VEB Jenapharm) werden in einen aus Aluminiumfolie geformten Becher eingewogen und zusammen mit dem Becher in 900 m*l* besonders gereinigtes Ethanol (11) gegeben. Die Lösung wird mit besonders gereinigtem Ethanol (11) zum Liter aufgefüllt. Die Vergleichslösung ist bei 2–8 °C und vor Licht geschützt aufzubewahren. Sie ist 1 Monat haltbar;
15. Estradiol-Vergleichslösung* (Estradiol-17β: 3,67 μmol/*l*). 100 m*l* Estradiol-Vergleichslösung (14) werden mit besonders gereinigtem Ethanol zum Liter aufgefüllt. Die Vergleichslösung ist bei 2–8 °C und vor Licht geschützt aufzubewahren. Sie ist 1 Monat haltbar;
16. Estratriol-Vergleichslösung (Estratriol: 34,7 μmol/*l*). 10 mg Estratriol (Estra-1,3,5(10)-trien-3,16α, 17β-triol für wissenschaftliche Zwecke, VEB Jenapharm) werden in einen aus Aluminiumfolie geformten Becher eingewogen und zusammen mit dem Becher in 900 m*l* besonders gereinigtes Ethanol (11) gegeben. Die Lösung wird mit besonders gereinigtem Ethanol (11) zum Liter aufgefüllt. Die Vergleichslösung ist bei 2–8 °C und vor Licht geschützt aufzubewahren. Sie ist 1 Monat haltbar;
17. Estratriol-Vergleichslösung* (Estratriol: 3,47 μmol/*l*). 100 m*l* Estratriol-Vergleichslösung (16) werden mit besonders gereinigtem Ethanol (11) zum Liter aufgefüllt. Die Vergleichslösung ist bei 2–8 °C und vor Licht geschützt aufzubewahren. Sie ist 1 Monat haltbar.

Untersuchungsmaterial und Vorbehandlung des Prüfmaterials

Als Untersuchungsmaterial ist Sammelharn zu verwenden; die Sammelzeit beträgt 1 Tag. Werden in dieser Zeit weniger als 1 500 m*l* Harn ausgeschieden, so wird ein Hundertstel des Volumens des Sammelharns mit destilliertem Wasser zu 15 m*l* aufgefüllt. Werden in dieser Zeit mehr als 1 500 m*l* Harn ausgeschieden, so entfällt der Zusatz von destilliertem Wasser. Beide Flüssigkeiten werden im folgenden als „Urin" bezeichnet.
Der Urin ist – soweit möglich – umgehend zu untersuchen oder darf bei 2 bis 8 °C 7 Tage bzw. bei −12 °C oder einer Temperatur darunter 1 Monat aufbewahrt werden.
Urin von Nichtschwangeren. 2,5 m*l* Urin und 400 μ*l* konzentrierte Salzsäure (1) werden in einem hohen, mit Glasstopfen verschließbaren Reagenzglas gemischt. Nach dem Verschließen des Reagenzglases wird die Mischung im siedenden Wasserbad 1 h erhitzt, anschließend auf mindestens 25 °C abgekühlt und zweimal mit je 3 m*l* Ether (2) 2 min geschüttelt. Die abgetrennten Etherlösungen werden in einem Reagenzglas vereinigt. Diese Lösung wird mit 2 m*l* Natriumhydrogencarbonatlösung (952 mmol/*l*) (4) geschüttelt. Nach dem Entmischen wird die untere Schicht abgetrennt und verworfen. – Die Etherlösung wird bei 50 °C im Wasserbad bis auf 1 m*l* eingeengt, und dieser Rückstand wird anschließend mit

2 ml einer Mischung gleicher Volumenteile Benzen (5) und Petroläther (6) aufgenommen. Diese Mischung wird dreimal mit je 1 ml Natronlauge (1 mol/l) (7) geschüttelt. Die abgetrennten Natronlaugeschichten werden in einem Reagenzglas gesammelt, unter Kühlen bei höchstens 15 °C mit 250 mg Natriumhydrogencarbonat (3) versetzt und mit Schwefelsäure (8 mol/l) (9) tropfenweise neutralisiert. Anschließend wird die Lösung mit 5 ml Ether (2) ausgeschüttelt. Die abgetrennte Etherlösung wird zweimal mit je 1 ml destilliertem Wasser ausgeschüttelt; die unteren Schichten werden jeweils verworfen. Die Etherlösung wird anschließend mit Hilfe eines Kapillartrichters in so feinem Strahl in ein mit Glasstopfen verschließbares Zentrifugenglas, das sich in einem Wasserbad von 50 °C befindet und 20 mg Hydrochinon (10) enthält, gegeben, daß der Ether sofort am Boden des Zentrifugenglases verdampft. Das Reagenzglas wird mit 2,5 ml Ether (2) gewaschen und die Waschflüssigkeit in gleicher Weise in das Zentrifugenglas gegeben. Die Etherdämpfe werden durch einen zwischen Zentrifugenglas und Kapillartrichter befindlichen Aufsatz mit seitlichem Stutzen mit Hilfe einer Wasserstrahlpumpe abgesaugt. Der trockene Rückstand wird zur Herstellung des Prüfansatzes verwendet.
Urin von Schwangeren. 500 µl Urin werden mit destilliertem Wasser zu 10 ml aufgefüllt. 400 µl dieser Lösung werden in ein mit Glasstopfen verschließbares Zentrifugenglas, das 20 mg Hydrochinon (10) enthält, gegeben, und diese Mischung wird zur Herstellung des Prüfansatzes verwendet.

Ausführung

Prüfansatz. Der trockene Rückstand wird in 400 µl destilliertem Wasser möglichst vollständig gelöst, und diese Lösung bzw. die Mischung aus Urin und Hydrochinon (10) wird unter Kühlen bei höchstens 15 °C mit 740 µl konzentrierter Schwefelsäure (8) gemischt. Nach dem Verschließen des Zentrifugenglases wird die Mischung unter anfänglichem Schwenken im siedenden Wasserbad 40 min erhitzt, anschließend schnell abgekühlt und in fein zerstoßenes Eis gestellt. Frühestens nach 3 min, spätestens jedoch nach 10 min wird die Mischung mit 1,5 ml destilliertem Wasser überschichtet, durch vorsichtiges Schwenken gemischt und wieder in fein zerstoßenes Eis gestellt. Diese Mischung wird 3 min nach Zusatz des destillierten Wassers mit 3 ml Nitrophenol-Reagenzlösung (13), die zuvor auf eine Temperatur von 0 °C gebracht wurde, unterschichtet und dann 20 s geschüttelt. – Anschließend wird die Mischung bei einer relativen Zentrifugalbeschleunigung von 1 500–2 000 5 min zentrifugiert. Die obere Schicht sowie eventuell vorhandene Flocken an der Berührungsfläche beider Schichten werden abgesaugt und verworfen. Die untere Schicht wird als Prüfansatz verwendet und bis zur photometrischen Messung vor direktem Lichteinfall geschützt in fein zerstoßenem Eis stehengelassen. – Die Messung der Fluoreszenzintensität des Prüfansatzes ist innerhalb 15 min nach dem Zentrifugieren durchzuführen. Dazu ist die Fluoreszenz mit der Spektrallinie 546 nm einer Quecksilberlampe anzuregen und die Fluoreszenzstrahlung mit dem Filter 2 mm OG 3 oder entsprechend den apparativen Möglichkeiten mit einem anderen geeigneten Filter, dessen wirksamer Filterschwerpunkt im Bereich von 560–590 nm liegen muß, zu isolieren.

Vergleichsansätze

Nichtschwangere. 200 μl Estradiol-Vergleichslösung* (15) werden in ein mit Glasstopfen verschließbares Zentrifugenglas gegeben, das 20 mg Hydrochinon (10) enthält, und zur Trockne eingedampft. Der trockene Rückstand wird wie unter „Prüfansatz" angegeben behandelt. Der Fluoreszenzintensität des Ansatzes entspricht eine Konzentration von 0,734 nmol Estradiol je Ansatz.
Schwangere. 500 μl Estratriol-Vergleichslösung (17) werden in ein mit Glasstopfen verschließbares Zentrifugenglas gegeben, das 20 mg Hydrochinon (10) enthält, und zur Trockne eingedampft. Der trockne Rückstand wird wie unter „Prüfansatz" angegeben behandelt. Der Fluoreszenzintensität des Ansatzes entspricht eine Konzentration von 1,73 nmol Estratriol je Ansatz.

Berechnung

Bei *Nichtschwangeren* ergibt sich die Ausscheidung estrogener Hormone während eines Tages, berechnet als Estradiol, zu

$$\frac{I \cdot a \cdot 0{,}2 \cdot 3{,}67}{I_v \cdot b} = \quad \text{nmol/d}$$

Bei *Schwangeren* ergibt sich die Ausscheidung estrogener Hormone während eines Tages, berechnet als Estratriol, zu

$$\frac{I \cdot a \cdot 0{,}5 \cdot 20 \cdot 3{,}47}{I_v \cdot c} = \quad \text{nmol/d}$$

I = Fluoreszenzintensität des Prüfansatzes,
I_v = Fluoreszenzintensität des Vergleichsansatzes,
a = 1 500 ml Urin bzw. während eines Tages ausgeschiedener Urin (ml), falls mehr als 1 500 ml Urin ausgeschieden wurden,
b = 2,5 bzw. Urinmenge je Prüfansatz (ml),
c = 0,4 ml.

Bezugskurve

0,25, 0,5 und 2,5 ml Estradiol-Vergleichslösung* (15) bzw. Estratriol-Vergleichslösung* (17) werden jeweils mit besonders gereinigtem Ethanol (11) zu 5 ml aufgefüllt. Je 1 ml dieser Lösungen wird wie unter „Vergleichsansatz" angegeben behandelt. Den Fluoreszenzintensitäten dieser Ansätze entsprechen Konzentrationen von 0,18, 0,37 und 1,84 nmol estrogener Hormone, berechnet als Estradiol, je Ansatz bzw. Konzentrationen von 0,17, 0,35 und 1,73 nmol estrogener Hormone, berechnet als Estratriol, je Ansatz.

Hinweise

Die zur Durchführung der Bestimmung zu verwendenden Glasgeräte dürfen nicht mit Chromschwefelsäure gereinigt werden. Die Ausscheidung an estrogenen Hormonen ist bei Frauen starken individuellen Schwankungen unterworfen. Sie schwankt bei nichtschwangeren Frauen zwischen 36,7 und 367 nmol/d, berechnet als Estradiol, und zeigt im Verlauf des normalen Menstruationszyklus eine zweigipflige Kurve mit einem Maximum zum Zeitpunkt der Ovulation und einem zweiten, meistens kleineren Maximum in der zweiten Zyklushälfte. – Während der Schwangerschaft nimmt die Ausscheidung an estrogenen Hormonen kontinuierlich zu und beträgt kurz vor der Entbindung etwa 140 μmol/d, berechnet als Estradiol, wobei jedoch individuelle Schwankungen zwischen 70 μmol/d und 280 μmol/d möglich sind. – Während im Harn nichtschwangerer Frauen überwiegend Estradiol-17β und außerdem Estron und Estratriol ausgeschieden werden, besteht der überwiegende Anteil der von schwangeren Frauen ausgeschiedenen estrogenen Hormone aus Estratriol.

4.2.3.3. 17-Ketosteroide

► Bestimmung der 17-Ketosteroide (AB (D. L.) – DDR 83)

Prinzip

Die 17-Ketosteroide werden durch saure Hydrolyse freigesetzt, mit Tetrachlorkohlenstoff extrahiert und mit Natronlauge gereinigt. Sie reagieren mit 1,3-Dinitrobenzen und Kalilauge unter Bildung violetter, etherlöslicher Verbindungen.

Reagenzien

1. Salzsäure, konzentriert;
2. Natriumhydroxid puriss. in Plätzchen;
3. Tetrachlorkohlenstoff, besonders gereinigt. 1 *l* Tetrachlorkohlenstoff (Tetrachlormethan) wird nach Zusatz von 20 g Natriumhydroxid über eine Kolonne destilliert;
4. Ethanol, besonders gereinigt. Die Reinigung kann nach einem der beiden folgenden Verfahren erfolgen:
   1. 1 *l* Ethanol (96 Vol.-%) wird nach Zusatz von 30 g Natriumhydroxid und 6 g Aluminiumspänen über eine Kolonne destilliert oder
   2. maximal 5 *l* Ethanol (96 Vol.-%) werden über eine mit 150 g Kieselgel 60 gefüllte Säule (Länge etwa 700 mm, Durchmesser etwa 30 mm) filtriert.

   Besonders gereinigtes Ethanol ist vor Licht geschützt aufzubewahren;
5. Dinitrobenzen-Reagenzlösung (1,3-Dinitro-benzen: 119 mmol/*l*). 20 g 1,3-Dinitrobenzen werden in besonders gereinigtem Ethanol (4) zum Liter gelöst. Die Reagenzlösung ist bei 8–15 °C und vor Licht geschützt aufzubewahren;
6. Kalilauge (3 mol/*l*). 200 g Kaliumhydroxid werden in kohlendioxidfreiem destillierten Wasser zum Liter gelöst. Der Gehalt der Lösung wird acidimetrisch bestimmt, die Lösung wird mit destilliertem Wasser auf eine Konzentration im Bereich von 2,98–3,02 mol/*l* eingestellt;
7. Ether, besonders gereinigt. 1 *l* Ether wird nach Zusatz von 20 g Natriumhydroxid über eine Kolonne destilliert. Die Destillation ist zu beenden, wenn noch 50 m*l* Flüssigkeit im Destillationskolben enthalten sind. Besonders gereinigter Ether ist vor Licht geschützt aufzubewahren;

8. Natriumsulfat, wasserfrei;
9. Dehydroepiandrosteron-Vergleichslösung (Dehydroepiandrosteron: 360 µmol/l). 103,8 mg Dehydroepiandrosteron (3β-Hydroxy-androst-5-en-17-on für wissenschaftliche Zwecke, VEB Jenapharm) werden mit besonders gereinigtem Ethanol (4) zum Liter gelöst. Die Vergleichslösung ist bei 8 bis 15 °C aufzubewahren;
10. Dehydroepiandrosteron-Vergleichslösung* (Dehydroepiandrosteron: 144 µmol/l. 400 ml Dehydroepiandrosteron-Vergleichslösung (9) werden mit besonders gereinigtem Ethanol (4) zum Liter aufgefüllt. Die Vergleichslösung ist bei 8–15 °C aufzubewahren.

Untersuchungsmaterial und Vorbehandlung der Prüflösung

Als Untersuchungsmaterial ist Sammelharn zu verwenden; die Sammelzeit beträgt 1 Tag. Werden in dieser Zeit weniger als 1 500 ml Harn ausgeschieden, so wird ein Hundertstel des Volumens des Sammelharns mit destilliertem Wasser zu 15 ml aufgefüllt. Werden in dieser Zeit mehr als 1 500 ml Harn ausgeschieden, so entfällt der Zusatz von destilliertem Wasser. Beide Flüssigkeiten werden im folgenden als „Urin" bezeichnet.
Der Urin ist möglichst umgehend zu untersuchen oder darf bei 2–8 °C 7 Tage bzw. bei −12 °C oder einer Temperatur darunter 1 Monat aufbewahrt werden.
3 ml Urin werden in einem mit Glasstopfen verschließbaren Reagenzglas mit 500 µl konzentrierter Salzsäure (1) versetzt. Die Mischung wird im siedenden Wasserbad 10 min erhitzt und danach unter fließendem Wasser schnell auf mindestens 20 °C abgekühlt. Anschließend wird die Mischung mit 5 ml Tetrachlorkohlenstoff (3) versetzt und 10 min geschüttelt (Schüttelmaschine bei niedriger Schüttelfrequenz). Die obere Phase wird abgesaugt und verworfen. Die Tetrachlorkohlenstofflösung wird mit 8 Plätzchen Natriumhydroxid (2) versetzt, das Reagenzglas verschlossen und erneut 5 min geschüttelt. Anschließend wird die Tetrachlorkohlenstofflösung durch ein weiches Filter filtriert. Das Reagenzglas und das Filter werden mit etwa 1 ml Tetrachlorkohlenstoff (3) nachgewaschen, und danach wird das Lösemittel im Vakuum bei 40 °C vollständig entfernt. Der trockene Rückstand wird in 500 µl Ethanol (4) gelöst. Diese Lösung wird als Prüflösung verwendet.

Ausführung

Prüfansatz. Die Prüflösung wird mit 500 µl Dinitrobenzen-Reagenzlösung (5) und 500 µl Kalilauge (3 mol/l) (6) gemischt. Die Mischung wird vor Licht geschützt bei 25 °C 1 h stehengelassen, danach mit 3 ml Ether (7) versetzt und 20–30 s geschüttelt. Nach dem Entmischen wird die Etherschicht durch ein Filter, auf das zuvor wenig Natriumsulfat (8) gegeben wurde, in die Küvette filtriert. – Die Extinktion des Prüfansatzes wird spätestens 5 min nach dem Abtrennen der Etherschicht in einer Schichtdicke von 10 mm bei einer Wellenlänge von 515 nm (500–540 nm) gegen destilliertes Wasser gemessen.
Vergleichsansatz. Der Vergleichsansatz ist wie der Prüfansatz herzustellen, wobei anstelle der Prüflösung 500 µl Dehydroepiandrosteron-Vergleichslösung* (10) zu verwenden sind. Der korrigierten Extinktion des Vergleichsansatzes entspricht

eine Konzentration von 72 · 10^{-3} μmol 17-Ketosteroiden, berechnet als Dehydroepiandrosteron, je Ansatz.
Leeransatz 1. 3 m*l* destilliertes Wasser sind wie Urin zu behandeln.
Leeransatz 2. Der Leeransatz 2 ist wie der Prüfansatz herzustellen, wobei anstelle der Prüflösung 500 μ*l* Ethanol (4) zu verwenden sind.

Berechnung

Die Ausscheidung von 17-Ketosteroiden während eines Tages ergibt sich zu

$$\frac{(E - E_{L1}) \cdot a \cdot 72 \cdot 10^{-3}}{(E_v - E_{L2}) \cdot b} = \quad \mu\text{mol/d}$$

E = gegen Wasser gemessene Extinktion des Prüfansatzes,
E_v = gegen Wasser gemessene Extinktion des Vergleichsansatzes,
E_{L1} = gegen Wasser gemessene Extinktion des Leeransatzes 1,
E_{L2} = gegen Wasser gemessene Extinktion des Leeransatzes 2,
a = 1 500 m*l* Urin bzw. während eines Tages ausgeschiedener Urin (m*l*).
b = Urin (m*l*) je Prüfansatz = 3 m*l*.

Bezugskurve

1, 2, 3 und 4 m*l* Dehydroepiandrosteron-Vergleichslösung (9) werden mit Ethanol (4) zu 5 m*l* aufgefüllt. Je 500 μ*l* dieser Lösungen sowie 500 μ*l* Dehydroepiandrosteron-Vergleichslösung (9) werden wie unter „Prüfansatz" angegeben behandelt. – Den gegen den Leeransatz 2 gemessenen Extinktionen dieser Ansätze entsprechen Konzentrationen von 18, 36, 54, 72 und 90 μmol 17-Ketosteroiden je 1 500 m*l* Urin.

Hinweise

Liegt die korrigierte Extinktion des Prüfansatzes oberhalb des Bereichs der Bezugskurve, so ist die Prüflösung mit 1 m*l* bzw. 500 μ*l* Urin unter Zusatz von 2 bzw. 2,5 m*l* destilliertem Wasser herzustellen. Das dieser korrigierten Extinktion entsprechende Ergebnis ist mit 3 bzw. 6 zu multiplizieren.
Zur Kontrolle der Reagenzien sind die Extinktionen der Leersätze 1 und 2 gegen destilliertes Wasser zu messen. Die Extinktionen betragen etwa 30 % bzw. 10 % der Extinktion des Vergleichsansatzes.
Bei Kleinkindern mit stark verminderter Harnausscheidung ist der Sammelurin unverdünnt einzusetzen.

Als *Referenzbereiche* werden folgende Normalbereiche angegeben:

Kinder bis 14 Tage	2,4– 4,5 μmol/d
Kinder bis 1 Jahr	1,4– 2,4 μmol/d
Kinder, 2.–4. Jahr	1,7– 6,9 μmol/d
Kinder, 5.–7. Jahr	2,8– 9,0 μmol/d
Kinder, 8.–12. Jahr	6,2–17,3 μmol/d
Kinder, 13.–15. Jahr	17,3–39,2 μmol/d

Erwachsene s. Abbildung 4/3.

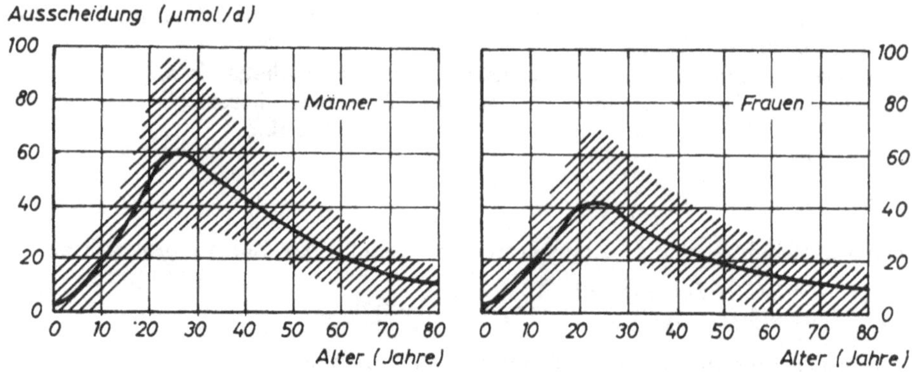

Abb. 4/3 Referenzbereiche der 17-Ketosteroidausscheidung Erwachsener im Harn (berechnet als Dehydroepiandrosteron)

4.2.3.4. Unkonjugierte 11-Hydroxycorticosteroide

► **Bestimmung der unkonjugierten 11-Hydroxycorticosteroide (AB (D. L.) – DDR 83)**

Prinzip

Unkonjugierte 11-Hydroxycorticosteroide werden durch eine Ethanol-Schwefelsäure-Mischung in grün fluoreszierende Verbindungen übergeführt.

Reagenzien

1. Methylenchlorid, besonders gereinigt. Die Reinigung kann nach einem der beiden folgenden Verfahren erfolgen:
   1. 1 *l* Methylenchlorid wird einmal mit 200 m*l* Natronlauge (1 mol/*l*) und danach zweimal mit jeweils 200 m*l* destilliertem Wasser ausgeschüttelt. Anschließend wird das Methylenchlorid einmal mit 400 m*l* konzentrierter Schwefelsäure sowie zweimal mit jeweils 200 m*l* destilliertem Wasser geschüttelt und danach mit 100 g Natriumsulfat versetzt. Die Mischung wird unter wiederholtem Schütteln 1 Tag stehengelassen. Danach wird das Methylenchlorid abgegossen und über eine Kolonne destilliert oder
   2. maximal 5 *l* Methylenchlorid werden über eine mit 150 g Kieselgel 60 gefüllte Säule (Länge etwa 700 mm, Durchmesser etwa 30 mm) filtriert.

   Besonders gereinigtes Methylenchlorid ist vor Licht geschützt aufzubewahren;
2. Natronlauge (100 mmol/*l*), unter Verwendung einer entsprechenden Testalampulle herzustellen;
3. Natriumsulfat, wasserfrei;
4. Ethanol, besonders gereinigt. Die Reinigung kann nach einem der beiden folgenden Verfahren erfolgen:

1. 1 *l* Ethanol (96 Vol.-%) wird nach Zusatz von 30 g Natriumhydroxid und 6 g Aluminiumspänen über eine Kolonne destilliert oder
2. maximal 5 *l* Ethanol (96 Vol.-%) werden über eine mit 150 g Kieselgel 60 gefüllte Säule (Länge etwa 700 mm, Durchmesser etwa 30 mm) filtriert.

Besonders gereinigtes Ethanol ist vor Licht geschützt aufzubewahren;

5. Ethanol-Schwefelsäure-Reagenzlösung (Schwefelsäure: 12,5 mol/*l*). Zu 300 m*l* besonders gereinigtem Ethanol (4) werden tropfenweise unter mechanischem Rühren und Eiskühlung 700 m*l* konzentrierte Schwefelsäure gegeben. Die Tropfgeschwindigkeit ist dabei so zu wählen, daß der Temperaturanstieg während des Zutropfens nicht mehr als 2 °C beträgt. Die Reagenzlösung ist bei 2–8 °C aufzubewahren. Sie ist 1 Tag haltbar;
6. Cortisol-Vergleichslösung (Cortisol: 3 µmol/*l*). Man stellt zunächst eine 300 µmol/*l* enthaltende Stammlösung durch Lösen von 108,8 mg Cortisol (11β,17,21-Trihydroxy-pregn-4-en-3,20-dion für wissenschaftliche Zwecke, VEB Jenapharm) in 1 *l* besonders gereinigtem Ethanol (4) her. 10 m*l* dieser Stammlösung werden dann mit Ethanol (4) zum Liter aufgefüllt. Diese Vergleichslösung ist vor Licht geschützt aufzubewahren.

Ausführung

Prüfmaterial. Als Untersuchungsmaterial ist Sammelharn zu verwenden; die Sammelzeit beträgt 1 Tag. Der Harn ist – soweit möglich – umgehend zu untersuchen oder darf bei 2–8 °C 7 Tage bzw. bei −12 °C oder einer Temperatur darunter 1 Monat aufbewahrt werden. Der Harn ist unmittelbar vor der Untersuchung zu filtrieren.

Prüfansatz. 10 m*l* Harn werden mit 15 m*l* Methylenchlorid (1) versetzt und in einer Schüttelapparatur 5 min geschüttelt. Die nach dem Entmischen abgetrennte Methylenchloridlösung wird nach Zusatz von 1 m*l* Natronlauge (100 mmol/*l*) (2) 20–30 s geschüttelt. Die Natronlauge wird abgetrennt und verworfen. – Die Methylenchloridlösung wird mit einer Spatelspitze Natriumsulfat (3) versetzt und nochmals 5–10 s geschüttelt. Nach dem Absetzen des Natriumsulfats werden 10 m*l* Methylenchloridlösung mit 3,5 m*l* Ethanol-Schwefelsäure-Reagenzlösung (5), deren Temperatur zwischen 5 und 10 °C liegen muß, versetzt und unverzüglich kräftig geschüttelt. Nach dem Entmischen wird die Schwefelsäureschicht abgetrennt und dabei direkt in eine Küvette mit einer Schichtdicke von 10 mm gefüllt. – Die Fluoreszenzintensität des Prüfsatzes wird genau 2 min sowie 5 min nach dem Beginn des Schüttelns gemessen. Die Fluoreszenz ist mit der Spektrallinie 436 nm einer Quecksilberlampe anzuregen. Die Fluoreszenzstrahlung wird mit einem Filter, dessen Kantenlänge bei 520 nm und dessen Filterschwerpunkt bei 530 nm liegen muß (Filter OA 54, VEB Carl Zeiss Jena), isoliert.

Vergleichsansatz. 1 m*l* Cortisol-Vergleichslösung (6) und 9 m*l* destilliertes Wasser werden gemischt. Die Mischung wird wie unter „Prüfansatz" angegeben behandelt. – Der korrigierten Fluoreszenzintensität des Vergleichsansatzes entspricht eine Konzentration von 3 nmol Cortisol je Ansatz.

Berechnung

Zunächst wird die korrigierte Fluoreszenzintensität berechnet als

$$I' = I_5 - 1{,}1 \cdot I_2$$

I' = korrigierte Fluoreszenzintensität,
I_2 = nach 2 min gemessene Fluoreszenzintensität,
I_5 = nach 5 min gemessene Fluoreszenzintensität.

Die Ausscheidung an unkonjugierten 11-Hydroxycorticosteroiden während eines Tages ergibt sich – berechnet als Cortisol – zu

$$\frac{I' \cdot 3 \cdot b}{I'_v \cdot a} = \quad \text{nmol/d}$$

a = verwendeter Urin je Prüfansatz (m*l*),
b = während eines Tages ausgeschiedener Harn (m*l*),
I' = korrigierte Fluoreszenzintensität des Prüfansatzes,
I'_v = korrigierte Fluoreszenzintensität des Vergleichsansatzes.

Bezugskurve

0,5, 1 und 1,5 m*l* Cortisol-Vergleichslösung (6) werden jeweils mit destilliertem Wasser zu 10 m*l* aufgefüllt. Diese Mischungen werden wie unter „Prüfansatz" angegeben behandelt. – Den korrigierten Fluoreszenzintensitäten dieser Ansätze entsprechen Konzentrationen von 1,5, 3 und 4,5 nmol Cortisol je Ansatz.

Hinweise

Beträgt die 11-Hydroxycorticosteroidausscheidung mehr als 450 nmol/d, so ist die Bestimmung mit einer Mischung aus 2 m*l* Urin und 8 m*l* destilliertem Wasser zu wiederholen.
Zur Herstellung von Ethanol-Schwefelsäure-Reagenzlösung (5) ist nur solche konzentrierte Schwefelsäure zu verwenden, die eine geringe Eigenfluoreszenz besitzt. Die Eignung der Schwefelsäure kann wie folgt geprüft werden: Aus Proben derselben konzentrierten Schwefelsäure und desselben besonders gereinigten Ethanols (4) werden zunächst fünfmal je 10 m*l* Ethanol-Schwefelsäure-Reagenzlösung (5) hergestellt. Unter Verwendung dieser Regaenzlösungen sind dann mit je 1 m*l* Cortisol-Vergleichslösung (6) fünf Vergleichsansätze herzustellen. Stimmen die aus diesen Vergleichsansätzen resultierenden korrigierten Fluoreszenzintensitäten im Rahmen der methodisch bedingten Streuung überein, so ist die Schwefelsäure als geeignet anzusehen.

Als *Referenzbereiche* werden angegeben:

Normalbereiche für Kinder

Kinder bis 1 Jahr	11– 33 nmol/d
Kinder, 1–5 Jahre	16– 41 nmol/d
Kinder, 6–10 Jahre	22– 50 nmol/d
Kinder, 11–15 Jahre	33– 60 nmol/d

für Erwachsene	
Normalbereich	47–165 nmol/d
Grenzbereiche	41– 46 nmol/d und
	166–220 nmol/d
pathologische Bereiche	≦ 40 nmol/d und
	≧ 221 nmol/d

Die vorstehend beschriebene Bestimmungsmethode der unkonjugierten 11-Hydroxycorticosteroide im Harn kann zur Prüfung der Nebennierenrindenfunktion eingesetzt werden, da die Sekretion von Nebennierenrindenhormonen in Abhängigkeit von der Funktionstüchtigkeit der Nebennierenrinde durch Corticotropin in unterschiedlichem Maße stimuliert, durch Dexamethason hingegen in unterschiedlichem Maße gehemmt wird. Das Ausmaß von Stimulation oder Hemmung kann durch wiederholte Bestimmung der unkonjugierten 11-Hydroxycorticosteroide im Harn oder im Plasma ermittelt werden.

▶ Corticotropin-Stimulationstest (AB (D. L.) – DDR 83)

Untersuchungs- und Prüfmaterial

Zur Bestimmung des Ausgangswerts wird zunächst ein 10-Stunden-Sammelharn gewonnen. Die Sammelzeit beginnt 21 Uhr und endet 7 Uhr. Am Abend dieses Tages werden dem Patienten um 21 Uhr nach vollständiger Entleerung der Blase 75 IE Corticotropin intramuskulär injiziert. Danach wird der Harn erneut bis 7 Uhr gesammelt.

Ausführung

Die Bestimmung der unkonjugierten 11-Hydroxycorticosteroide im jeweiligen Sammelharn wird wie unter „Bestimmung der unkonjugierten 11-Hydroxycorticosteroide" angegeben durchgeführt.

Auswertung

Die Nebennierenrindenfunktion ist als normal zu beurteilen, wenn nach dem Verabreichen von Corticotropin die 11-Hydroxycorticosteroidausscheidung im 10-Stunden-Sammelharn 5- bis 20mal größer ist als die bei der Bestimmung des Ausgangswerts ermittelte Ausscheidung.

Hinweise

Die angegebene Corticotropindosis ist für Erwachsene mit durchschnittlicher Körpermasse berechnet.
Bei der Bestimmung des Ausgangswerts im 10-Stunden-Sammelharn ist eine Ausscheidung im Bereich von 14–55 nmol 11-Hydroxycorticosteroiden, berechnet als Cortisol, je 10 h als normal anzusehen.

▶ Dexamethason-Hemmtest (AB (D. L.) – DDR 83)

Untersuchungs- und Prüfmaterial

Zur Bestimmung des Ausgangswerts wird zunächst 10-Stunden-Sammelharn gewonnen. Die Sammelzeit beginnt 21 Uhr und endet 7 Uhr. Danach werden dem Patienten um 16 Uhr, 21 Uhr und 2 Uhr jeweils 0,5 bzw. 2 mg Dexamethason per os verabreicht. Gleichzeitig wird um 21 Uhr mit der Sammlung eines zweiten 10-Stunden-Sammelharns begonnen.

Ausführung

Die Bestimmung der unkonjugierten 11-Hydroxycorticosteroide im jeweiligen Sammelharn wird wie unter „Bestimmung der unkonjugierten 11-Hydroxycorticosteroide" angegeben durchgeführt.

Auswertung

Die Nebennierenrindenfunktion ist als normal zu beurteilen, wenn nach dem Verabreichen von Dexamethason die 11-Hydroxycorticosteroidausscheidung im 10-Stunden-Sammelharn auf mindestens die Hälfte der Ausscheidung absinkt, die bei der Bestimmung des Ausgangswerts ermittelt wurde.

Hinweise

Mit dreimal 500 µg Dexamethason ist bei Patienten mit Nebennierenrindenhyperplasie oder Nebennierenrindentumor keine eindeutige Hemmung der Nebennierenrindenfunktion zu erzielen. Da sich bei einer Bestimmung der unkonjugierten 11-Hydroxycorticosteroide im Plasma die Bereiche von Patienten mit Nebennierenrindenüberfunktion und Normalpersonen überschneiden, wird diese Dosis häufig zur diagnostischen Differenzierung zwischen beiden Personengruppen verabreicht. Bei der Bestimmung im Harn ist dagegen auf Grund der außerordentlich starken Erhöhung der unkonjugierten 11-Hydroxycorticosteroide bei Nebennierenrindenüberfunktion die Diagnosestellung bereits ohne Anwendung des Dexamethason-Hemmtests möglich. Die Verabreichung der höheren Dosis dient zur diagnostischen Differenzierung zwischen Patienten mit Nebennierenrindenhyperplasie oder Nebennierenrindentumor. Im Gegensatz zu Patienten mit Nebennierenrindenhyperplasie ist beim Nebennierenrindentumor mit dieser Dosis weder im Plasma noch im Harn eine eindeutige Hemmung der Nebennierenrindenfunktion nachweisbar.
Bei der Bestimmung des Ausgangswerts im 10-Stunden-Sammelharn ist eine Ausscheidung im Bereich von 14–55 nmol 11-Hydroxycorticosteroiden, berechnet als Cortisol, als normal anzusehen.

4.2.3.5. 4-Hydroxy-3-methoxy-mandelsäure (Vanillinmandelsäure)

► **Bestimmung der 4-Hydroxy-3-methoxy-mandelsäure (Vanillinmandelsäure) (AB (D. L.) – DDR 83)**

Prinzip

4-Hydroxy-3-methoxy-mandelsäure wird nach Extraktion aus dem Harn dünnschichtchromatographisch isoliert. Nach der Reaktion mit 4-Nitrophenylantidiazotat zu einem blauvioletten Azofarbstoff wird die Farbintensität gemessen.
Die Methoden II und III sind je nach Fragestellung nur in besonderen Fällen anzuwenden.

Reagenzien

1. Salzsäure, konzentriert;
2. Essigsäureethylester p. a.;
3. Hydroxymethoxymandelsäure-Vergleichslösung (4-Hydroxy-3-methoxy-mandelsäure: 1,25 mmol/*l*). 247,6 mg 4-Hydroxy-3-methoxy-mandelsäure werden in Ethanol (96 Vol.-%) zum Liter gelöst. Die Vergleichslösung ist bei 2–8 °C aufzubewahren;
4. Eluent. 120 Volumenteile Essigsäureamylester, 20 Volumenteile konzentrierte Essigsäure und 1 Volumenteil demineralisiertes Wasser werden gemischt. Die Mischung darf höchstens zehnmal als Eluent verwendet werden;
5. Kaliumcarbonatlösung (724 mmol/*l*). 100 g Kaliumcarbonat werden in destilliertem Wasser zum Liter gelöst;
6. Nitrophenylantidiazotat-Reagenzlösung (4-Nitro-phenyl-antidiazotat: 3,97 mmol/*l*). 30 mg 4-Nitrophenylantidiazotat-mononatriumsalz werden in 19 m*l* destilliertem Wasser gelöst. Die Lösung wird mit 1 m*l* Salzsäure (1 mol/*l*) und danach mit 20 m*l* Kaliumcarbonatlösung (724 mmol/*l*) (5) versetzt. Die Reagenzlösung ist unmittelbar vor der Verwendung zu bereiten;

Für Methode III werden zusätzlich benötigt:

7. Borat-Stammlösung (pH-Wert 10,4, Dinatriumtetraborat: 100 mmol/*l*). 38,1 g Dinatriumtetraborat-10-Wasser* (Puffersubstanz nach Bureau of Standards) werden in 950 m*l* destilliertem Wasser gelöst. Die Lösung wird mit Natronlauge (11,2 mol/*l*) auf den pH-Wert eingestellt und mit destilliertem Wasser zum Liter aufgefüllt. Diese Mischung ist bei 2–8 °C 1 Monat haltbar;
8. Borat-Ethanol-Reagenzlösung (Dinatriumtetraborat: 60 mmol/*l*). Bei Bedarf werden 15 m*l* Borat-Stammlösung (7) mit 10 m*l* Ethanol (96 Vol.-%) versetzt. Diese Mischung ist als Borat-Ethanol-Reagenzlösung zu verwenden.

Gewinnung und Aufbewahrung des Prüfmaterials

Als Untersuchungsmaterial ist Sammelharn zu verwenden. Die Sammelzeit beträgt 1 Tag. Der Harn wird durch Zusatz von konzentrierter Salzsäure (1) zur ersten ausgeschiedenen Harnportion – und ggf. weiteren Zusatz von Salzsäure (1) während der Sammelzeit – auf den pH-Wert 1 eingestellt. Der Harn ist – soweit möglich – umgehend zu untersuchen oder darf bei 2–8 °C 7 Tage bzw. bei –12 °C oder einer Temperatur darunter 1 Monat aufbewahrt werden.

Ausführung

Methode I

Prüflösung. $^{1}/_{200}$ des Gesamtvolumens des filtrierten Sammelharns werden dreimal mit jeweils dem gleichen Volumen Essigsäureethylester (2) ausgeschüttelt. Danach werden die vereinigten Essigsäureethylesterlösungen in einem Spitzkolben mit Hilfe eines Stickstoff- oder Luftstroms bei höchstens 40 °C zur Trockne eingedampft. Nach dem Abkühlen wird der Rückstand in 200 μl Essigsäureethylester (2) gelöst. Diese Lösung wird als Prüflösung verwendet.
Dünnschichtchromatographische Trennung. Die unteren Ecken einer Fertigfolie „Silufol 254" der Abmessung 100 × 200 mm werden in einer Kantenlänge von jeweils 5 mm schräg abgeschnitten. Auf der Schicht werden 15 mm vom unteren Rand entfernt 35 mm breite Bahnen markiert, die untereinander einen Abstand von 10 mm und von den Längsseiten einen Abstand von 10 mm aufweisen müssen. Auf jeweils eine markierte Bahn werden 40 μl Prüflösung bzw. 20 μl Hydroxymethoxymandelsäure-Vergleichslösung (3) aufgetragen. Dabei darf die Auftragebreite 5 mm nicht überschreiten. Die Trennung wird unter Verwendung des Eluenten (4) bei einer Temperatur von 18–25 °C durchgeführt. Die Fließmittelwanderungsstrecke beträgt 120–150 mm. Anschließend wird die Dünnschichtfolie im Trockenschrank bei höchstens 40 °C 30 min getrocknet. Zur Detektion wird das Chromatogramm mit Nitrophenylantidiazotat-Reagenzlösung (6) unter Vermeidung eines großen Überschusses besprüht. Die besprühte Dünnschichtfolie wird zunächst etwa 1 min in einem Warmluftstrom und danach im Trockenschrank bei höchstens 40 °C 20–30 min getrocknet.

Densitometrische Bestimmung

Die densitometrische Bestimmung ist spätestens 1 h nach der Farbentwicklung wie folgt durchzuführen:
Prüfansatz. Das unter Verwendung der Prüflösung hergestellte 35 mm breite Chromatogramm wird ausgeschnitten und danach mit dem Extinktionsregistriergerät mit Integrator „ERI 65m" (VEB Carl Zeiss Jena) bei der Wellenlänge von 500 nm (480–530 nm) densitometrisch bestimmt. Die erhaltene Glockenkurve wird planimetrisch ausgewertet. Die Zuordnung der Hydroxymethoxymandelsäure-Zone erfolgt mit Hilfe des Vergleichsansatzes.
Vergleichsansatz. Das unter Verwendung von Hydroxymethoxymandelsäure-Vergleichslösung (3) hergestellte 35 mm breite Chromatogramm wird wie vorstehend unter „Prüfansatz" angegeben behandelt. Der gemessenen Flächeneinheit des Vergleichsansatzes entspricht eine Konzentration von 25 nmol 4-Hydroxy-3-methoxy-mandelsäure je Ansatz.
Berechnung. Die Flächeneinheiten der erhaltenen Glockenkurven werden durch das Produkt Höhe × Halbwertsbreite bestimmt. Die Ausscheidung von 4-Hydroxy-3-methoxy-mandelsäure während eines Tages ergibt sich zu

$$\frac{FE \cdot 25}{FE_v} = \quad \mu mol/d$$

oder

$$FE \cdot \bar{f} = \quad \mu mol/d$$

FE = Flächeneinheit des Prüfansatzes,
FE_v = Flächeneinheit des Vergleichsansatzes.
$\bar{f}$ = Bezugsfaktor.

Bezugskurve. 20, 40, 60 und 80 μl Hydroxymethoxymandelsäure-Vergleichslösung (3) werden wie die Prüflösung behandelt. Den ermittelten Flächeneinheiten dieser Ansätze entsprechen Konzentrationen von 25, 50, 75 und 100 nmol 4-Hydroxy-3-methoxy-mandelsäure je Ansatz. – Der Bezugsfaktor $\bar{f}$ wird berechnet als Mittelwert aus den für die einzelnen Bezugspunkte gebildeten Quotienten aus der jeweiligen Konzentration und der Flächeneinheit des jeweiligen Bezugsansatzes.
Hinweis. Liegt die Flächeneinheit des Prüfansatzes oberhalb des Bereichs der Bezugskurve, so ist zur Durchführung der Bestimmung anstelle von $^1/_{200}$ des Gesamtvolumens des filtrierten Harnes das gleiche Volumen des zuvor mit 5 bzw. 10 Volumenteilen destilliertem Wasser gemischten Harnes zu verwenden. Die aus diesen Bestimmungen resultierenden Ergebnisse sind mit 6 bzw. 11 zu multiplizieren.

Methode II

Prüflösung. Wie unter „Methode I" beschrieben.
Dünnschichtchromatographische Trennung. Die unteren Ecken einer Fertigfolie „Silufol 254" der Abmessung 100 × 200 mm werden in einer Kantenlänge von jeweils 5 mm schräg abgeschnitten. Auf der Schicht werden 15 mm vom unteren Rand entfernt 10 mm breite Bahnen markiert, die untereinander einen Abstand von 5 mm und von den Längsseiten einen Abstand von 22,5 mm aufweisen müssen. Auf eine Bahn werden 10 μl Prüflösung, auf die drei weiteren 5, 10 und 20 μl Hydroxymethoxymandelsäure-Vergleichslösung (3) aufgetragen. Die Auftragbreite darf 5 mm nicht überschreiten. – Eluent, Fließmittelwanderungsstrecke, Trocknung und Detektion entsprechen den Angaben von „Methode I".
Auswertung. Unmittelbar nach der Farbentwicklung wird die blauviolett angefärbte Zone der Prüflösung mit den in der gleichen Höhe liegenden Zonen der Vergleichslösungen verglichen. Den jeweiligen Zonen der Vergleichslösungen entsprechen tägliche Ausscheidungen von 12,5, 25 und 50 μmol 4-Hydroxy-3-methoxymandelsäure.

Methode III

Prüflösung. Wie unter „Methode I" beschrieben.
Dünnschichtchromatographische Trennung. Adsorptionsschicht, aufzutragende Lösungen, Eluent, Temperatur, Fließmittelwanderungsstrecke und Trocknung entsprechen den Angaben von „Methode I". – Zur Detektion wird das Chromatogramm mit Nitrophenylantidiazotat-Reagenzlösung (6) unter Vermeidung eines großen Überschusses besprüht. Die besprühte Dünnschichtfolie wird etwa 1 min

in einem Warmluftstrom getrocknet. Sofort danach werden die blau-violett gefärbten Zonen der 4-Hydroxy-3-methoxy-mandelsäure markiert.

Photometrische Bestimmung

Prüfansatz. Aus dem unter Verwendung der Prüflösung hergestellten Chromatogramm wird die markierte blauviolette Zone vollständig herausgeschnitten und danach in ein mit Glasstopfen verschließbares Reagenzglas gegeben. Nach Zusatz von 3 m*l* Borat-Ethanol-Reagenzlösung (8) wird das Reagenzglas 3 min geschüttelt. Nach weiterer Zugabe von 300 μ*l* Nitrophenylantidiazotat-Reagenzlösung (6) wird das Reagenzglas unter wiederholtem Schütteln 10 min stehengelassen. Danach wird die Flüssigkeit in ein mit Glasstopfen verschließbares Zentrifugenglas gegossen und zentrifugiert. Die Extinktion der überstehenden, klaren Flüssigkeit wird innerhalb 30 min in einer Schichtdicke von 10 mm bei der Wellenlänge von 515 nm (500–525 nm) gemessen.
Leeransatz. Aus dem unter Verwendung der Prüflösung hergestellten Chromatogramm wird oberhalb der Startlinie ein Stück der Dünnschichtfolie von der Größe der blauvioletten Zone herausgeschnitten. Dieses Stück wird wie unter „Prüfansatz" angegeben behandelt.
Vergleichsansatz. Das unter Verwendung der Vergleichslösung hergestellte Chromatogramm wird wie unter „Prüfansatz" angegeben behandelt. – Der korrigierten Extinktion des Vergleichsansatzes entspricht eine Konzentration von 25 nmol 4-Hydroxy-3-methoxy-mandelsäure je Ansatz.
Berechnung. Die Ausscheidung von 4-Hydroxy-3-methoxy-mandelsäure während eines Tages ergibt sich zu

$$\frac{E' \cdot 25}{\overline{E_v}} = \quad \mu\text{mol/d}$$

E' = korrigierte Extinktion des Prüfansatzes,
$\overline{E'_v}$ = Mittelwert der korrigierten Extinktionen des Vergleichsansatzes.

Bezugskurve. 20, 40, 60 und 80 μ*l* Hydroxymethoxymandelsäure-Vergleichslösung (3) werden wie die Prüflösung behandelt. – Den korrigierten Extinktionen dieser Ansätze entsprechen Konzentrationen von 25, 50, 75 und 100 nmol 4-Hydroxy-3-methoxy-mandelsäure je Ansatz.
Hinweis. Liegt die korrigierte Extinktion des Prüfansatzes oberhalb des Bereichs der Bezugskurve, so ist zur Durchführung der Bestimmung anstelle von $^1/_{200}$ des Gesamtvolumens des filtrierten Harnes das gleiche Volumen des zuvor mit 5 bzw. 10 Volumenteilen destilliertem Wasser gemischten Harnes zu verwenden. Die aus diesen Bestimmungen resultierenden Ergebnisse sind mit 6 bzw. 11 zu multiplizieren.

Referenzbereich

Beim Gesunden beträgt die tägliche Ausscheidung von 4-Hydroxy-3-methoxy-mandelsäure maximal 30 μmol.

4.2.3.6. 5-Hydroxy-indol-3-ylessigsäure

► Bestimmung der 5-Hydroxy-indol-3-ylessigsäure (AB (D. L.) – DDR 83)

Prinzip

5-Hydroxy-indol-3-ylessigsäure wird nach Extraktion aus dem Harn dünnschichtchromatographisch isoliert. Nach der Reaktion mit 4-Nitrophenyl-antidiazotat zu einem rotvioletten Azofarbstoff wird die Farbintensität gemessen.
Die Methoden II und III sind je nach Fragestellung nur in besonderen Fällen anzuwenden.

Reagenzien

1. Salzsäure, konzentriert;
2. Essigsäureethylester p. a.;
3. Hydroxyindolylessigsäure-Vergleichslösung (5-Hydroxy-indol-3-ylessigsäure: 1,25 mmol/*l*). 239 mg 5-Hydroxy-indol-3-ylessigsäure werden in Ethanol (96 Vol.-%) zum Liter gelöst;
4. Eluent. 120 Volumenteile Essigsäureamylester, 20 Volumenteile konzentrierte Essigsäure und 1 Volumenteil demineralisiertes Wasser werden gemischt. Die Mischung darf höchstens zehnmal als Eluent verwendet werden;
5. Kaliumcarbonatlösung (724 mmol/*l*). 100 g Kaliumcarbonat werden in destilliertem Wasser zum Liter gelöst;
6. Nitrophenylantidiazotat-Reagenzlösung (4-Nitro-phenyl-antidiazotat: 3,97 mmol/*l*). 30 mg 4 Nitrophenyl-antidiazotat-mononatriumsalz werden in 19 m*l* destilliertem Wasser gelöst. Die Lösung wird mit 1 m*l* Salzsäure (1 mol/*l*) und danach mit 20 m*l* Kaliumcarbonatlösung (724 mmol/*l*) (5) versetzt. Die Reagenzlösung ist unmittelbar vor der Verwendung zu bereiten.

Nur für Methode III werden zusätzlich benötigt:

7. Borat-Stammlösung (pH-Wert 10,4, Dinatriumtetraborat: 100 mmol/*l*). 38,1 g Dinatriumtetraborat-10-Wasser (Puffersubstanz nach Bureau of Standards) werden in 950 m*l* destilliertem Wasser gelöst. Die Lösung wird mit Natronlauge (11,2 mol/*l*) auf den pH-Wert eingestellt und mit destilliertem Wasser zum Liter aufgefüllt. Diese Mischung ist bei 2–8 °C 1 Monat haltbar;
8. Borat-Ethanol-Reagenzlösung (Dinatriumtetraborat: 60 mmol/*l*). Bei Bedarf werden 15 m*l* Borat-Stammlösung (7) mit 10 m*l* Ethanol (96 Vol.-%) versetzt. Diese Mischung ist als Borat-Ethanol-Reagenzlösung zu verwenden.

Gewinnung und Aufbereitung des Prüfmaterials

Als Untersuchungsmaterial ist Sammelharn zu verwenden. Die Sammelzeit beträgt 1 Tag. Der Harn wird durch Zusatz von konzentrierter Salzsäure (1) zur ersten ausgeschiedenen Harnportion – und ggf. weiteren Zusatz von Salzsäure (1) während der Sammelzeit – auf den pH-Wert 1 eingestellt. Der Harn ist –

soweit möglich – umgehend zu untersuchen oder darf bei 2–8 °C 7 Tage bzw. bei –12 °C oder einer Temperatur darunter 1 Monat aufbewahrt werden.

Ausführung

Methode I

Prüflösung. $^1/_{200}$ des Gesamtvolumens des filtrierten Sammelharns wird dreimal mit jeweils dem gleichen Volumen Essigsäureethylester (2) ausgeschüttelt. Danach werden die vereinigten Essigsäureethylesterlösungen in einem Spitzkolben mit Hilfe eines Stickstoff- oder Luftstroms bei höchstens 40 °C zur Trockne eingedampft. Nach dem Abkühlen wird der Rückstand in 200 μl Essigsäureethylester (2) gelöst. Diese Lösung wird als Prüflösung verwendet.

Dünnschichtchromatographische Trennung. Die unteren Ecken einer Fertigfolie „Silufol 254" der Abmessung 100 × 200 mm werden in einer Kantenlänge von jeweils 5 mm schräg abgeschnitten. Auf der Schicht werden 15 mm vom unteren Rand entfernt 35 mm breite Bahnen markiert, die untereinander einen Abstand von 10 mm und von den Längsseiten einen Abstand von 10 mm aufweisen müssen. Auf jeweils eine markierte Bahn werden 40 μl Prüflösung bzw. 20 μl Hydroxyindolylessigsäure-Vergleichslösung (3) aufgetragen. Dabei darf die Auftragbreite 5 mm nicht überschreiten. Die Trennung wird unter Verwendung des Eluenten (4) bei einer Temperatur von 18–25 °C durchgeführt. Die Fließmittelwanderungsstrecke beträgt 120–150 mm. Anschließend wird die Dünnschichtfolie im Trockenschrank bei höchstens 40 °C 30 min getrocknet. Zur Detektion wird das Chromatogramm mit Nitrophenylantidiazotat-Reagenzlösung (6) unter Vermeidung eines großen Überschusses besprüht. Die besprühte Dünnschichtfolie wird zunächst etwa 1 min in einem Warmluftstrom und danach im Trokkenschrank bei höchstens 40 °C 20–30 min getrocknet.

Densitometrische Bestimmung

Die densitometrische Bestimmung ist spätestens 1 h nach der Farbentwicklung wie folgt durchzuführen:

Prüfansatz. Das unter Verwendung der Prüflösung hergestellte 35 mm breite Chromatogramm wird ausgeschnitten und danach mit dem Extinktionsregistriergerät mit Integrator „ERI 65m" (VEB Carl Zeiss Jena) bei der Wellenlänge von 500 nm (480–530 nm) densitometrisch bestimmt. Die erhaltene Glockenkurve wird planimetrisch ausgewertet. Die Zuordnung der Hydroxyindolylessigsäure-Zone erfolgt mit Hilfe des Vergleichsansatzes.

Vergleichsansatz. Das unter Verwendung von Hydroxyindolylessigsäure-Vergleichslösung (3) hergestellte 35 mm breite Chromatogramm wird wie vorstehend unter „Prüfansatz" angegeben behandelt. Der gemessenen Flächeneinheit des Vergleichsansatzes entspricht eine Konzentration von 25 nmol 5-Hydroxy-indol-3-ylessigsäure je Ansatz.

Berechnung. Die Flächeneinheiten der erhaltenen Glockenkurven werden durch das Produkt Höhe × Halbwertsbreite bestimmt. Die Ausscheidung von 5-Hydroxy-indol-3-ylessigsäure während eines Tages ergibt sich zu

$$\frac{FE \cdot 25}{FE_v} = \quad \mu mol/d$$

oder

$$FE \cdot \bar{f} = \quad \mu mol/d$$

FE $=$ Flächeneinheit des Prüfansatzes,
FE_v $=$ Flächeneinheit des Vergleichsansatzes,
$\bar{f}$ $=$ Bezugsfaktor.

Bezugskurve. 20, 40, 60 und 80 μl Hydroxyindolylessigsäure-Vergleichslösung (3) werden wie die Prüflösung behandelt. Den ermittelten Flächeneinheiten dieser Ansätze entsprechen Konzentrationen von 25, 50, 75 und 100 nmol 5-Hydroxy-indol-3-ylessigsäure je Ansatz. – Der Bezugsfaktor $\bar{f}$ wird berechnet als Mittelwert aus den für die einzelnen Bezugspunkte gebildeten Quotienten aus der jeweiligen Konzentration und der Flächeneinheit des Bezugsansatzes.
Hinweis. Liegt die Flächeneinheit des Prüfansatzes oberhalb des Bereichs der Bezugskurve, so ist zur Durchführung der Bestimmung anstelle von $^1/_{200}$ des Gesamtvolumens des filtrierten Harnes das gleiche Volumen des zuvor mit 5 bzw. 10 Volumenteilen destilliertem Wasser gemischten Harnes zu verwenden. Die aus diesen Bestimmungen resultierenden Ergebnisse sind mit 6 bzw. 11 zu multiplizieren.

Methode II

Prüflösung. Wie unter „Methode I" beschrieben.
Dünnschichtchromatographische Trennung. Die unteren Ecken einer Fertigfolie „Silufol 254" der Abmessung 100 × 200 mm werden in einer Kantenlänge von jeweils 5 mm schräg abgeschnitten. Auf der Schicht werden 15 mm vom unteren Rand entfernt 10 mm breite Bahnen markiert, die untereinander einen Abstand von 5 mm und von den Längsseiten einen Abstand von 22,5 mm aufweisen müssen. Auf eine Bahn werden 10 μl Prüflösung, auf die drei weiteren 5, 10 und 20 μl Hydroxyindolylessigsäure-Vergleichslösung (3) aufgetragen. Die Auftragbreite darf 5 mm nicht überschreiten. – Eluent, Fließmittelwanderungsstrecke, Trocknung und Detektion entsprechen den Angaben von „Methode I".
Auswertung. Unmittelbar nach der Farbentwicklung wird die rotviolett angefärbte Zone der Prüflösung mit den in der gleichen Höhe liegenden Zonen der Vergleichslösungen verglichen. Den jeweiligen Zonen der Vergleichslösungen entsprechen tägliche Ausscheidungen von 12,5, 25 und 50 μmol 5-Hydroxy-indol-3-ylessigsäure.

Methode III

Prüflösung. Wie unter „Methode I" beschrieben.
Dünnschichtchromatographische Trennung. Adsorptionsschicht, aufzutragende Lösungen, Eluent, Temperatur, Fließmittelwanderungsstrecke und Trocknung entsprechen den Angaben von „Methode I". – Zur Detektion wird das Chromatogramm mit Nitrophenylantidiazotat-Reagenzlösung (6) unter Vermeidung eines großen Überschusses besprüht. Die besprühte Dünnschichtfolie wird etwa 1 min in einem Warmluftstrom getrocknet. Sofort danach werden die rotviolett gefärbten Zonen der 5-Hydroxy-indol-3-ylessigsäure markiert.

Photometrische Bestimmung

Prüfansatz. Aus dem unter Verwendung der Prüflösung hergestellten Chromatogramm wird die markierte rotviolette Zone vollständig herausgeschnitten und danach in ein mit Glasstopfen verschließbares Reagenzglas gegeben. Nach Zusatz von 3 m*l* Borat-Ethanol-Reagenzlösung (8) wird das Reagenzglas 3 min geschüttelt. Nach weiterer Zugabe von 300 µ*l* Nitrophenylantidiazotat-Reagenzlösung (6) wird das Reagenzglas unter wiederholtem Schütteln 10 min stehengelassen. Danach wird die Flüssigkeit in ein mit Glasstopfen verschließbares Zentrifugenglas gegossen und zentrifugiert. Die Extinktion der überstehenden, klaren Flüssigkeit wird innerhalb 30 min in einer Schichtdicke von 10 mm bei der Wellenlänge von 515 nm (500–525 nm) gemessen.

Leeransatz. Aus dem unter Verwendung der Prüflösung hergestellten Chromatogramm wird oberhalb der Startlinie ein Stück der Dünnschichtfolie von der Größe der rotvioletten Zone herausgeschnitten. Dieses Stück wird wie unter „Prüfansatz" angegeben behandelt.

Vergleichsansatz. Das unter Verwendung der Vergleichslösung hergestellte Chromatogramm wird wie unter „Prüfansatz" angegeben behandelt. – Der korrigierten Extinktion des Vergleichsansatzes entspricht eine Konzentration von 25 nmol 5-Hydroxy-indol-3-ylessigsäure je Ansatz.

Berechnung. Die Ausscheidung von 5-Hydroxy-indol-3-ylessigsäure während eines Tages ergibt sich zu

$$\frac{E' \cdot 25}{\overline{E'_v}} = \mu\text{mol/d}$$

E' = korrigierte Extinktion des Prüfansatzes,
$\overline{E'_v}$ = Mittelwert der korrigierten Extinktionen des Vergleichsansatzes.

Bezugskurve. 20, 40, 60 und 80 µ*l* Hydroxyindolylessigsäure-Vergleichslösung (3) werden wie die Prüflösung behandelt. – Den korrigierten Extinktionen dieser Ansätze entsprechen Konzentrationen von 25, 50, 75 und 100 nmol 5-Hydroxy-indol-3-ylessigsäure je Ansatz.

Hinweis. Liegt die korrigierte Extinktion des Prüfansatzes oberhalb des Bereichs der Bezugskurve, so ist zur Durchführung der Bestimmung anstelle von $^1/_{200}$ des Gesamtvolumens des filtrierten Harnes das gleiche Volumen des zuvor mit 5 bzw. 10 Volumenteilen destilliertem Wasser gemischten Harnes zu verwenden. Die aus diesen Bestimmungen resultierenden Ergebnisse sind mit 6 bzw. 11 zu multiplizieren.

Referenzbereich

Beim Gesunden beträgt die tägliche Ausscheidung von 5-Hydroxy-indol-3-ylessigsäure maximal 16 µmol.

5. Funktionelle Nierendiagnostik mit einfachen Mitteln

Im Anschluß an die eigentlichen Harnuntersuchungen sollen hier noch einige mit einfachen Mitteln durchführbare Nierenfunktionsproben besprochen werden.
Die einfachste Form einer Funktionsdiagnostik besteht in der *Flüssigkeitsbilanz*, d. h. in der laufenden Kontrolle der Flüssigkeitsein- und -ausfuhr (Menge und Dichte des Harnes). Der Aussagewert dieser einfachen Probe wird jedoch durch die Möglichkeit der Retention harnpflichtiger Substanzen trotz normaler Harnmenge und durch Fehler bei der Harnsammlung beeinträchtigt. Der wesentliche praktische Wert der einfachen Flüssigkeitsbilanz besteht in der rechtzeitigen Erfassung oligurischer oder anurischer Zustände, die sonst bei Schwerkranken übersehen werden können.

5.1. Verdünnungs- und Konzentrationsversuch nach Volhard

Der von Volhard angegebene Verdünnungs- und Konzentrationsversuch stellt die älteste der heute in der Klinik durchgeführten Funktionsprüfungen dar. In seiner ursprünglichen Form sollte er die Fähigkeit des distalen Tubulus prüfen, Wasser und gelöste Substanzen selektiv zu behandeln. Da die zum *Verdünnungsversuch* benutzte Belastung mit der relativ großen Flüssigkeitsmenge von 1,5 *l* bei akuter Glomerulonephritis, bei Hirndruckerscheinungen, bei Herzinsuffizienz und bei Hypertonie kontraindiziert ist, da der Verdünnungsversuch durch extrarenale Faktoren stark beeinflußt wird und da schließlich eine Niere, die konzentrieren kann, stets auch zu verdünnen vermag, wird in der Klinik heute allgemein der *Konzentrationsversuch* ohne vorherige Wasserbelastung durchgeführt. Dazu erhält der Patient zu Mittag letztmalig Flüssigkeit, am Abend und am nächsten Morgen wird nur Trockenkost (Brot, Butter, Fleisch, Eier, nicht aber Kartoffeln oder Obst) gereicht. Um 14, 16, 18 und 20 Uhr läßt der Patient Harn; der Nachtharn wird insgesamt am nächsten Morgen um 8 Uhr gewonnen. In jeder Harnsammelperiode werden Volumen und relative Dichte der Harnportion bestimmt. Zur Kontrolle der Flüssigkeitsbilanz wird auch die Körpermasse des Patienten jeweils ermittelt. Der Versuch wird abgebrochen, wenn die relative Dichte des Harnes 1,028 oder mehr beträgt. Oft ist dieser Wert bereits am nächsten Morgen erreicht, so daß der Versuch nicht weitergeführt zu werden braucht; andernfalls wird er 24–36 h fortgesetzt.
Eine leistungsgeminderte Niere vermag keinen hochkonzentrierten Harn mehr abzusondern (*Hyposthenurie*), bei Niereninsuffizienz kann schließlich nur noch ein Harn mit der relativen Dichte eines eiweißfreien Ultrafiltrats des Blutplasmas (etwa 1,010) produziert werden (*Isosthenurie*).
Die Durchführung des Konzentrationsversuchs ist kontraindiziert bei Niereninsuffizienz mit erheblicher Einschränkung der Clearance, bei Pyelonephritis mit

starken entzündlichen Veränderungen der ableitenden Harnwege und bei Neigung zur Steinbildung.

5.2. Prüfung der Phenolsulfonphthalein-Ausscheidung (AB (D. L.) – DDR 83)

Prinzip

Intravenös injiziertes Phenolsulfonphthalein (PSP, „Phenolrot") wird hauptsächlich über die Nieren ausgeschieden. Die nach einer bestimmten Zeit noch im Blut vorhandene Phenolsulfonphthaleinkonzentration gestattet eine Aussage über die Nierenfunktion. Die Phenolsulfonphthaleinkonzentration im Serum wird photometrisch ermittelt.

Reagenzien

1. „PSP-Plasma-Test" (E. Merck, Darmstadt) (Phenolsulfonphthalein: 17 mmol/*l*). Ampullen mit 60 mg Phenolsulfonphthalein/10 m*l*;
2. Trinatriumphosphat-Reagenzlösung (Dinatrium-ethylendiamintetraacetat: 10 mmol/*l*, Trinatriumphosphat: 100 mmol/*l*). 38,02 g Trinatriumphosphat-12-Wasser und 3,722 g Dinatrium-ethylen-diamintetraacetat-2-Wasser werden in destilliertem Wasser zum Liter gelöst;
3. Natriumdihydrogenphosphatlösung (3 mol/*l*). 414 g Natrium-dihydrogenphosphat-1-Wasser werden in destilliertem Wasser zum Liter gelöst;
4. Phenolsulfonphthalein-Vergleichslösung (Phenolsulfonphthalein: 17 µmol/*l*). 1 m*l* „PSP-Plasma-Test" der Charge, die dem Patienten injiziert wurde, ist mit destilliertem Wasser zum Liter aufzufüllen.

Vorbereitung von Untersuchungs- und Prüfmaterial

Als *Untersuchungsmaterial* dient Blut. Es sind zwei in bestimmten Zeitabständen entnommene Blutproben zu verwenden. Der Patient darf innerhalb von 12 h vor der 1. Blutentnahme sowie in der Zeit von der 1. bis zur 2. Blutentnahme keine Nahrung zu sich nehmen. In der Zeit von der 1. bis zur 2. Blutentnahme soll der Patient ruhig liegen. – Zunächst werden dem Patienten aus dem einen Arm etwa 2 m*l* Venenblut entnommen, wobei das aus der Kanüle fließende Blut direkt in einem Reagenzglas aufzufangen ist. Unmittelbar danach wird dem erwachsenen Patienten eine 2,8 µmol Phenolsulfonphthalein (≙ 1 mg Phenolsulfonphthalein) je Kilogramm Körpermasse entsprechende Menge Phenolsulfonphthalein intravenös injiziert. Zur Injektion ist „PSP-Plasma-Test" (Merck) (1) zu verwenden.
Bei Kindern wird die zu injizierende Menge Phenolsulfonphthalein nach folgender Formel berechnet:

$$\frac{F \cdot \text{Körpermasse}}{120} = \quad ml \text{ PSP-Plasma-Test}$$

F = prozentualer Anteil der extrazellulären Flüssigkeit in Abhängigkeit vom Lebensalter
= 40 (0– 6 Monate)
= 30 (7–12 Monate)
= 25 (1– 6 Jahre)
= 20 (über 6 Jahre)

Nach 1 h werden aus dem anderen Arm etwa 2 m*l* Venenblut wie vorstehend angegeben entnommen. Das jeweils entnommene Blut wird in der Reihenfolge der Entnahme mit den Ziffern „1" und „2" gekennzeichnet. – Nach dem Gerinnen des Blutes werden die in gleicher Weise zu kennzeichnenden Seren abgetrennt und geprüft. Die Seren dürfen bei 2–8 °C höchstens 1 Tag aufbewahrt werden. Hämolytische oder getrübte Seren sind zur Durchführung der Bestimmung ungeeignet.

Ausführung

Prüfansatz. 500 μ*l* Serum 2 werden mit 500 μ*l* Trinatriumphosphat-Reagenzlösung (2) gemischt. Die Extinktion dieser Mischung wird in einer Schichtdicke von 10 mm bei der Wellenlänge von 560 nm gemessen ($= E_1$). Anschließend wird diese Mischung mit 100 μ*l* Natriumdihydrogenphosphatlösung (3 mol/*l*) (3) versetzt und erneut gemessen ($= E_2$).
Leeransatz. 500 μ*l* Serum 1 werden mit 500 μ*l* Trinatriumphosphat-Reagenzlösung (2) gemischt und gemessen ($= E_{L1}$). Anschließend wird diese Mischung mit 100 μ*l* Natriumdihydrogenphosphatlösung (3 mol/*l*) (3) versetzt und erneut gemessen ($= E_{L2}$).
Die Extinktionen des Prüfansatzes werden mit den entsprechenden Extinktionen des Leeransatzes korrigiert.

Berechnung

Die nach 1 h im Blut noch vorhandene Phenolsulfonphthaleinkonzentration ergibt sich zu

$$(E'_1 - E'_2) \cdot \bar{f} = \quad \mu\text{mol}/l$$

E'_1, E'_2 = korrigierte Extinktionen des Prüfansatzes,
$\bar{f}$ = Bezugsfaktor

Bezugskurve

1, 2, 3, 4 und 5 m*l* Phenolsulfonphthalein-Vergleichslösung (4) werden jeweils mit destilliertem Wasser zu 10 m*l* aufgefüllt. Je 500 μ*l* dieser Bezugslösungen werden wie der Prüfansatz behandelt, dann werden die Extinktionen dieser Ansätze gegen destilliertes Wasser als Leeransatz korrigiert. Den wie unter „Berechnung" angegebenen Extinktionsdifferenzen dieser Ansätze entsprechen Konzentrationen von 1,7, 3,4, 5,1, 6,8 und 8,5 μmol Phenolsulfonphthalein/*l* Serum. – Der Bezugsfaktor $\bar{f}$ wird berechnet als Mittelwert aus den für die einzelnen Bezugspunkte gebildeten Quotienten, aus der jeweiligen Konzentration und der mit der Extinktion des Leeransatzes korrigierten Extinktionsdifferenzen des jeweiligen Bezugsansatzes.

Hinweise

Die Bezugskurve ist mit der Charge „PSP-Plasma-Test" (Merck) aufzunehmen, die injiziert wurde.
Bei Linienphotometern ist die Wellenlänge 546 nm anwendbar. Es ergibt sich eine Reduzierung der Extinktionen um etwa 25 %.
Als pathologisch sind – bezogen auf das Lebensalter – folgende nach 1 h im Serum noch vorhandenen Phenolsulfonphthaleinkonzentrationen anzusehen:

16–40 Jahre	$\geqq$ 3,4 μmol/*l*
41–60 Jahre	$\geqq$ 3,8 μmol/*l*
über 60 Jahre	$\geqq$ 4,2 μmol/*l*

5.3. Clearance-Methoden

Die Bezeichnung „Clearance" wurde von *van Slyke* für das Plasmavolumen eingeführt, das in der Zeiteinheit durch die Nieren von seinem Harnstoffgehalt befreit wird (= „Klärwert").
Die Clearance-Untersuchungen können sehr genaue Einblicke in die vorhandenen Funktionsausfälle gewähren; ihre Durchführung setzt jedoch einen erheblichen technischen Aufwand voraus, da bei den klassischen Verfahren der Spiegel der Testsubstanz im Plasma während des Untersuchungszeitraums konstant gehalten werden muß. Daher darf hier hinsichtlich der Durchführung von Inulin- und p-Aminohippursäure-Clearance (PAH-Clearance) auf spezielle Darstellungen verwiesen werden. Lediglich die Clearance des endogenen Creatinins soll genauer beschrieben werden.
Die moderne nephrologische Funktionsdiagnostik greift auf nuklearmedizinische Verfahren zurück. Bei diesen werden Inulin- bzw. PAH-analoge Radiopharmaka (^{99m}Tc-Diethylentriaminpentaessigsäure (= DTPA) bzw. ^{131}I-Hippurat) benutzt, und nach einmaliger Injektion wird der Aktivitätsabfall im Plasma oder an abgeschirmten Teilkörperregionen (Schulter) registriert, aus dem die Clearanceparameter errechnet werden.

5.3.1. Creatinin-Clearance (AB (D. L.) – DDR 83)

Prinzip

Das endogen produzierte Creatinin wird über die Glomeruli der Nieren ausgeschieden. Das in 1 s vom Creatinin befreite Volumen des Blutplasmas (m*l*) ist ein Ausdruck für die Filtrations- und Reabsorptionsvorgänge in der Niere und damit ihrer Funktionstüchtigkeit.
Der Harn wird in Sammelperioden, von denen jede 2 h beträgt, gesammelt.

Vorbereitung des Untersuchungsmaterials

Für die Bestimmung des Creatinins im Serum wird dem Patienten vor Beginn der Harnsammlung *Venenblut* entnommen.
Die Sammlung des *Harnes* ist morgens zu beginnen; 4 h vor Beginn der Harnsammlung darf der Patient keine Flüssigkeit zu sich nehmen. Die Einnahme fester Nahrung während der Sammelzeit ist gestattet. Während der Sammelzeit soll der Patient ruhen. – Vor Beginn der Harnsammlung muß der Patient die Blase vollständig entleeren. Unmittelbar danach werden ihm 150 m*l* ungesüßter Kräutertee verabreicht. Die 1. Sammelperiode beträgt 2 h. Nach 2 h wird die Blase vollständig entleert, der Harn gesammelt und das Volumen des gesammelten Harnes bestimmt. – Die weiteren drei Sammelperioden betragen ebenfalls 2 h und werden analog dem vorstehend beschriebenen Ablauf durchgeführt; d. h. jede Sammelperiode beginnt mit der Verabfolgung von 150 m*l* Tee und endet mit der Entleerung der Blase.

Ausführung

Die Bestimmung des Creatiningehalts im Harn jeder der vier Sammelperioden wird nach der auf Seite 148 beschriebenen Methode durchgeführt.
Die Bestimmung des Creatiningehalts des *Serums* erfolgt nach der gleichen Technik, indem 500 μ*l* Serum und 3 m*l* Pikrinsäure-Reagenzlösung (2) in einem Zentrifugenglas unter Vermeidung von Schaumbildung gemischt werden. Diese Mischung wird mit einer relativen Zentrifugalbeschleunigung von 1 500 zentrifugiert, und die überstehende klare Lösung wird als Prüflösung verwendet. – Prüfansatz, Leeransatz und Vergleichsansatz werden in gleicher Weise hergestellt, wie auf Seite 149 für den Harn beschrieben; der korrigierten Extinktion des Vergleichsansatzes entspricht hier jedoch eine Konzentration von 100 μmol Creatinin/*l* Serum. Daher ergibt sich der Creatiningehalt des Serums zu

$$\frac{E' \cdot 100}{E'_v} = \qquad \mu\text{mol}/l$$

Berechnung

Das auf eine durchschnittliche Körperoberfläche von 1,73 m² korrigierte Clearancevolumen je Sekunde C_{korr} ergibt sich zu

$$C_{korr} = \frac{U_{Creatinin} \cdot V}{S_{Creatinin} \cdot 7\,200} \cdot F = \qquad ml/s$$

$F \quad = \dfrac{1{,}73\ m^2}{\text{Körperoberfläche des Patienten } (m^2)}$

$U_{Creatinin}$ = Creatininkonzentration im Harn der jeweiligen Sammelperiode (mmol/*l*),

$S_{Creatinin}$ = Creatininkonzentration im Serum (mmol/*l*),

V = Volumen des Sammelharns der jeweiligen Sammelperiode (m*l*).

Die Körperoberfläche des Patienten wird einem der Nomogramme entnommen, wie sie für den klinischen Gebrauch auf der Grundlage der von *du Bois* angegebenen Formel entwickelt wurden:

$$F = M^{0,425} \cdot L^{0,725} \cdot 71,84$$

F = Körperoberfläche,
M = Körpermasse,
L = Körperlänge.

Die korrigierten Clearance-Werte der vier Sammelperioden werden als Einzelwerte $C_{1\text{korr}}$, $C_{2\text{korr}}$, $C_{3\text{korr}}$ und $C_{4\text{korr}}$ angegeben.

Hinweise

Die festgelegten Sammelzeiten und die Durchführung der Harnsammlung sind einzuhalten.
Bei besonderen Fragestellungen kann eine 1-Tages-Clearance durchgeführt werden.

Als Normalbereiche gelten:

Frauen $C_{\text{korr}} = 1{,}09-2{,}57$ ml/s
Männer $C_{\text{korr}} = 1{,}35-2{,}87$ ml/s

5.4. Seitengetrennte Untersuchungsverfahren

Weitere Verfahren bemühen sich um eine seitengetrennte Nierenfunktionsdiagnostik. Hierzu gehören Isotopennephrographie und Funktionszintigraphie. Diese Methoden liefern seitenvergleichend Informationen über die Leistungsfähigkeit der Nieren. Zur Berechnung der absoluten Clearance-Parameter müssen die oben erwähnten globalen Clearance-Verfahren in die Berechnung einbezogen werden.

6. Mikroskopische Untersuchung des Harnsediments

Die mikroskopische Untersuchung des Harnsediments ist ein wichtiger Bestandteil der Harnanalyse; sie kann mitunter von größerer Bedeutung sein als die chemische Untersuchung.

Zur Gewinnung des Harnsediments ist es erforderlich, möglichst frisch gelassenen Harn zu verwenden, da die organisierten Sedimente durch längeres Stehen verändert oder zerstört werden können. Auch führt Stehenlassen des Harnes infolge Abkühlung und pH-Veränderung häufig zu sekundären Kristallisationsvorgängen. Das Arzneibuch der DDR, Band „Diagnostische Laboratoriumsmethoden" schreibt daher vor, die Untersuchung innerhalb von 20 min nach der Gewinnung des Harnes durchzuführen. Um das Sediment zu erhalten, werden 10 m*l* des unmittelbar zuvor geschüttelten Harnes in ein Zentrifugenglas mit Spitzboden gegeben und bei einer relativen Zentrifugalbeschleunigung von 800 bis 1 000 5 min zentrifugiert. Die überstehende Flüssigkeit wird vorsichtig abgegossen und der restliche Inhalt des Zentrifugenglases gemischt, 1 Tropfen der Mischung wird auf einen Objektträger gegeben, mit einem Deckglas bedeckt und unter dem Mikroskop bei 100facher Vergrößerung betrachtet. Zur Identifizierung einzelner Formelemente ist erforderlichenfalls eine stärkere, etwa 300fache Vergrößerung zu verwenden.

Bei der *Sedimentuntersuchung im Phasenkontrastmikroskop* ergeben die organisierten Bestandteile im ungefärbten Präparat kontrastreiche Bilder. Mit Hilfe des Phasenkontrastmikroskops gelingt insbesondere bei Hämaturie die Unterscheidung dysmorpher und isomorpher Erythrozyten (vgl. S. 193 und 206).

Bei der *Sedimentuntersuchung im Polarisationsmikroskop* (durch Anbringen eines Polarisationsaufsatzes lassen sich auch die üblichen Mikroskope verwenden) sind im ungefärbten Präparat Fettkörnchen und Lipoide infolge ihrer Doppelbrechung deutlich zu erkennen. Kristalle lassen bei Drehung des am Okular angebrachten Polarisationsfilters charakteristische Interferenzfarben erkennen.

Bei der *Sedimentuntersuchung im Dunkelfeld*, für die ein Dunkelfeldkondensator erforderlich ist, erscheinen die Formelemente des ungefärbten Präparats hell auf dunklem Grund.

Zumeist wird das Harnsediment ungefärbt unter dem Mikroskop untersucht; für spezielle Zwecke kann es jedoch angefärbt werden, um einzelne Bestandteile oder Strukturen besser sichtbar zu machen.

▶ Färbung mit Iod-Kaliumiodid-Reagenzlösung

Beim Versetzen des Sediments mit Iod-Kaliumiodid-Reagenzlösung (Lugolscher Lösung) färben sich Leukozyten braun an, während Epithelien, Zylindroide und Wachszylinder hellgelb erscheinen.

Färbung mit QUENSELscher Lösung

Quenselsche Lösung enthält Methylenblau, Sudan III und Cadmiumchlorid; sie wird gebrauchsfertig in den Verkehr gebracht (VEB Laborchemie Apolda, Spezialchemie Leipzig). Man gibt 1–2 Tropfen der Farbstofflösung zum Schleudersatz; Zellelemente werden blau, Fett dagegen orangerot gefärbt.

Färbung nach STERNHEIMER und MALBIN

Dieses Färbeverfahren hat gewisse Bedeutung für die Diagnostik der Pyelonephritis erlangt. Die Farbstofflösung enthält Gentiana-Violett und Safranin; sie wird in getrennten Stammlösungen vorrätig gehalten:

Lösung I:	Gentiana-Violett	3	g
	Ethanol (96 Vol.-%)	20	ml
	Ammoniumoxalat-1-Wasser	0,8	g
	Aqua bidestillata	80	ml
Lösung II:	Safranin 0	0,25	g
	Ethanol (96 Vol.-%)	10	ml
	Aqua bidestillata	100	ml

Zum Gebrauch mischt man 3 Teile Lösung I mit 97 Teilen Lösung II; das fertige Gemisch ist nur begrenzt haltbar.
Zum Nachweis der Sternheimer-Malbin-Zellen soll nur frisch gelassener Harn verwendet werden. Zu dem in üblicher Weise gewonnenen Sediment gibt man 1–2 Tropfen des fertigen Farbgemisches und betrachtet 1 Tropfen der Sediment-Farblösung-Mischung unter dem Mikroskop. Es lassen sich zwei verschiedene Leukozytenformen unterscheiden; während die normalen Leukozyten einheitlich groß sind und einen purpurroten Kern und dunkle Granula in farblosem oder mattrosa gefärbtem Protoplasma zeigen, färben sich die anderen Leukozyten, die sog. Sternheimer-Zellen, schwächer an. Ihre Größe ist unterschiedlich; mei-

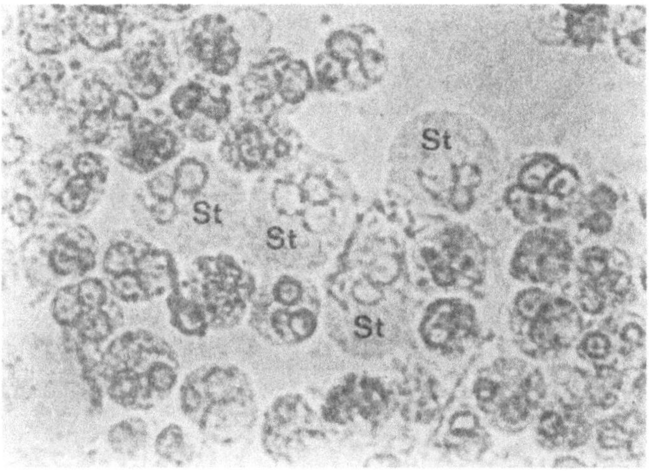

Abb. 6/1 Sternheimer-Zellen (St) und normale Leukozyten im Harnsediment

stens erscheinen sie aufgequollen und in der Form verändert, sie können jedoch auch kleiner sein und einen homogenen „glasigen" Farbton zeigen. Der Kern der Sternheimer-Malbin-Zellen ist blaßblau oder blaßviolett; das farblose oder blaßblaue Zytoplasma enthält graue Granula, die bei stärkerer Vergrößerung lebhafte Bewegung zeigen. Diese Granulamotilität hat den Sternheimer-Zellen die Bezeichnung „Glitzerzellen" eingetragen; sie ist Ausdruck einer krankhaft gesteigerten Reaktionskinetik des endoplasmatischen Retikulums (Abb. 6/1).
Man zählt bei starker Vergrößerung mindestens 100 Leukozyten aus und berechnet den Prozentsatz der vorhandenen Sternheimer-Zellen.
Die Sternheimer-Zellen gelten als charakteristisch für die chronische Pyelonephritis, wenn sie mehr als 10 % der vorhandenen Leukozyten ausmachen; sie treten jedoch auch bei eitrigen Erkrankungen der ableitenden Harnwege in größerer Zahl auf.

▶ Färbung nach FIEDLER und FIEDLER

[*Fiedler, C.*, und *R. Fiedler;* Med. aktuell *10*, 492 (1984)]

Die zytologische Untersuchung des Harnsediments gewinnt in der Urologie – insbesondere bei Verdacht auf bösartige Neubildungen – steigende Bedeutung. Die Durchführung solcher Untersuchungen als Screening-Verfahren wird durch das Anfertigen und Vorrätighalten gebrauchsfertiger beschichteter Objektträger sehr erleichtert. Hierzu wird eine Mischung aus Gelatine- und gepufferter Methylgrün-Pyronin-Lösung benutzt:
Lösung I: 18 g Gelatine (AB – DDR) werden bei 20 °C unter ständigem Rühren in 800 m*l* destilliertes Wasser gegeben; dabei dürfen keine Klumpen entstehen. Die Mischung wird 1 Tag bei 37 °C zur Quellung stehengelassen. Nach Zugabe von 2 m*l* Glycerol (Propan-1,2,3-triol) und 1,5 g Kalium-Chrom(III)-sulfat-12-Wasser wird die Mischung unter ständigem Rühren 5 min auf 80 °C erhitzt. Nach dem Abkühlen auf 20 °C wird unter ständigem Rühren eine Lösung von 1 g Thymol (2-Isopropyl-5-methyl-phenol) in 120 m*l* Ethanol (96 Vol.-%) zugegeben und mit destilliertem Wasser zum Liter aufgefüllt.
Lösung II. 8,0 g Methylgrün, 2,0 g Pyronin G, 465 m*l* Natriumdihydrogenphosphatlösung (100 mmol/*l*) (13,8 g Natrium-dihydrogen-phosphat-1-Wasser in destilliertem Wasser zum Liter gelöst) und 35 m*l* Dinatriumhydrogenphosphatlösung (100 mmol/*l*) (17,8 g Dinatrium-hydrogen-phosphat-2-Wasser in destilliertem Wasser zum Liter gelöst) werden durch Schütteln gemischt. Danach werden 262,5 m*l* einer Lösung von 35,6 g Dinatrium-hydrogen-phosphat-2-Wasser in 750 m*l* destilliertem Wasser und 250 m*l* Methanol und 237,5 m*l* einer Lösung von 21,0 g Citronensäure-1-Wasser (2-Hydroxy-propan-1,2,3-tricarbonsäure) in 750 m*l* destilliertem Wasser und 250 m*l* Methanol hinzugefügt. Unter mehrfachem Umschütteln wird die Mischung 1 Tag bei 37 °C stehengelassen. Nach dieser Zeit werden 125 mg Resorcinol (1,3-Dihydroxybenzen) und 2,5 m*l* Phenollösung (53 mmol/*l*) (5 g Phenol werden mit 1 *l* destilliertem Wasser versetzt und 5 min geschüttelt. Die Mischung wird 1 Tag bei 37 °C stehengelassen. Die Lösung muß klar sein; sie ist vor Licht geschützt aufzubewahren) zugegeben.
Zum Gebrauch werden jeweils gleiche Volumenteile Lösung I und Lösung II gemischt und durch ein weiches Faltenfilter filtriert.

Zur Anfertigung der *beschichteten Objektträger* werden entfettete Objektträger in die Gelatine-Farbstoff-Lösung getaucht, die an der Rückseite haftende Gelatine-Farbstoff-Lösung wird abgestrichen, und die Objektträger läßt man in waagerechter Lage trocknen. Die so erhaltenen beschichteten Objektträger sind bei trockner, staubfreier und dunkler Lagerung mindestens 3 Monate haltbar.
Von allen Harnproben, die bei der mikroskopischen Untersuchung des Sediments zelluläre Bestandteile enthalten, wird ein kleiner Tropfen des verbliebenen Sediments auf ein Deckglas gegeben und auf einen beschichteten Objektträger gebracht. Nach $^1/_2$–1 min ist das *gefärbte Sediment* zu beurteilen. Bei alkalischen Harnproben, deren Färbbarkeit weniger gut ist, wird dem Sedimentrest 1 Tropfen Essigsäure (100 mmol/*l*) zugesetzt und ein weiteres Präparat angefertigt.
Das gefärbte Präparat kann in einer feuchten Kammer 1 Tag aufbewahrt werden.

Bei der *Beschreibung der einzelnen Bestandteile des Harnsediments* unterscheidet man

1. organisierte Sedimente; sie entstammen organischen Formelementen,
2. nichtorganisierte Sedimente; sie stellen in Kristallform oder amorph abgeschiedene Harninhaltsstoffe dar.

6.1. Organisierte Sedimente

Normaler frisch entleerter Harn ist klar; bei längerem Stehen setzt sich jedoch eine wolkige Trübung (Nubecula) ab, die bei mikroskopischer Untersuchung aus Epithelien, Leukozyten und Schleimfäden besteht. Von klinischer Bedeutung ist besonders der Nachweis von Erythrozyten und Zylindern sowie der eines vermehrten Leukozytengehalts.
Zur Prüfung auf *Zylinder* wird das gesamte Präparat betrachtet und bei positivem Ergebnis die Zahl der Zylinder angegeben. Zur Prüfung auf *Erythrozyten* oder *Leukozyten* werden bei 100facher Vergrößerung (Objektiv 20, Okular 5×) fünf Gesichtsfelder, d. h. ein Gesichtsfeld in der Mitte und je ein Gesichtsfeld in den Ecken des Präparats, betrachtet und die dabei sichtbar werdenden Erythrozyten oder Leukozyten gezählt. Als Ergebnis wird – bezogen auf ein Gesichtsfeld – die durch 5 dividierte Gesamtzahl der Erythrozyten oder Leukozyten angegeben. Als normal gelten 0–3 Erythrozyten oder Leukozyten je Gesichtsfeld; mehr als 10 Erythrozyten oder Leukozyten je Gesichtsfeld sind als pathologisch anzusehen.

6.1.1. Epithelien

Die Epithelien des Urogenitaltrakts weisen je nach dem Abschnitt, dem sie entstammen, unterschiedliche Form auf. Man unterscheidet:

1. Nierenepithelien,
2. Epithelien der ableitenden Harnwege (Nierenbecken, Harnleiter, Harnblase),
3. Epithelien aus den Genitalien.

Am wichtigsten sind Nierenepithelien, da sie auf das Bestehen einer Erkrankung der Nieren selbst hinweisen.

6.1.1.1. Nierenepithelien

Die Nierenepithelien entstammen den Harnkanälchen der Niere. Sie sind wenig größer als Leukozyten, haben polygonale bis rundliche Form und besitzen ein granuliertes, häufig bräunlich gefärbtes Protoplasma. Ihr Kern ist ziemlich groß, bläschenförmig und oft nur undeutlich zu erkennen. Oftmals zeigen sich stark lichtbrechende Fettkörncheneinlagerungen im Protoplasma. Gelegentlich treten Nierenepithelien im Sediment in Form kleiner oder größerer Konglomerate auf.

6.1.1.2. Epithelien der ableitenden Harnwege

Diese Epithelien entstammen dem mehrschichtigen Epithel der Schleimhaut von Nierenbecken, Harnleiter (Ureter), Harnblase und Harnröhre (Urethra). Aus ihrer Form kann nicht auf den Ort einer Erkrankung geschlossen werden, da alle Formarten der Epithelien in den verschiedenen Abschnitten der Harnwege anzutreffen sind. Meist handelt es sich um polygonale Zellen, deren Plasma manchmal spitz ausgezogen ist (Abb. 6/2), so daß die Zellen „geschwänzt" erscheinen; sie entstammen den tieferen Schichten des Epithels. Vermehrtes Auftreten derartiger Epithelien deutet bei gleichzeitiger Anwesenheit von Leukozyten und Erythrozyten auf einen entzündlichen Prozeß im Bereich der ableitenden Harnwege hin.

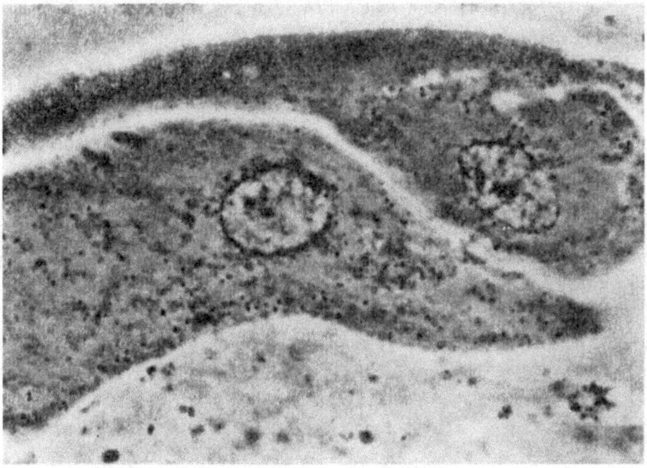

Abb. 6/2
„Geschwänzte"
Epithelien

6.1.1.3. Epithelien aus den Genitalien

Vereinzelte Plattenepithelien findet man fast in jedem Harn. Sie entstammen beim Mann dem geschichteten Plattenepithel der Schleimhaut des Präputiums, bei der Frau derjenigen von Vulva und Vagina. Zusammenballungen solcher Plattenepithelzellen sind schon mit bloßem Auge oft im Harn als weiße Flöckchen zu bemerken. Plattenepithelien sind im Mikroskop in Form kleiner Zellverbände zu erkennen (Abb. 6/3). Diese Plattenepithelien besitzen zumeist einen kleinen runden Kern, und die Kanten des Plasmas erscheinen oft nach innen umgeschlagen. Nur ein vermehrtes Auftreten solcher Plattenepithelien ist pathologisch.

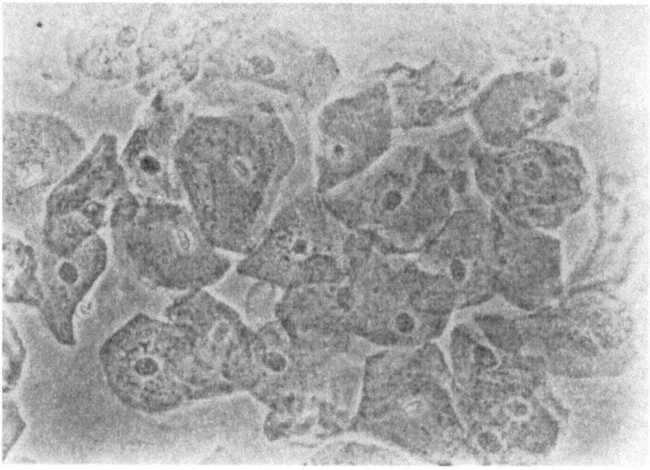

Abb. 6/3
Plattenepithelien

6.1.2. Leukozyten

Einzelne Leukozyten findet man fast in jedem Harnsediment; nur ihr vermehrtes Auftreten deutet auf entzündliche Erkrankungen hin. Eitrige Prozesse können auch zu massenhaftem Auftreten von Leukozyten im Harn Anlaß geben. Sie werden dann bereits makroskopisch als Trübung erkennbar; das Sediment ist dann rein eitrig (*Pyurie*). Eine massive Leukozytenbeimengung zum Harn ohne gleichzeitige Proteinurie spricht gegen eine Nierenparenchymbeteiligung.

Unter dem Mikroskop lassen sich die Leukozyten im allgemeinen gut differenzieren (Abb. 6/4); nur gelegentlich kann es schwierig sein, sie von Epithelien zu unterscheiden; hier kann eine Anfärbung weiterhelfen (s. S. 187). – Auf Zusatz von Essigsäure (1 mol/*l*) treten die Kerne von Leukozyten unter dem Mikroskop deutlich hervor. Mit Hilfe von Essigsäurezusatz können zerfallene Leukozyten auch leicht von amorphen Phosphaten unterschieden werden: Phosphate gehen dann in Lösung, während Leukozyten dieses – auch in der Wärme – nicht tun.

In alkalischem Harn verlieren die Leukozyten allmählich ihre Granula und die Zellkonturen verschwinden, so daß unter dem Mikroskop nur freie Kerne zu sehen sind.

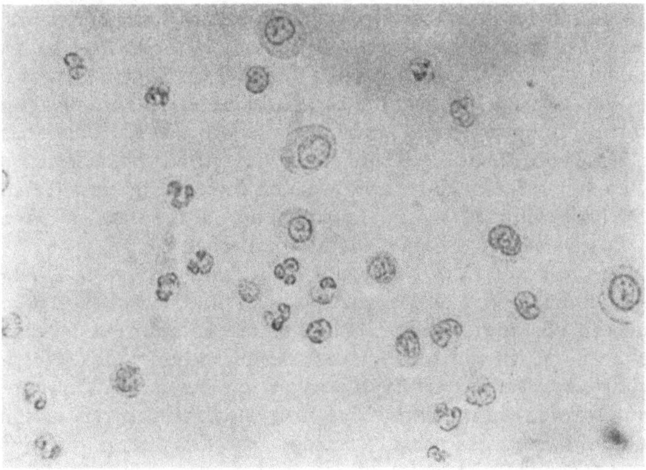

Abb. 6/4
Leukozyten

6.1.3. Erythrozyten

Nach der Menge der in den Harn ausgeschiedenen roten Blutkörperchen (Erythrozyten) wird eine – bereits an der makroskopisch erkennbaren Rotfärbung des Harnes festzustellende – *Makrohämaturie* (entsprechend einem Blutgehalt von 1 *ml* oder mehr im Liter Harn) von einer (nur mit dem Mikroskop nachweisbaren) *Mikrohämaturie (=Erythrozyturie)* unterschieden.
Schon lange ist bekannt, daß bei glomerulären Erkrankungen häufig in ihrer Form und ihrem Hämoglobingehalt veränderte („dysmorphe") Erythrozyten zu beobachten sind, während die bei Blutungen aus Nierenbecken und ableitenden Harnwegen ausgeschiedenen Erythrozyten denen des peripheren Blutes entsprechen („isomorphe" Erythrozyten). Letztere sind unter dem Mikroskop an ihrer

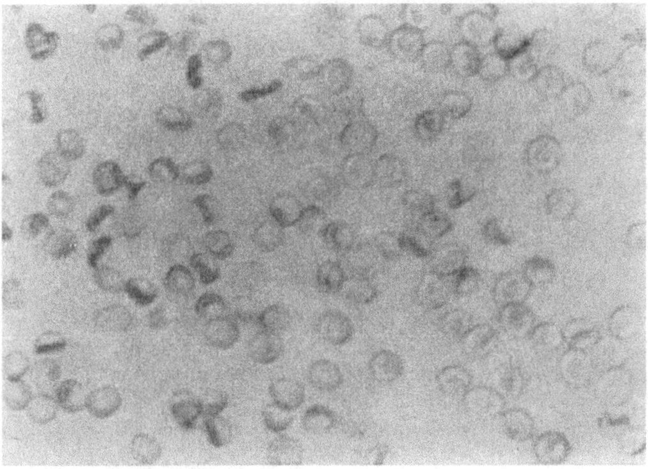

Abb. 6/5
Erythrozyten
(Isomorphe)

Größe, ihrer grünlich-gelblichen Farbe, ihrer Doppelkontur und ihrer Form (bei Draufsicht Scheibenform mit zentraler Delle, bei Seitenansicht Biskuitform) zu erkennen. Außerdem fehlen ein Kern sowie Granula (Abb. 6/5). Sie können einzeln oder in kleineren oder größeren Ansammlungen auftreten. – Unter dem Einfluß der Harnkonzentration kann es zu charakteristischen Alterationen der Erythrozyten kommen: Während sie in hypertonem Harn zu *Stechapfelformen* schrumpfen, quellen sie in hypotonem Harn auf, werden ausgelaugt und treten dann nur mehr als *Erythrozytenschatten* in Erscheinung. Außerdem werden Erythrozyten in sauren Harnen besser erhalten als in alkalischen.
Neuere Harnuntersuchungen, die auf *D. F. Birch* und *K. F. Fairley* [Lancet 2, 845 (1979) und Kidney internat. *21*, 105 (1982)] zurückgehen und inzwischen von zahlreichen Nachuntersuchern bestätigt wurden, haben zu der Erkenntnis geführt, daß bei sorgfältiger phasenkontrastmikroskopischer Untersuchung des Harnsediments eine glomeruläre Herkunft der Erythrozyten an gewissen Veränderungen derselben erkannt werden kann. Diese *dysmorphen Erythrozyten* lassen kleine, aus der Zellmembran hervorragende, phasendichte Bläschen, von der Erythrozytenmembran ausgehende – zumeist kleine und durch einen schmalen Stiel mit dem Zellkörper verbundene – knospenartige Ausstülpungen, lokalisierte oder diffuse Ablagerungen phasendichten Materials entlang der Innenfläche der Zellmembran, Verzerrungen der bikonkaven Scheibenform in Verbindung mit Oberflächenunregelmäßigkeiten sowie Zellmembranruptur mit Entleerung des Zytoplasmas erkennen (Abb. 6/6). Diese Veränderungen sind im frisch gelassenen Harn und unabhängig von dessen relativer Dichte nachweisbar. Zur Urteilsbildung ist eine Auszählung des Anteils dysmorpher Erythrozyten an der Gesamtzahl der Erythrozyten erforderlich (s. S. 206).
Vom Ungeübten werden Erythrozyten gelegentlich mit *Luftblasen* oder Fetttröpfchen verwechselt; beide sind farblos, von verschiedener Größe und zeigen ein völlig anderes Lichtbrechungsvermögen, was besonders beim Spielen mit der Mikrometerschraube des Mikroskops deutlich wird.

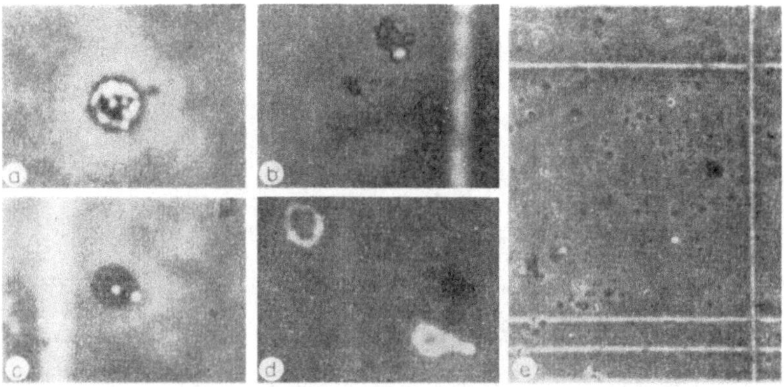

Abb. 6/6 Dysmorphe Erythrozyten von Patienten mit diffus-membranöser Glomerulonephritis

a–d Einzelerythrozyten mit knospenartigen Ausstülpungen und Verzerrungen der bikonkaven Scheibenform bei 600facher Vergrößerung, *e* Übersicht bei 120facher Vergrößerung

Schließlich muß man sich davor hüten, *Hefezellen* (Abb. 6/7), die in glucosehaltigen Harnen nicht selten gefunden werden, als Erythrozyten anzusprechen. Diese zeigen mehr ovale Form und lassen gewöhnlich Sprossungen erkennen; auch werden sie – im Gegensatz zu Erythrozyten – durch Essigsäure (1 mol/*l*) nicht aufgelöst. Bei erheblicher Hämaturie treten gelegentlich schon mit bloßem Auge sichtbare *Gerinnsel* auf, die sich bei mikroskopischer Untersuchung als mit Erythrozyten durchsetztes Netzwerk von Fibrinfasern darstellen.

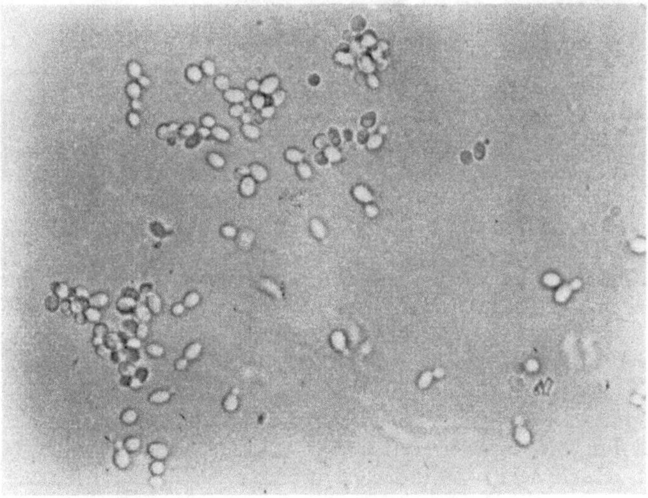

Abb. 6/7
Hefezellen

6.1.4. Zylinder

Die Zylinder stellen Ausgüsse der Harnkanälchen dar und bestehen aus einer eiweißartigen Grundsubstanz. Sie entstehen ausschließlich in der Niere und sind daher für die mikroskopische Untersuchung des Sediments von größter Bedeutung. Der Form der Harnkanälchen entsprechend, stellen sie meist längliche, runde Gebilde mit abgerundeten Enden dar. Je nachdem, ob in der Grundsubstanz Zellen oder andere Bestandteile eingelagert sind, unterscheidet man die verschiedenen Formen.

6.1.4.1. Hyaline Zylinder

Hyaline Zylinder (Abb. 6/8) bestehen aus homogener transparenter Grundsubstanz; sie sind meistens stabförmig und verschieden lang. Da sie nur wenig lichtbrechend sind, können sie relativ leicht übersehen werden. In bilirubinhaltigen Harnen können sie gelb, in hämoglobinhaltigen braunrot angefärbt sein. Hyaline Zylinder sind ferner häufig mit Urat- oder Phosphatniederschlägen bedeckt, die durch Zusatz von 1 Tropfen Essigsäure (1 mol/*l*) in Lösung gebracht werden können. Bei längerem Stehenlassen des Harnes können darin enthaltene hyaline Zylinder in Lösung gehen. Hyaline Zylinder kommen auch bei Gesunden

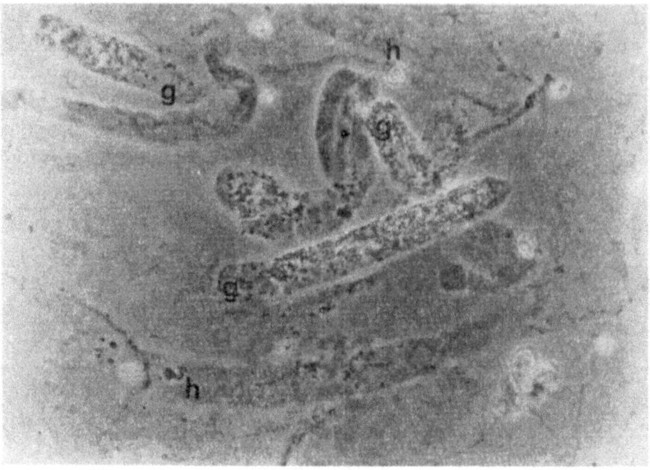

Abb. 6/8
Hyaline (*h*) und granulierte (*g*) Zylinder

vor; nach körperlichen Belastungen steigt ihre Zahl an. Häufig werden hyaline Zylinder auch bei extrarenalen Erkrankungen, insbesondere fieberhaften Infekten, Ikterus und Herzinsuffizienz gefunden. Bei Proteinurie sind sie meist in größerer Zahl vorhanden, jedoch entsprechen sich Eiweißgehalt und Zylinderzahl nicht immer. Naturgemäß können hyaline Zylinder bei allen Nierenerkrankungen beobachtet werden; besonders aber treten sie in der Ausheilungsphase der Glomerulonephritis und bei der Stauungsniere auf.
Der diagnostische Wert rein hyaliner Zylinder ist gering; die Einlagerung von Epithelien, Leukozyten und besonders Erythrozyten in hyaline Zylinder ist jedoch immer pathologisch.

6.1.4.2. Erythrozytenzylinder

Zylinder, die rote Blutkörperchen enthalten oder aus zylindrisch angeordneten Erythrozyten bestehen, werden als Erythrozytenzylinder bezeichnet. Der glomerulären Herkunft entsprechend handelt es sich dabei um dysmorphe Erythrozyten; zudem sind diese gelegentlich stark zusammengepreßt und erscheinen daher erheblich verformt. Erythrozytenzylinder sind gewöhnlich gelbrot bis bräunlich, durch Auslaugung können sie jedoch fast farblos werden.
Erythrozytenzylinder sind charakteristisch für die akute diffuse Glomerulonephritis, bei chronischen Nephritiden weist das Auftreten von Erythrozytenzylindern auf einen akuten Schub hin.

6.1.4.3. Epithelzylinder

Epithelzylinder entstehen aus abgeschilferten Nierenepithelien, die zumeist körnig und fettig degeneriert sind. Häufig sind Zellgrenzen kaum mehr zu erkennen. Der weitere Zerfall führt zum völligen Verlust der Zellstruktur; aus dem Epithelzylinder ist dann ein granulierter Zylinder geworden.

6.1.4.4. Granulierte Zylinder

Die aus dem Zerfall der Tubulusepithelien bei Epithelzylindern resultierende körnige Struktur kennzeichnet die granulierten Zylinder (s. Abb. 6/8, 6/9). Granulierte Zylinder dürfen nicht verwechselt werden mit hyalinen Zylindern, die mit Urat- oder Phosphatniederschlägen bedeckt sind. Während sich diese Salze beim Zusatz von Essigsäure lösen, werden granulierte Zylinder erst durch starke Kalilauge oder Salpetersäure gelöst.
Granulierte Zylinder können sowohl bei akuten als auch bei chronischen Nierenerkrankungen auftreten.

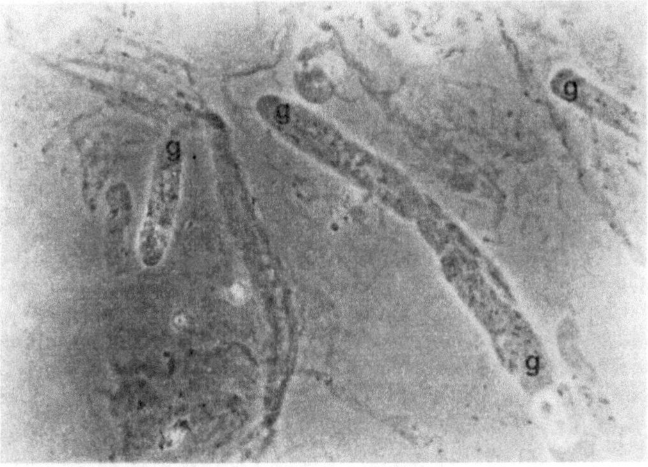

Abb. 6/9
Granulierte Zylinder (g) und Schleimfäden

6.1.4.5. Wachszylinder

Bei längerem Verweilen im Tubuluslumen verwandeln sich die granulierten Zylinder mit zunehmender Degeneration in Wachszylinder. Diese unterscheiden sich von den hyalinen Zylindern durch ihren größeren Durchmesser, ihr höheres Lichtbrechungsvermögen, ihre gelbliche Farbe und ihren wachsartigen Mattglanz (Abb. 6/10). Wachszylinder weisen ferner charakteristische Einkerbungen ihrer Ränder auf und sind widerstandsfähig gegen Säuren.
Wachszylinder deuten immer auf eine schwere Nierenerkrankung hin; am häufigsten werden sie bei chronischen Nierenkrankheiten, aber auch beim Wiedereintritt der Diurese nach akuter Anurie gefunden.

6.1.4.6. Leukozytenzylinder

Echte Leukozytenzylinder, die aus zylindrisch angeordneten Leukozyten bestehen, findet man verhältnismäßig selten; meistens handelt es sich um Leukozytenauflagerungen auf Zylinder anderer Grundsubstanz. Häufig zerfallen die

Leukozyten, so daß nur mehr Kernreste zu erkennen sind. Leukozytenzylinder werden bei Pyelonephritis gefunden.

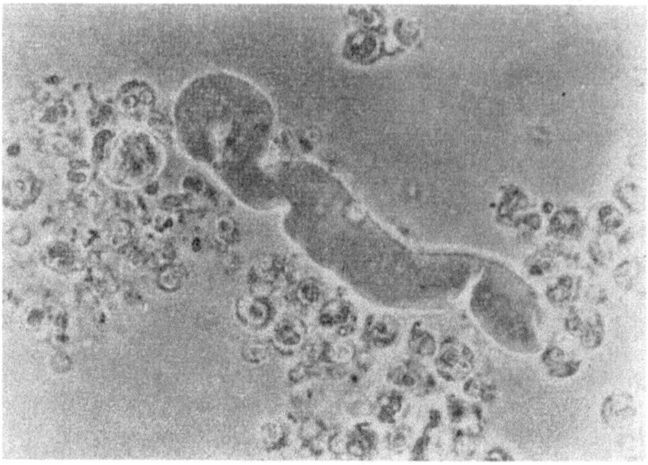

Abb. 6/10
Wachszylinder

6.1.4.7. Fettkörnchenzylinder

Zylindrische Konglomerate aus Fettkörnchen oder Fetttröpfchen ohne andere Grundsubstanz sind äußerst selten in Sedimenten; sie stellen wahrscheinlich fettige Umwandlungsprodukte von Epithel- oder anderen Zylindern dar (Abb. 6/11).

Häufiger werden bei chronisch entzündlichen Nierenerkrankungen Fettkörnchen als Auflagerung auf granulierten oder auch hyalinen Zylindern gefunden. Fetttröpfchen sind durch ihr starkes Lichtbrechungsvermögen und die Löslichkeit in Ether charakterisiert.

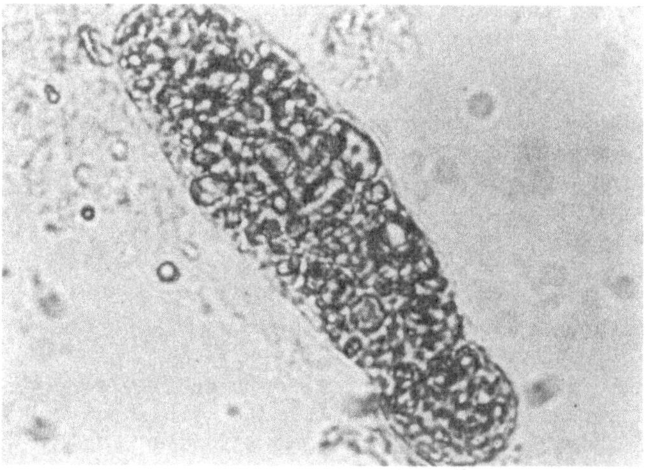

Abb. 6/11
Fettkörnchen-zylinder

6.1.4.8. Külzsche Komazylinder

Die beim diabetischen Koma gelegentlich im Harn auftretenden Külzschen Komazylinder sind kurze, zumeist an einem Ende kolbig aufgetriebene Zylinder, die aus kleinen, stark lichtbrechenden Körnchen bestehen.

6.1.4.9. Gemischte Zylinder

Sehr häufig werden Zylinder gefunden, die sich aus zwei oder mehreren der genannten Formen zusammensetzen. Solche, z. B. teils aus hyaliner, teils aus granulierter Substanz bestehenden Zylinder zeigen dann oft noch Auflagerungen von Epithelien, Leukozyten usw.

6.1.5. Pseudozylinder

Gelegentlich kann die Entscheidung, ob es sich um echte Zylinder handelt oder nicht, schwerfallen. Die häufigsten Verwechslungsmöglichkeiten ergeben sich mit den sog. Pseudozylindern; als solche werden bezeichnet:

6.1.5.1. Zylindroide

Zylindroide unterscheiden sich durch ihre bandartige, abgeplattete Gestalt und ihre weniger scharfen, meist an den Enden aufgefaserten Konturen; oft lassen sie zudem eine Längsstreifung erkennen (Abb. 6/12). Sie kommen auch in normalem Harn vor; ihr Nachweis hat keine Bedeutung.

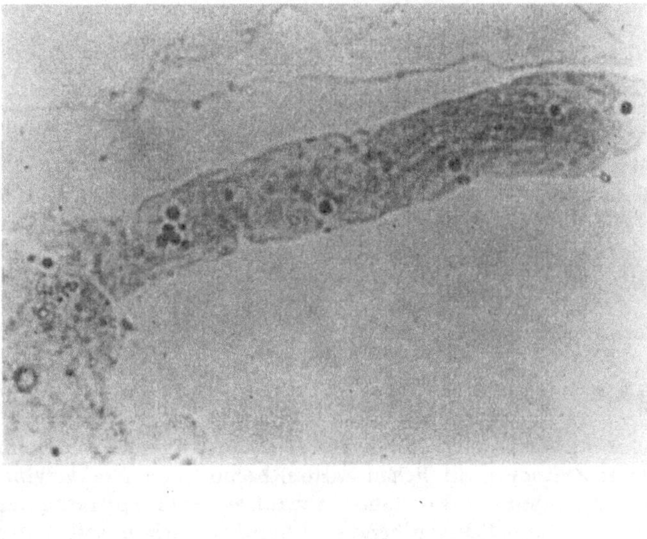

Abb. 6/12
Zylindroid

6.1.5.2. Uratzylinder

Die Salze der Harnsäure können gelegentlich in zylindrischer Form abgelagert sein; sie können von echten Zylindern leicht durch ihre Löslichkeit in Essigsäure unterschieden werden. Der Nachweis solcher Uratzylinder ist bedeutungslos; dagegen dürfen sie nicht mit Uratauflagerungen auf echten Zylindern (s. S. 197) verwechselt werden.

6.1.5.3. Harnsäurezylinder

Harnsäurezylinder sind an ihrer rötlich-braunen Farbe zu erkennen; sie sind in Kalilauge, Salzsäure oder Essigsäure löslich und werden bei Harnsäureinfarkt der Niere gefunden.

6.1.5.4. Bakterienzylinder

Bakterienzylinder stellen zylindrisch zusammenliegende Bakterienhaufen dar; sie können als solche leicht bei stärkerer Vergrößerung – evtl. nach Anfärbung mit Methylenblau oder Fuchsin – erkannt werden. Sie kommen bei Pyelonephritis vor.

6.1.6. Andere organische Bestandteile

Gelegentlich sind im Harnsediment noch weitere organische Bestandteile zu finden. Hier sollen angeführt werden:

6.1.6.1. Harnfilamente

Die sog. Harnfilamente stellen bereits makroskopisch sichtbare Schleimfäden von etwa 1–2 cm Länge dar, die sich bei mikroskopischer Untersuchung als aus einer homogenen Schleimmasse mit eingelagerten Epithelien, Leukozyten und Kristallen bestehend erweisen. Die bei chronischer Gonorrhoe im Harn nachweisbaren sog. *Tripperfäden* bestehen dagegen überwiegend aus Leukozyten und Epithelien.

6.1.6.2. Genitaldrüsenbestandteile

Spermatozoen (Abb. 6/13) können vereinzelt oder auch in größerer Zahl im Sediment zu finden sein. Sie sind durch ihren Aufbau aus einem ovalen Kopf und einem langen Schwanz hinreichend charakterisiert. *Gleichzeitig* können dann im Sediment die den hyalinen Zylindern ähnlichen zarten, homogenen *Hodenzylinder* vorhanden sein. Beimengungen von Prostatasekret führen zum Auftreten der kleinen, hellglänzenden und stark lichtbrechenden *Lecithinkörnchen* sowie der

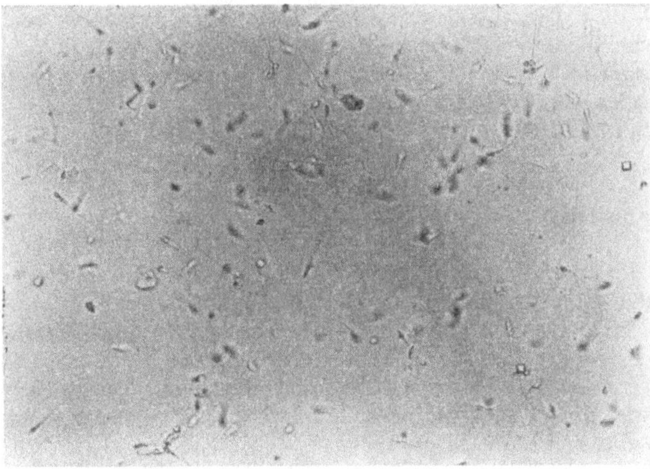

Abb. 6/13
Spermatozoen und
Lecithinkörnchen

den Stärkekörnchen ähnlichen konzentrisch geschichteten *Prostatakörperchen* (Corpora amylacea).

6.1.7. Mikroorganismen

Für die bakteriologische Untersuchung des Harnes wird in der klinischen Routine die zweite Portion von Strahlharn (Mittelstrahlharn) verwendet. Sämtliche verwendeten Gefäße müssen ordnungsgemäß sterilisiert sein. Hinsichtlich der Durchführung der bakteriologischen Untersuchung selbst muß auf die einschlägige Literatur verwiesen werden; einige Vorfeldmethoden des Bakteriennachweises im Harn wurden bereits im Abschnitt 2.9.6. dargestellt (s. S. 87). Auch auf das gelegentliche Vorkommen von *Hefezellen* (s. Abb. 6/7) im Harnsediment wurde

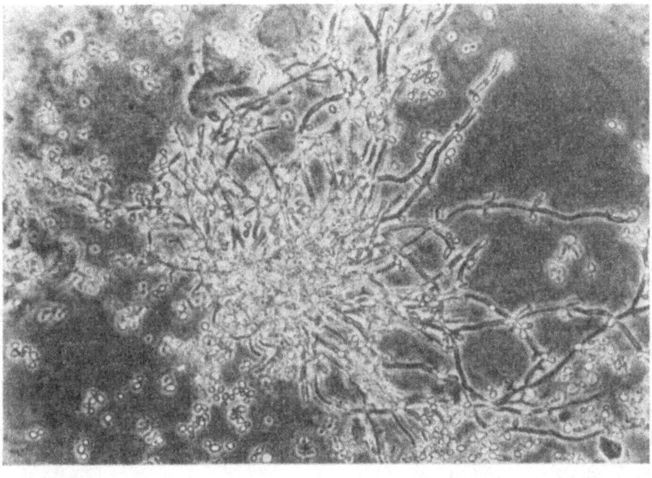

Abb. 6/14
Pilzfäden

schon hingewiesen (s. S. 195). Diese kleinen ovalen Pilze zeigen Sprossung und meistens etwas unterschiedliche Größe. Besonders nach längerem Aufbewahren glucosehaltiger Harne können sie in großer Zahl gefunden werden und dürfen dann nicht mit Erythrozyten verwechselt werden.
Pilzfäden (Abb. 6/14) sind leicht zu unterscheiden.

6.1.8. Tierische Parasiten

Am häufigsten von den tierischen Parasiten wird *Trichomonas vaginalis* im Harnsediment gefunden (Abb. 6/15). Dieser früher lediglich als Saprophyt des Vaginalschleims betrachtete Flagellat ist Erreger zahlreicher Harnröhren- und Blasenentzündungen und ist – infolge Übertragung durch den Koitus – auch beim Mann anzutreffen. Unter dem Mikroskop sind die Trichomonaden, deren Größe die von Leukozyten etwas übersteigt, im frischen ungefärbten Sediment durch ihre lebhafte Eigenbeweglichkeit leicht zu erkennen.

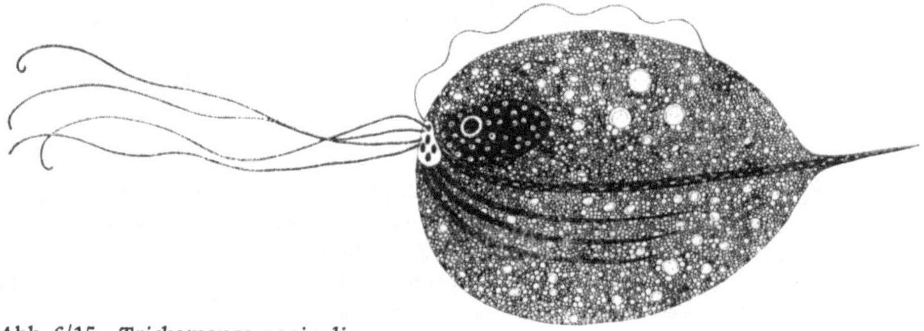

Abb. 6/15 *Trichomonas vaginalis*

Zum Trichomonadennachweis im Abstrichpräparat eignet sich am besten die verlängerte Giemsa-Färbung; dabei müssen Verwechslungen mit Spermatozoen vermieden werden.
Nicht ganz selten werden *Oxyureneier (Enterobius vermicularis)* im Harnsediment von kleinen Mädchen gefunden. Die Eier können dabei entweder vom Anus her verschleppt sein, oder die Parasiten sind in die Vulva eingewandert.
Das Vorkommen von *Echinokokkenbestandteilen* (Membranfetzen oder charakteristische Echinokokkenhaken) im Harn ist eine Seltenheit.
Nur zufällig wird man im Harnsediment eine *Filzlaus (Pediculus pubis)* finden.
Von den tropischen Parasiten werden gelegentlich Mikrofilarien oder Schistosomeneier im Harnsediment gefunden. Bei durch die *Mikrofilarien* (Larven) des Fadenwurms *Filaria Bankrofti* verursachter Chylurie finden sich im Sediment neben Erythrozyten, Lymphozyten und Epithelien gelegentlich auch Mikrofilarien selbst, etwa 5–10 µm dicke und 200–300 µm lange Rundwürmer.
Bei der durch den Saugwurm *Schistosoma haematobium* verursachten Bilharziose sind häufig *Schistosomeneier* im Sediment des oft bluthaltigen Harnes zu finden. Diese Eier sind etwa 120–160 µm lang, gelblich gefärbt und weisen an

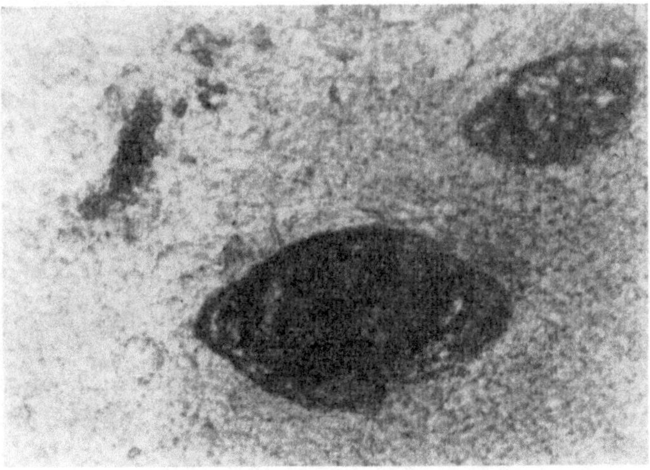

Abb. 6/16
Ei von
Schistosoma haematobium

einem Ende einen Stachel auf (Abb. 6/16). Durch die Eihülle ist im reifen Ei der Embryo gut erkennbar, der im ungeschädigten Ei deutliche Eigenbeweglichkeit zeigt.

▶ Nachweis der Eier von Schistosoma haematobium (AB (D. L.) – DDR 83)

Gewinnung des Untersuchungsmaterials

Als Untersuchungsmaterial wird ein am Nachmittag spontan ausgeschiedener Harn verwendet. Vor dem Harnlassen ist der Patient einer kurzfristigen körperlichen Belastung auszusetzen. Der Harn ist spätestens 5 h nach der Ausscheidung zu untersuchen.

Ausführung

Das gesamte Untersuchungsmaterial, mindestens jedoch 100–150 m*l*, wird in 50-m*l*-Zentrifugengläser gegeben und bei einer relativen Zentrifugalbeschleunigung von 800–1 000 zentrifugiert. Anschließend werden die überstehenden, klaren Flüssigkeiten vorsichtig abgegossen und die Rückstände tropfenweise auf Objektträger verteilt. Die Tropfen werden mit je einem Deckglas bedeckt und unter dem Mikroskop bei 100- bis 120facher Vergrößerung nach dem Mäandersystem vollständig durchmustert. – Zur Identifizierung der Eier von *Schistosoma haematobium* ist erforderlichenfalls eine mindestens 200fache Vergrößerung zu verwenden.

Hinweise

Große Mengen an Leukozyten oder Salzen können den Nachweis verhindern. Bei negativem Untersuchungsergebnis und bestehendem Verdacht auf Schistosomiasis ist das Sediment eines 1-Tages-Sammelharns zu untersuchen.

6.1.9. Quantitative Verfahren der Auszählung organischer Sedimentbestandteile

Die einfache mikroskopische Untersuchung des Harnsediments wird bei eindeutigen und massiven Befunden oft ausreichend sein; da aber auch der Gesunde geringe Mengen Erythrozyten, Leukozyten und hyaline Zylinder ausscheiden kann, wird die Beurteilung von Grenzwerten schwierig. Hier führen die quantitativen Verfahren der Sedimentauszählung weiter, die durch *Addis* begründet wurden.

► Zählung der Erythrozyten oder Leukozyten im Harn (AB (D. L.) – DDR 83)

Prinzip

Zwei Zählkammern werden mit Harn gefüllt, in dem die Zellen durch Diaminofluoren-Phloxin-Reagenzlösung angefärbt wurden. Die angefärbten Erythrozyten oder Leukozyten werden unter dem Mikroskop gezählt.

Reagenzien

1. Diaminofluoren-Phloxin-Reagenzlösung. 3 g 2,7-Diamin-fluoren-dihydrochlorid und 1,3 g Phloxin B werden in 800 m*l* auf 75 °C erwärmtem Ethanol gelöst. Diese Lösung wird mit der Lösung von 110 g Natriumacetat-3-Wasser in 200 m*l* Essigsäure (100 mmol/*l*) gemischt. Anschließend wird die Mischung mit 3,5 m*l* Wasserstoffperoxid 30 % versetzt. – Die Lösung wird vor Licht geschützt 2 Tage stehengelassen und anschließend durch ein Kohlefilter filtriert. Die Reagenzlösung ist vor Licht geschützt aufzubewahren. Sie ist 3 Monate haltbar;
2. Essigsäure (500 mmol/*l*). 28,75 m*l* konzentrierte Essigsäure werden mit destilliertem Wasser zum Liter aufgefüllt.

Gewinnung des Untersuchungsmaterials

Zur Gewinnung des Untersuchungsmaterials, die nach Möglichkeit am Morgen erfolgen soll, hat der Patient zunächst die Blase vollständig zu entleeren. Nach einer Wartezeit von 1 h wird die Blase erneut vollständig entleert, dieser Harn wird als Untersuchungsmaterial verwendet.

Ausführung

Das Volumen des Harnes wird gemessen und das Ergebnis in Mikrolitern angegeben. Der pH-Wert des Harnes ist wie auf Seite 21 angegeben zu bestimmen. Liegt der pH-Wert oberhalb 7, so ist der Harn mit Essigsäure (500 mmol/*l*) (2) auf einen pH-Wert zwischen 5 und 7 einzustellen. – Anschließend wird der Harn mit der Menge Diaminofluoren-Phloxin-Reagenzlösung (1) gemischt, die einem Verhältnis von 50 m*l* Diaminofluoren-Phloxin-Reagenzlösung (1) auf 1 *l* Harn entspricht.
Danach werden zwei Zählkammern nach *Bürker-Türk*, deren Kammervolumen jeweils 900 m*l* beträgt, mit dem unmittelbar zuvor geschüttelten, mit Diaminofluoren-Phloxin-Reagenzlösung (1) gemischten Harn luftblasenfrei gefüllt. – Frühestens 5 min, spätestens aber 30 min nach der Zugabe der Diaminofluoren-Phloxin-Reagenzlösung (1) werden die in beiden Zählkammern enthaltenen Erythrozyten oder Leukozyten bei 140- bis 200facher Vergrößerung unter dem Mikroskop gezählt. Dabei erscheinen die Erythrozyten rot mit schwarzer Begrenzung und die Rundepithelien rötlich gefärbt. Alle anderen Rundzellen, die farblos bis blauschwarz erscheinen können, werden als Leukozyten gezählt.

Berechnung

Die in 24 h ausgeschiedene Zahl Erythrozyten oder Leukozyten ergibt sich zu

$$\frac{a \cdot b \cdot 40}{3} = \text{pt}$$

a = Anzahl der in beiden Zählkammern enthaltenen Erythrozyten oder Leukozyten,
b = Volumen des nach 1 h ausgeschiedenen Harnes (μl).

Hinweise

Die Zugabe der Diaminofluoren-Phloxin-Reagenzlösung (1) zu dem zu untersuchenden Harn muß innerhalb von 20 min nach der Gewinnung des Untersuchungsmaterials erfolgen.
Erfolgt nach 1 h keine Harnausscheidung, so darf die Wartezeit auf 2 h bzw. 3 h verlängert werden. In diesen Fällen ist das wie unter „Berechnung" angegeben ermittelte Ergebnis durch 2 bzw. 3 zu dividieren.
Bei Kindern bis zu 6 Jahren darf die Zählung der Eryhrozyten und Leukozyten auch im spontan gewonnenen Harn durchgeführt werden, jedoch sollte dieser nach Möglichkeit am Morgen gewonnen werden. Die Einstellung des pH-Werts sowie die Mischung des zu untersuchenden Harnes mit Diaminofluoren-Phloxin-Reagenzlösung (1) erfolgen wie unter „Ausführung" angegeben. Danach werden zwei Zählkammern nach *Neubauer* von je 4 × 4 mm Grundfläche mit dem unmittelbar zuvor geschüttelten, mit Diaminofluoren-Phloxin-Reagenzlösung (1) gemischten Harn luftblasenfrei gefüllt. – Frühestens 5 min, spätestens aber 30 min nach der Zugabe der Diaminofluoren-Phloxin-Reagenzlösung (1) werden die in je fünf Quadraten von je 1 × 1 mm Grundfläche der beiden Zählkammern enthaltenen Erythrozyten oder Leukozyten bei 140- bis 200facher Vergrößerung unter dem Mikroskop gezählt. Dabei sind die auf der linken und unteren Begrenzungslinie des jeweiligen Quadrats liegenden Zellen mitzuzählen.

Die Erythrozyten erscheinen rot mit schwarzer Begrenzung und die Rundepithelien rötlich gefärbt. Alle anderen Rundzellen, die farblos bis blauschwarz erscheinen können, werden als Leukozyten gezählt. – Die Anzahl der Erythrozyten oder Leukozyten je Liter Harn entspricht der Anzahl der in den zweimal fünf Quadraten von je 1 × 1 mm Grundfläche enthaltenen Erythrozyten oder Leukozyten multipliziert mit 10^6.

Als Referenzbereiche gelten:

Normalbereiche	
Erythrozyten	
Kinder	0– 5 Mpt/*l*
Leukozyten und Rundepithelien	
weibliche Neugeborene	0–75 Mpt/*l*
männliche Neugeborene	0–50 Mpt/*l*
Kinder	0–20 Mpt/*l* (Anteil der Leukozyten überwiegt)
Erwachsene	
Erythrozyten	
Normalbereich	0 –1,5 Mpt/d
Grenzbereich	1,6–2,5 Mpt/d
pathologischer Bereich	2,5 Mpt/d oder mehr
Leukozyten	
Normalbereich	0 –3 Mpt/d
Grenzbereich	3,1–4,5 Mpt/d
pathologischer Bereich	4,5 Mpt/d oder mehr

▶ Zählung des Anteils dysmorpher Erythrozyten im Harn bei Hämaturie

[*Fairley, K. F.*, und *D. F. Birch:* Kidney internat. *21*, 105 (1982) und *Haug, L.:* Phasenkontrastmikroskopische Beurteilung der Erythrozyturie nach glomerulärer und nichtglomerulärer Herkunft unter methodischen Gesichtspunkten. Diplomarbeit, Bereich Medizin der Wilhelm-Pieck-Universität Rostock, 1985]

Prinzip

Zwei Zählkammern werden mit einer Probe resuspendierten ungefärbten Harnsediments gefüllt, und sowohl die dysmorphen als auch die isomorphen Erythrozyten werden unter dem Phasenkontrastmikroskop gezählt.

Gewinnung des Untersuchungsmaterials

Zwecks Ausscheidung eines konzentrierten und sauren Harnes soll der Patient am Vortag der Untersuchung eiweißreiche Kost erhalten und sowohl am Vorabend als auch am Morgen des Untersuchungstags Flüssigkeitskarenz einhalten. Am Morgen des Untersuchungstags hat der Patient zunächst die Blase vollständig zu entleeren. Nach 1 h wird die Blase erneut vollständig entleert, und dieser Harn wird als Untersuchungsmaterial verwendet.

Ausführung

Dichte und pH-Wert des Harnes werden wie auf den Seiten 17 bzw. 21 angegeben bestimmt. – Danach werden 10 m*l* des unmittelbar zuvor geschüttelten Harnes in ein Zentrifugenglas mit Spitzboden gegeben und bei einer relativen Zentrifugalbeschleunigung von 800–1 000 5 min zentrifugiert. Anschließend werden 9,5 m*l* des klaren Überstands verworfen, das Sediment im restlichen Harn resuspendiert und sofort danach in zwei Zählkammern nach *Bürker-Türk* luftblasenfrei eingefüllt. – Unter dem Phasenkontrastmikroskop werden bei 300- bis 600facher Vergrößerung mindestens 100 Erythrozyten beurteilt und je nach ihrem Aussehen den Typen „dysmorph" bzw. „isomorph" zugeordnet.

Berechnung

Der Anteil der dysmorphen Erythrozyten wird angegeben als

$$\frac{a}{b}$$

a = Anzahl der dysmorphen Erythrozyten,
b = Anzahl der insgesamt beurteilten Erythrozyten.

Hinweis

Die Zählung der dysmorphen Erythrozyten ist innerhalb von 20 min nach Gewinnung des Untersuchungsmaterials durchzuführen.
Erfolgt nach 1 h keine Harnausscheidung, so darf die Wartezeit auf 2 bzw. 3 h verlängert werden.
Die Untersuchungsergebnisse von Harnproben mit einer relativen Dichte von weniger als 1,005 und pH-Werten unter 5,5 oder über 7,0 sind nur unter Vorbehalt zu verwenden.
Als „dysmorphe Erythrozytenpopulation" wird ein Anteil von mindestens 0,80 mikroskopisch als dysmorph zu differenzierender Erythrozyten bezeichnet; ihr Nachweis ist charakteristisch für eine glomeruläre Blutungsquelle. – Bei einem Anteil von weniger als 0,70 mikroskopisch als dysmorph zu differenzierenden Erythrozyten liegt eine „gemischte Erythrozytenpopulation" vor.
Die bei Gesunden zu beobachtende Ausscheidung von bis zu 1,5 Mpt/d Erythrozyten bietet ein dysmorphes Erythrozytenbild.

6.2. Nichtorganisierte Sedimentbestandteile

Als nichtorganisierte Sedimente werden kristalline und amorphe Abscheidungen löslicher Harninhaltsstoffe bezeichnet, deren Ausfallen abhängig ist von der Konzentration, dem pH-Wert und der Temperatur des Harnes sowie der Anwesenheit von Kristallisationsinhibitoren (Magnesium-, Pyrophosphat- und Citrationen sowie hochmolekulare organische Verbindungen wie z. B. Mucopolysaccharide). Die Erkenntnis, daß die im Harnsediment zu beobachtenden Kristalle in Beziehung stehen zur Harnsteinbildung, hat dazu geführt, daß in den letzten Jahren der Differenzierung der einzelnen Kristallformen wieder mehr Aufmerksamkeit geschenkt wird.

6.2.1. Calciumoxalat

Nahezu $^2/_3$ aller Harnsteine bestehen aus Calciumoxalat; deshalb wird dem Auftreten von Calciumoxalatkristallen besondere Aufmerksamkeit gewidmet. Sie werden vorwiegend in schwach saurem Harn (pH 5,5–6,5) gefunden, können aber auch bei niedrigeren und höheren pH-Werten – oft gemeinsam mit Harnsäurekristallen bzw. Uraten und auch Phosphaten – auftreten. Im Sediment findet man Calciumoxalat zumeist als typische Weddellit-Kristalle (Calciumoxalat-2-Wasser) in Form etwas abgeplatteter Oktaeder (Abb. 6/17), welche die charakteristische „Briefkuvertform" aufweisen und im Polarisationsmikroskop keine Interferenzerscheinungen zeigen. Daneben kommen – insbesondere nach Aufnahme oxalatreicher Nahrung (Spinat, Rhabarber) – gelegentlich auch Kristalle von Whewellit (Calciumoxalat-1-Wasser) in Biskuit-, Hantel- oder Scheibenform vor, an denen mitunter eine fibröse Struktur auffällt, die den geschichteten Aufbau der Kristalle erkennen läßt. Alle Kristallformen von Calciumoxalat neigen zur Zwillings- und Mikrolithenbildung, wobei Kristallagglomerate von beeindruckender Größe entstehen können.

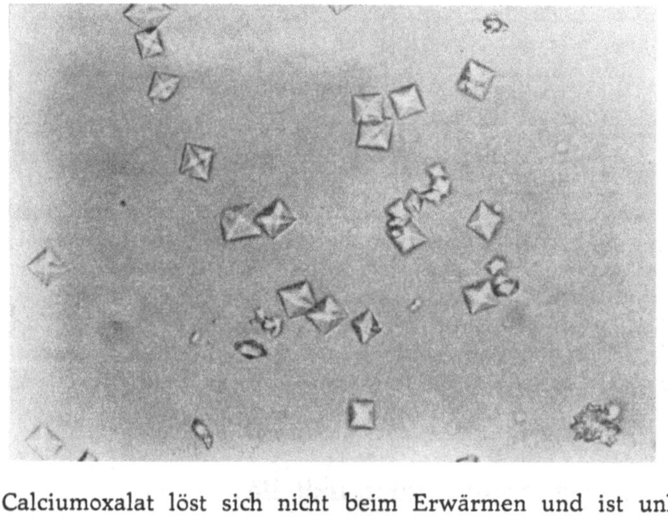

Abb. 6/17 Kristalle von Calciumoxalat (Weddellit)

Calciumoxalat löst sich nicht beim Erwärmen und ist unlöslich in Essigsäure (2 mol/*l*), löst sich dagegen leicht in Salzsäure (3,6 mol/*l*); bei Zugabe von Schwefelsäure entsteht Calciumsulfat.

6.2.2. Harnsäure

Harnsäure ist ein normaler Harnbestandteil; nach Aufnahme eiweißreicher Nahrung, bei Gicht, fieberhaften Erkrankungen, Leukosen und unter der Behandlung mit zytostatischen Substanzen wird sie vermehrt ausgeschieden. Auch die Harnsäure und ihre Salze besitzen Bedeutung für die Bildung von Harnsteinen. Harnsäuresedimente werden gewöhnlich in konzentrierten, sauren (pH 4,5–5,5) Harnen – nicht selten gemeinsam mit Calciumoxalat – gefunden.
Während reine Harnsäure farblos ist, sind die Harnsäuresedimente des Harnes mit Regelmäßigkeit durch Adsorption von Harnfarbstoffen gelb bis rotbraun gefärbt. Harnsäurekristalle zeigen Tonnen-, Wetzstein-, Spindel-, Drusen- oder Rosettenform (Abb. 6/18); häufiger als Harnsäurekristalle findet man jedoch amorphe wasserfreie Harnsäure bzw. Mono- und Heminatriumurat in Form

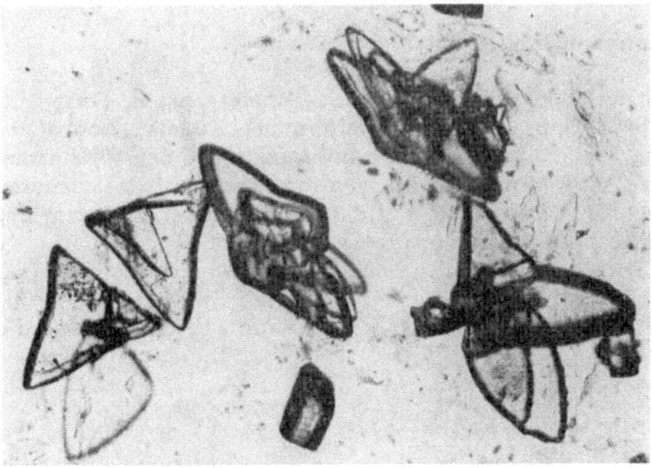

Abb. 6/18
Harnsäurekristalle

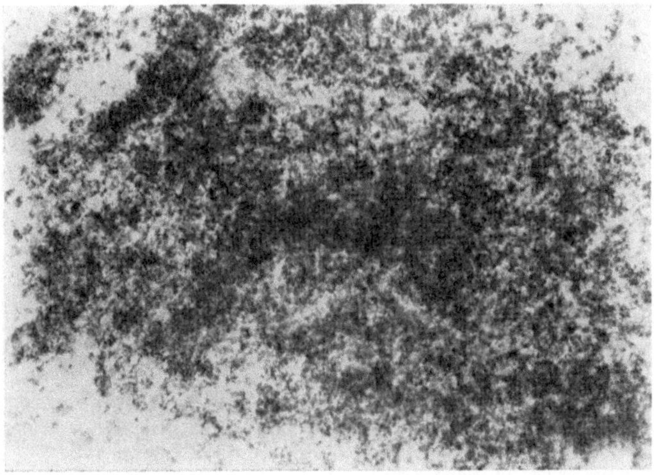

Abb. 6/19
Amorphe Urate

kleinster Körnchen uncharakteristischer Struktur (Abb. 6/19); größere Mengen dieser sog. „amorphen Urate" fallen in Form des durch den Harnfarbstoff Uroerythrin rötlich gefärbten „Ziegelmehlsediments" (Sedimentum lateritium) aus.

Zum Nachweis der Harnsäure kann man die Tatsache benutzen, daß sie sich – im Gegensatz zu den Uraten – nicht beim Erwärmen und auf Säurezusatz löst, dagegen in Kalilauge (3 mol/*l*) oder Piperazinlösung (1 mol/*l*) in Lösung geht und durch Zugabe von Salzsäure (3,6 mol/*l*) wieder ausgefällt wird. – Harnsäure gibt ferner die Murexidreaktion: Beim Eindampfen mit 1 Tropfen konzentrierter Salpetersäure entsteht ein orangeroter Rückstand, der sich beim Anfeuchten mit konzentrierter Ammoniaklösung purpurviolett färbt; die Färbung wird nach Zugabe von Kali- oder Natronlauge (3 mol/*l*) blau und verschwindet beim Erwärmen wieder.

6.2.3. Monoammoniumhydrogenurat

Monoammoniumhydrogenurat kristallisiert aus alkalischem Harn in Form einzelner gelblich- oder grünlich-brauner stechapfelförmiger Kugeln (Abb. 6/20). Insgesamt wird es nicht häufig – vorzugsweise bei Infektionen der ableitenden Harnwege – gefunden. Auch Monoammoniumhydrogenurat besitzt Bedeutung für die Harnsteinbildung. Im Harnsediment tritt es nicht selten gemeinsam mit Ammoniummagnesiumphosphat (Tripelphosphat, s. S. 211) auf.

Urate lösen sich beim Erwärmen und fallen beim Erkalten wieder aus. Sie lösen sich in Kalilauge (3 mol/*l*); auch in Essigsäure (2 mol/*l*) und Salzsäure (3,6 mol/*l*) sind sie löslich, an ihrer Stelle fällt dann jedoch Harnsäure aus. Urate geben die Murexidreaktion (s. oben!).

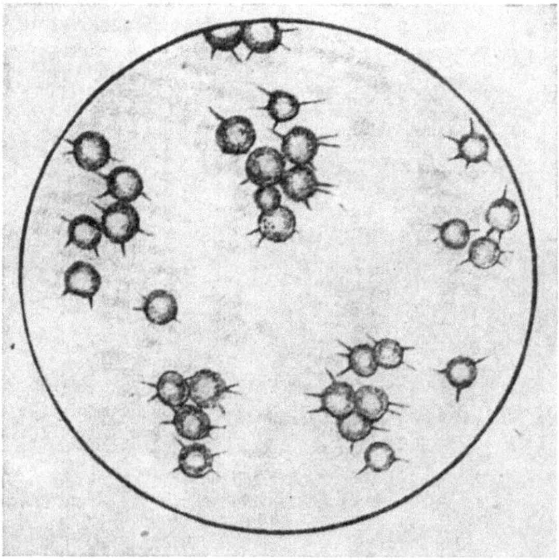

Abb. 6/20. Kristalle von Monoammoniumhydrogenurat

6.2.4. Phosphate

6.2.4.1. Ammoniummagnesiumphosphat (Tripelphosphat)

Tripelphosphat (Ammoniummagnesiumphosphat-6-Wasser, Struvit) wird – wie Monoammoniumhydrogenurat und amorphe Phosphate – vorzugsweise in alkalischem Harn bei bestehender Bakteriurie gefunden. Charakteristisch sind stark lichtbrechende farblose rhombische Prismen, die „Sargdeckelform" (Abb. 6/21) erkennen lassen; seltener sind farnkrautartig angeordnete Kristalle zu sehen. Ammoniummagnesiumphosphat ist – zum Unterschied von den ähnlich aussehenden Calciumoxalatkristallen (s. Abb. 6/17) – leicht löslich in Essigsäure (2 mol/*l*).

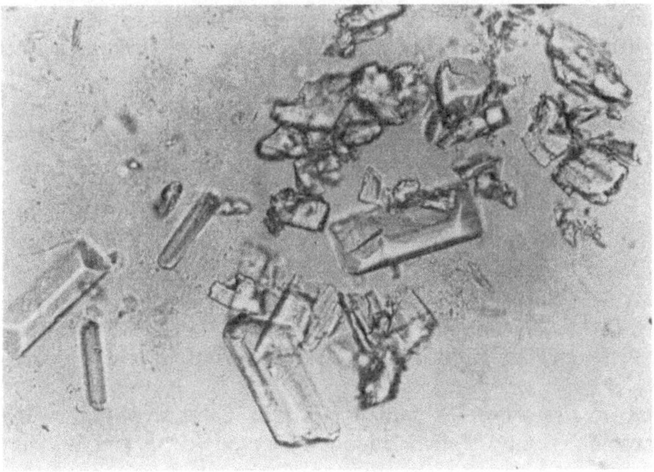

Abb. 6/21 Kristalle von Ammoniummagnesiumphosphat (Tripelphosphat)

6.2.4.2. Amorphe Calciumphosphate

Wie Tripelphosphat – oft auch gemeinsam mit diesem – kommen amorphe Calciumphosphate als kleine weißlich-graue Körnchen in bakterienhaltigen alkalischen Harnen vor.
Amorphe Phosphate gehen beim Erwärmen nicht in Lösung; dagegen sind sie – ohne Gasentwicklung – leicht in Essigsäure (2 mol/*l*) oder Salzsäure (3,6 mol/*l*) löslich.

6.2.4.3. Calciumhydrogenphosphat

Calciumhydrogenphosphat-2-Wasser (Brushit) kristallisiert selten aus schwach saurem Harn (pH 6,0–6,5) in keil- oder prismenförmigen Gebilden, die einzeln, aber auch fächer- oder drusenartig, zusammenliegen können.
Calciumhydrogenphosphat löst sich in Essigsäure (2 mol/*l*) und Salzsäure (3,6 mol/*l*), nicht dagegen beim Erwärmen oder in Laugen.

6.2.4.4. Magnesiumhydrogenphosphat

Kristalle von Magnesiumhydrogenphosphat-3-Wasser, große, längliche, rhombische, stark lichtbrechende und glänzend erscheinende Tafeln, werden nur sehr selten im Harnsediment gefunden.
Magnesiumhydrogenphosphat ist in Essigsäure (2 mol/*l*) und Salzsäure (3,6 mol/*l*) leicht löslich.

6.2.5. Calciumcarbonat

Calciumcarbonat kommt nur in geringen Mengen in alkalischem Harn vor; dennoch besitzt es Bedeutung für die Bildung von Carbonat-Apatit-Harnsteinen. Meistens tritt Calciumcarbonat in Form weißlich-grauer amorpher Körnchen unterschiedlicher Größe im Sediment auf; nur äußerst selten werden Hantel- und Biskuitformen beobachtet.
Calciumcarbonat ist in Essigsäure (2 mol/*l*) und Salzsäure (3,6 mol/*l*) leicht löslich; dabei wird Kohlendioxid frei, das unter dem Mikroskop in Form kleiner Gasbläschen gut sichtbar ist.

6.2.6. Calciumsulfat

Calciumsulfatkristalle (Abb. 6/22) sind nur selten im Harnsediment zu finden. Das Salz kristallisiert in farblosen langen Nadeln oder schmalen, an den Enden schräg abgeschnittenen Prismen; die Kristalle sind oft in Rosettenform angeordnet.
Calciumsulfat ist weder in Essigsäure (2 mol/*l*) noch in Salzsäure (3,6 mol/*l*) oder konzentrierter Ammoniaklösung löslich, dagegen löst es sich in viel Wasser.

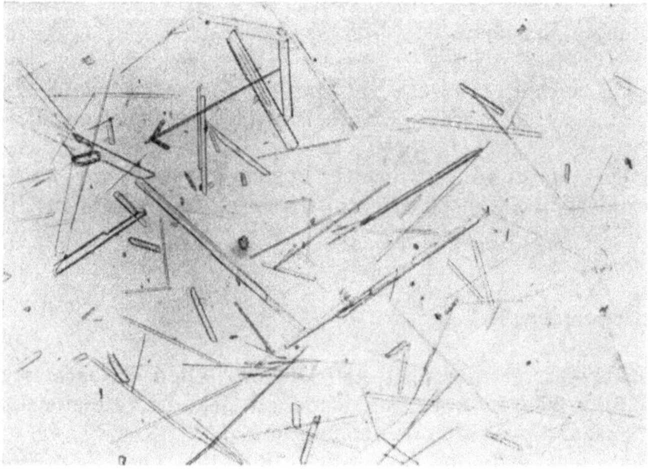

Abb. 6/22
Kristalle von
Calciumsulfat

6.2.7. Xanthin

Xanthin ist zwar ein normaler Bestandteil des Harnes, wird im Sediment aber nur selten gefunden. Xanthin ist farblos und kristallisiert in Wetzsteinform.
Xanthin ist in konzentrierter Ammoniaklösung leicht, in Essigsäure (2 mol/*l*) nicht löslich. In Salzsäure (3,6 mol/*l*) löst sich Xanthin in der Kälte schwer, bei Erwärmen leichter.

6.2.8. Hippursäure

Hippursäure tritt selten im Harnsediment auf; am häufigsten ist sie bei Leberkrankheiten und nach Einnahme von Salzen der Salicyl- oder der Benzoesäure zu finden. Sie kristallisiert in farblosen, oft sternförmig zusammenliegenden Nadeln und rhombischen Prismen.
Hippursäure ist unlöslich in Essigsäure (2 mol/*l*), Benzen und Petroläther, jedoch löslich in Ethanol (96 Vol.-%) und Essigsäureethylester. Die Murexidprobe (s. S. 210) fällt negativ aus.

6.2.9. Aminosäuren

Ein empfindlicher Nachweis der Aminosäurenausscheidung im Harn ist mittels Dünnschichtchromatographie (s. S. 82) zu führen.

6.2.9.1. Cystin

Cystin wird bei der seltenen Cystinurie im Harnsediment angetroffen. Es kristallisiert in farblosen, regelmäßig sechseckigen Tafeln, die sich oftmals gegenseitig überdecken (Abb. 6/23).

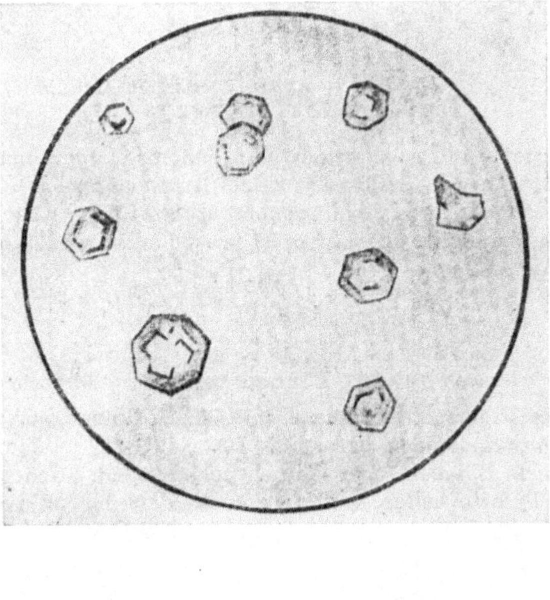

Abb. 6/23 Cystinkristalle

Cystin ist unlöslich in Essigsäure (2 mol/l), jedoch in konzentrierter Ammoniaklösung und in Salzsäure (3,6 mol/l) löslich.

6.2.9.2. Leucin

Leucin (Abb. 6/24) wird – zumeist zusammen mit Tyrosin – im Sediment saurer Harne bei schweren Leberparenchymschäden gefunden. Leucinkristalle bilden verschieden große gelbliche, seidig glänzende Kugeln mit feiner radiärer und konzentrischer Streifung. Allerdings kristallisiert diese Aminosäure nur selten spontan aus, so daß der mikroskopische Nachweis vielfach erst nach dem Versetzen des Harnes mit etwa der dreifachen Volumenmenge Ethanol (96 Vol.-%) und zweistündigem Stehen gelingt.

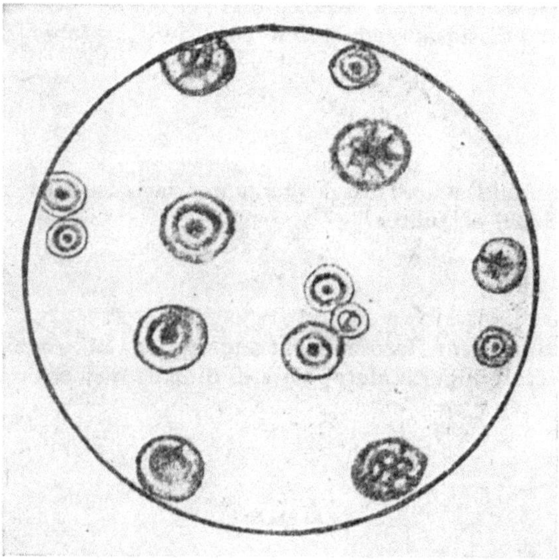

Abb. 6/24 Leucinkristalle

Leucin löst sich in konzentrierter Ammoniaklösung, verdünnten Laugen und verdünnten Mineralsäuren, während es in Essigsäure (2 mol/l) fast unlöslich ist. Bei dem ähnlich aussehenden Monoammoniumhydrogenurat (s. S. 210) fällt nach Säurezugabe Harnsäure aus. Im Gegensatz zu Fetttröpfchen ist Leucin weder in Ethanol (96 Vol.-%) noch in Ether löslich.

6.2.9.3. Tyrosin

Tyrosin (Abb. 6/25) wird – zumeist gemeinsam mit Leucin – im Sediment saurer Harne bei schweren Leberparenchymschäden gefunden. Tyrosinkristalle bilden feine, zarte Nadeln, die einzeln, in Büscheln oder Garben gelagert sein können. Wie Leucin kristallisiert auch Tyrosin selten spontan aus, so daß der mikroskopische Nachweis gewöhnlich erst nach dem Versetzen des Harnes mit etwa der dreifachen Volumenmenge Ethanol (96 Vol.-%) und zweistündigem Stehen gelingt.

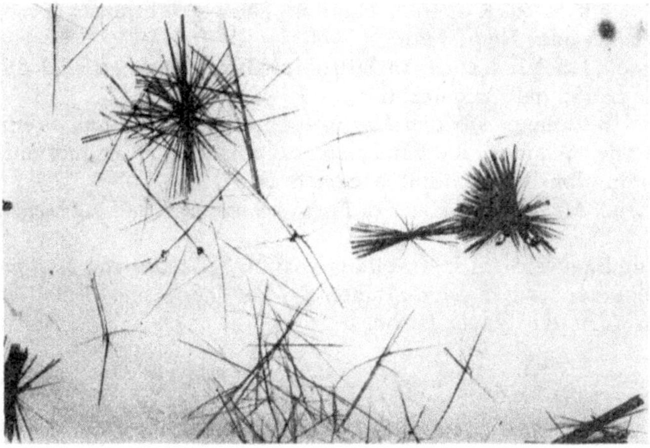

Abb. 6/25
Tyrosinkristalle

6.2.10. Cholesterol

Cholesterol ist nur selten – bei Chylurie – im Harnsediment aufzufinden. Es kristallisiert in farblosen, großen rhombischen Tafeln mit charakteristischen eckigen Aussparungen, die oft übereinander gelagert sind (Abb. 6/26). Cholesterol ist unlöslich in Laugen und verdünnten Säuren, jedoch leicht löslich in Ether oder Chloroform. Durch Zugabe von alkoholischer Digitoninlösung wird Cholesterol ausgefällt.

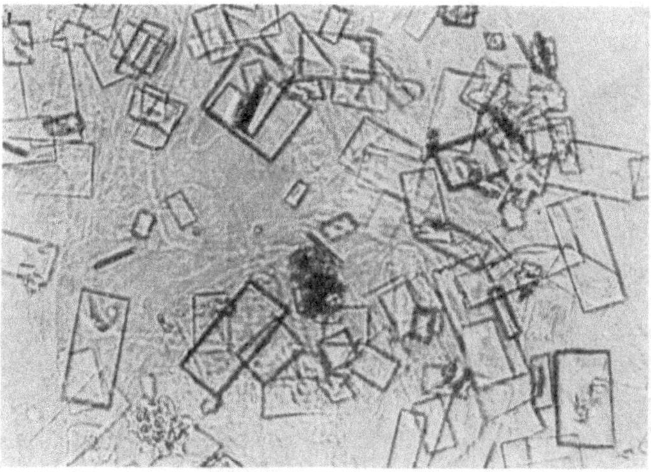

Abb. 6/26
Cholesterolkristalle

6.2.11. Farbstoffe

Farbstoffe können im Harnsediment in Form amorpher oder kristalliner Niederschläge auftreten.
Bei Ikterus kommt *Bilirubin* in stark saurem Harn in Form gelbbrauner Körnchen, rhombischen Täfelchen oder Nadeln vor.
Bilirubin ist in Kalilauge (3 mol/*l*) löslich. In bilirubinhaltigen Harnen sind die organisierten Sedimente häufig gelb angefärbt.
Bei Hämoglobinurie und Blutungen aus den Harnwegen findet sich *Hämoglobin* in Form von Körnchen oder Schollen, die häufig auf organisierte Sedimente aufgelagert sind. Hämoglobin gibt die Benzidinreaktion (s. S. 57).
Bei Melanoblastomen kann *Melanin* im Harn in Form schwarzbrauner Körnchen auftreten.
In alkalisch zersetztem indikanreichem Harn bilden sich oft Kristalle von *Indigoblau* als Büschel dunkelblauer Nadeln oder rhombische Tafeln, seltener Schollen. Indigo löst sich in Chloroform mit blauer Farbe.

6.2.12. Arzneimittel

Von den Arzneimitteln finden sich häufig *Sulfonamide* in Form von Kristallbüscheln (Abb. 6/27 und 6/28) im Harnsediment. Sie sind durch ihre Löslichkeit in Aceton ausgezeichnet.

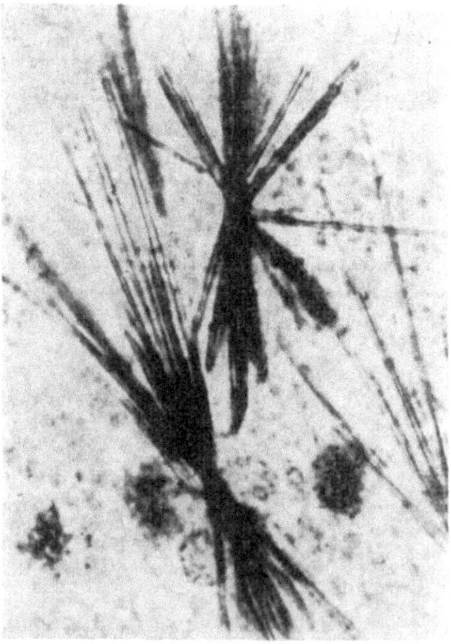

Abb. 6/27 **Sulfonamidkristalle**

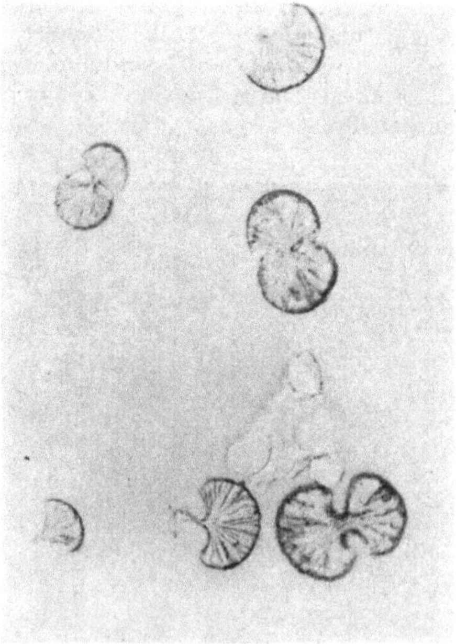

Abb. 6/28 **Sulfonamidkristalle**

7. Untersuchung von Harnsteinen (Konkrementen)

Die Konzentrationsleistung der Niere bei der Bildung des definitiven Harnes ermöglicht die Ausscheidung bestimmter Substanzen in relativ hoher Konzentration. Dabei hängt die Löslichkeit der ausgeschiedenen Verbindungen weitgehend von der Wasserstoffionenkonzentration des Harnes ab, doch wird das Auskristallisieren gelöster Substanzen – auch aus übersättigter Lösung – normalerweise durch Schutzkolloide verhindert. Verminderter Gehalt des Harnes an solchen Schutzkolloiden sowie entzündliche Erkrankungen von Nieren und Harnwegen begünstigen dagegen ihr Ausfallen und damit die Bildung von Konkrementen.
Die gegenwärtige medikamentöse Therapie und die Metaphylaxe von Harnsteinerkrankungen orientieren sich – unter Berücksichtigung von Harn- und Serumanalysen – weitgehend an den kristallinen anorganischen und organischen Substanzen, die in den Konkrementen der ableitenden Harnwege auftreten. Da mit den klassischen Methoden der chemischen Analyse in der Regel nur der Nachweis von Ionen möglich ist, haben sich in den letzten Jahren Methoden durchgesetzt, die eine direkte Ermittlung der im jeweiligen Konkrement vorliegenden komplexen chemischen Verbindung(en) gestatten. Bei diesen modernen Verfahren handelt es sich um physikochemische Untersuchungstechniken, der physikochemischen Nomenklatur gemäß wird daher von der Ermittlung der *Harnstein-Phasen* gesprochen.
Die Standardmethode im Band „Diagnostische Laboratoriumsmethoden" des Arzneibuchs der DDR beruht auf der *Röntgendiffraktionsanalyse.*

7.1. Röntgendiffraktionsanalyse von Harnsteinen

▶ Nachweis und Bestimmung der Komponenten von Harnsteinen (AB (D. L.) – DDR 83)

Prinzip

Beim Bestrahlen zerkleinerter kristalliner Harnsteine mit Röntgenstrahlen bestimmter Wellenlänge werden die Röntgenstrahlen an den parallelen Netzebenen der Kristallgitter reflektiert, wobei in Abhängigkeit vom Aufbau der Kristallgitter und dem Einfallswinkel der Röntgenstrahlen Interferenzen unterschiedlicher Lage und Intensität entstehen. – Die über einen bestimmten Winkelbereich auftretenden Interferenzen werden mit einem Zählrohr gemessen und als Impulsdichteverteilungskurven durch einen Linienschreiber dargestellt.
Entsprechend dem unterschiedlichen Aufbau der Kristallgitter der einzelnen kristallinen Harnsteinkomponenten sind unter festgelegten Aufnahmebedingungen

Lage und Intensität der Impulsdichtepeaks charakteristisch für die jeweilige Harnsteinkomponente.

Geräte

Zur Durchführung der Analyse ist eine Gerätekombination zu verwenden, die aus den folgenden, in der DDR hergestellten Geräten und Zubehörteilen besteht:

- Hochspannungsgenerator TuR Dresden,
- Horizontalzählrohrgoniometer HZG 3 mit Steuerteil,
- Proportionalzählrohr VA-H-522 in Strahlungsmeßsonde VA-H-289,
- Röhrenschutzgehäuse MR 62 mit Röntgenröhre FCu 3 und Ni-Filter,
- Linearverstärker-Analysator VA-V-100,
- Impulsdichtemesser VA-D-440,
- Kompensationsschreiber VA-G-140,
- Kühlwassersteuereinheit,
- Strahlenschutzbleche und -scheiben,
- Präparatedrehaufsatz PDA 1,
- elektrische Zusatzschaltuhr (0–60 min),
- Aluminium-Testpräparat,
- Probenträger aus Kunststoff oder Aluminium, in die auf einer Fläche von 5×12 mm eine Vertiefung von 0,5 mm eingefräst ist.

Die über die nachfolgenden Angaben hinausgehenden apparativen Einzelheiten sind der Betriebsanleitung zu entnehmen.
Bei der Durchführung der Analyse sind folgende Geräteparameter einzuhalten:

Hochspannung	34 kV
Röhrenstrom	20 mA bzw. 40 mA
Leistung	700 W bzw. 1 400 W
Kanalbreite	Diskriminator
Meßsondenspannung	1,75 kV
Schwankungsfehler	1 %
Polarität	minus
Totzeit 1	1 μs
Totzeit 2	1 μs
Verstärkung	$1{,}8 \cdot 10^4$ Impulse/min
Goniometergeschwindigkeit	1°/min (Gang 4)
Winkelmarkierung am Steuerteil des HZG 3	0,2°
zu registrierender Winkelbereich	2°–20°
Papiergeschwindigkeit	600 mm/h
Eintrittsblende	$1{,}4 \pm 0{,}4$ mm
– Schieber zur Strahlenbegrenzung	9×9 mm
Divergenzblende	$1{,}4 \pm 0{,}4$ mm
– Schieber zur Strahlenbegrenzung	9×5 mm
Zählrohrblende	$0{,}6 \pm 0{,}4$ mm
– Schieber zur Strahlenbegrenzung	9×5 mm

Zur Erhöhung der Strahlenausbeute ist das HZG 3 direkt am Fokussierungskreis mit der Röntgenröhre zu verbinden.

15*

Tab. 6/1 Hauptsächliche Komponenten von Harnsteinen

Mineralname	chemische Bezeichnung	Formel	Molekülmasse
Whewellit	Calciumoxalat-1-Wasser	$CaC_2O_4 \cdot H_2O$	146,1
Weddellit	Calciumoxalat-2-Wasser	$CaC_2O_4 \cdot 2\ H_20$	164,1
Brushit	Calciumhydrogenphosphat-2-Wasser	$CaHPO_4 \cdot 2\ H_2O$	172,1
Whitlockit	Tricalciumphosphat	$Ca_3(PO_4)_2$	310,2
Dahllit (Carbonatapatit)	carbonathaltiges basisches Calciumphosphat	$Ca_{4,75}(PO_4)_{2,65}(OH)_{0,85}\ (CO_3)_{0,35}$	477,5
Newberyit	Magnesiumhydrogenphosphat-3-Wasser	$MgHPO_4 \cdot 3\ H_2O$	174,3
Struvit	Ammoniummagnesiumphosphat-6-Wasser	$NH_4MgPO_4 \cdot 6\ H_2O$	245,4
	Ammoniummagnesiumphosphat-1-Wasser	$NH_4MgPO_4 \cdot H_2O$	155,3
	Harnsäure	$C_5H_4N_4O_3$	168,1
	Harnsäure-2-Wasser	$C_5H_4N_4O_3 \cdot 2\ H_2O$	204,1
	Monoammoniumurat	$C_5H_7N_50_3$	185,1
	Mononatriumurat-1-Wasser	$C_5H_3N_4O_3Na \cdot H_2O$	208,1
	Monocalciumurat	$C_{10}H_6N_8O_6Ca$	374,3
	Cystin	$C_6H_{12}N_2O_4S_2$	240,8
	Xanthin	$C_5H_4N_4O_2$	152,1
Calcit[1]	Calciumcarbonat	$CaCO_3$	100,1
Hydroxylapatit[1]	Pentacalciumhydroxidphosphat	$Ca_5(PO_4)_3(OH)$	503,3

[1] Vorkommen in Harnsteinen von Menschen bisher nicht sicher nachgewiesen.

Die Justierung des Strahlenverlaufs ist über Leuchtschirme bei erstmaliger Inbetriebnahme der Gerätekombination, nach jeder Reparatur und ansonsten einmal monatlich entsprechend der Betriebsanleitung und unter Beachtung der gesetzlich vorgeschriebenen Strahlenschutzmaßnahmen durchzuführen. Die Richtigkeit der Justierung ist jeweils mit dem Aluminium-Testpräparat durch Vergleich der Lage und Intensität der Impulsdichtepeaks bei den Winkelgraden $\vartheta = 19{,}25°$ und $\vartheta = 22{,}35°$ zu überprüfen.

Untersuchungsmaterial

Harnsteine bestehen überwiegend aus kristallinen anorganischen und/oder organischen Komponenten mit geringen Einlagerungen von im allgemeinen hochmolekularen organischen Verbindungen wie z. B. Eiweiß, Mucoproteinen und Mucopolysacchariden. – Die hauptsächlichsten kristallinen Harnsteinkomponenten sind in Tabelle 6/1 zusammengestellt.

Vorbereitung der Proben

Der Harnstein wird mit destilliertem Wasser gespült, bis anhaftende Harn-, Blut- und Gewebereste entfernt sind. Anschließend wird er bei höchstens 38 °C getrocknet. Danach wird der Harnstein je nach Größe mit einer Laubsäge zersägt oder im Achat- oder Sinterkorundmörser grob zerkleinert und visuell auf geschichteten Aufbau geprüft.
Zeigt der Harnstein *keinen geschichteten Aufbau,* wird er im Achat- oder Sinterkorundmörser zerrieben bis ein kristallines Pulver von annähernd gleicher Korngröße entstanden ist. Von diesem Pulver wird so viel in die Vertiefung eines Probenträgers gegeben und mit einem Objektträger festgedrückt, daß die Vertiefung gefüllt ist. Ein Einstreichen der Probe in die Vertiefung des Probenträgers ist wegen möglicher Textureffekte zu vermeiden. Reicht das zur Verfügung stehende Untersuchungsmaterial nicht aus, um die Vertiefung zu füllen, so wird die Probe auf einen mit Sandpapier aufgerauhten Probenträger ohne Vertiefung gegeben und ebenfalls mit einem Objektträger festgedrückt.
Zeigt der Harnstein einen *geschichteten Aufbau,* werden bei ausreichend vorhandener Harnsteinmasse den Schichten jeweils 10–20 mg Prüfmaterial entnommen und daraus wie vorstehend angegeben die für die einzelnen Schichten repräsentativen Proben vorbereitet. – Die einzelnen Schichten werden von innen nach außen als Kern und Hülle, bei mehreren den Kern umgebenden Schichten als Hülle 1 und Hülle 2 bezeichnet. – Nach erfolgter Aufnahme der Impulsdichteverteilungskurven wird das aus den einzelnen Schichten entnommene Prüfmaterial wieder zu den restlichen Teilen des Harnsteins gegeben und hieraus wie vorstehend angegeben die für den Gesamtstein repräsentative Probe vorbereitet.

Aufnahme der Impulsdichteverteilungskurven

Zur Aufnahme der Impulsdichteverteilungskurven sind die unter „Geräte" genannten Geräteparameter einzuhalten und folgende Operationen nacheinander auszuführen:

- Einschalten der Netzspannung und der Hochspannung am Generator,
- Einschalten der Netzspannung am Linearverstärker-Analysator und der Hochspannung für das Zählrohr,
- Einschalten der Netzspannung für den Kompensationsschreiber,
- Einschalten der Netzspannung für den Impulsdichtemesser,
- Einschalten der Netzspannung des HZG-3-Steuerteils,
- Befestigen des Probenträgers mit der Probe im Präparatedrehaufsatz,
- Einstellen des Einfallswinkels $\vartheta = 2°$,
- Einschalten des Papiervorschubs am Kompensationsschreiber,
- Start des Motors für das HZG 3,
- Einschalten der Kupplung am HZG 3,
- Öffnen des Strahlaustrittfensters,
- Einstellen der Zusatzschaltuhr auf 18 min.

Danach wird die Impulsdichteverteilungskurve im Winkelbereich $\vartheta = 2-20°$ automatisch aufgenommen und von dem Kompensationsschreiber registriert.

Auswertung

Die Identifizierung der einzelnen Harnsteinkomponenten hat durch Vergleich der Impulsdichteverteilungskurven der Proben mit Impulsdichteverteilungskurven zentral bereitgestellter reiner Bezugssubstanzen (die reinen Bezugssubstanzen und die Bezugsgemische sind zu beziehen vom Laboratorium der Urologischen Klinik und Poliklinik der Friedrich-Schiller-Universität Jena, Lessingstr. 1, Jena 6900) oder mit Hilfe transparenter Schablonen, die nach den Impulsdichteverteilungskurven der Bezugssubstanzen hergestellt wurden, zu erfolgen. – Die Impulsdichteverteilungskurven der Bezugssubstanzen und der Proben sind unter gleichen Bedingungen aufzunehmen.
Die Lage (° ϑ) und Intensität (I %) der Impulsdichtepeaks der reinen Bezugssubstanzen im Winkelbereich $\vartheta = 2-20°$ sind in Tabelle 6/2 zusammengestellt. Dabei ist die Intensität des jeweiligen Peaks in Prozent des maximal möglichen Schreiberausschlags, gemessen von der Grundlinie des Schreibers, angegeben

$$I\,\% = \frac{I \cdot 100}{I_{max}}$$

I = Höhe des Impulsdichtepeaks (mm),
I_{max} = maximal möglicher Schreiberausschlag (mm).

Wurden in einer Probe mehrere Harnsteinkomponenten nachgewiesen, erfolgt die quantitative Auswertung nach der Gleichung

$$X_A = \frac{I_A \cdot \overline{f}_A \cdot 100}{I_A \cdot \overline{f}_A + I_B \cdot \overline{f}_B + \cdots + I_N \cdot \overline{f}_N}$$

X_A = Mol-% der Komponente A,
$I_A, I_B \cdots I_N$ = Höhe der Impulsdichtepeaks der Komponenten A, B···N (mm)
$\overline{f}_A, \overline{f}_B \cdots \overline{f}_N$ = Bezugsfaktoren der Komponenten A, B···N.

Zur Ermittlung von $I_A, I_B \cdots I_N$ ist in Abhängigkeit von der Zusammensetzung des Harnsteingemischs zur Vermeidung von Koinzidenzen der für die jeweilige

Tab. 6/2 Lage und Intensität der Impulsdichtepeaks reiner Harnsteinkomponenten
(Cu-K_α-Strahlung, $\lambda = 0,15418$ nm, Ni-Filter)

Harnsäure-2-Wasser		Harnsäure		Whewellit		Weddellit		Dahllit		Struvit		Whitlockit		Newberyit	
°ϑ	I %	°ϑ	I %	°ϑ	I %	°ϑ	I %	°ϑ	I %	°ϑ	I %	°ϑ	I %	°ϑ	I %
5,05	100	6,80	75	7,45	100	5,05	14	4,70	5	7,30	10	13,20	7	5,65	45
6,55	14	7,95	35	8,50	7	7,15	100	5,35	8	7,60	14	14,70	3	6,55	100
6,95	10	9,00	90	9,40	6	8,00	8	8,40	4	8,00	69	16,25	17	7,55	10
7,20	18	9,30	15	9,80	5	10,05	42	10,90	3	8,40	35	16,60	15	8,35	7
7,50	32	9,90	5	11,80	8	11,40	15	11,45	4	10,60	56	17,20	5	9,20	12
7,90	71	11,50	100	12,20	50	12,15	15	13,00	15	10,95	50			9,95	5
9,70	6	11,90	13	15,15	100	13,15	4	14,05	5	12,75	2			10,35	9
10,20	14	12,40	9	15,45	16	14,20	6	14,50	7	13,10	3			10,80	77
10,55	42	13,55	37	15,80	9	14,45	17	15,95	42	13,40	5			11,45	10
11,40	4	14,00	100	18,00	18	15,05	4	16,50	28	13,70	13			11,70	9
11,85	20	14,40	100	19,20	36	15,90	25	17,20	11	14,00	3			12,50	4
12,05	14	14,80	11	20,00	16	16,15	92	17,75	3	14,80	6			12,95	7
12,70	4	15,50	57			18,60	20	19,70	5	15,00	4			13,30	3
13,10	15	15,95	25			19,20	13	19,95	11	15,30	20			14,10	17
13,75	48	16,45	2			19,75	6			15,50	20			14,50	4
14,00	100	17,00	6			20,15	36			16,10	45			14,90	16
14,20	100	17,40	30							16,65	14			15,30	45
15,00	17									16,85	89			16,05	9
15,35	14									17,65	23			16,25	40
16,00	11									17,80	5			17,20	12
16,20	20									18,10	9			17,45	8
16,55	16									19,00	5			17,60	9
16,90	4									19,40	10			17,95	26
17,30	10													18,70	37
17,60	40													19,60	5
18,05	17														
18,60	6														
19,10	29														
19,50	4														
19,70	3														

Calcit		Monoammonium-urat		Mononatrium-urat-1-Wasser		Cystin		Ammoniummagnesiumphosphat-1-Wasser		Xanthin		Brushit	
°ϑ	I %	°ϑ	I %	°ϑ	I %	°ϑ	I %	°ϑ	I %	°ϑ	I %	°ϑ	I %
11,70	15	4,60	11	5,30	11	4,80	19	5,10	100	4,95	12	2,35	9
14,85	100	5,20	28	9,05	40	9,50	100	5,85	5	6,70	12	5,85	100
15,90	5	7,90	63	10,25	42	10,65	10	6,40	7	6,90	17	6,65	9
18,15	22	8,45	7	13,05	44	11,00	11	7,45	5	7,70	13	7,40	12
18,80	3	9,15	13	13,70	27	13,50	15	8,35	5	8,35	27	9,00	6
19,30	2	9,70	18	14,70	100	14,15	49	9,45	51	8,50	27	10,50	27
19,90	33	10,35	9	15,35	38	14,35	100	10,70	44	8,70	25	11,75	33
		12,30	12	16,00	9	14,65	47	12,30	9	9,10	23	12,25	4
		12,95	53	16,65	13	15,30	10	13,00	7	9,55	20	13,00	3
		13,45	26	17,10	7	16,65	31	13,35	3	10,10	20	14,00	4
		13,80	34	17,90	27	17,30	57	13,90	4	10,80	15	14,70	33
		14,20	22	18,60	11	17,65	8	14,60	3	13,60	42	15,30	15
		14,35	20	18,90	13	18,75	14	15,40	33	13,95	100	15,70	10
		14,85	28			19,10	6	16,05	100	15,05	10	16,80	5
		15,30	12					17,20	2	15,75	8	17,25	63
		17,10	7					18,15	18	15,80	17	17,75	8
		17,45	10					18,90	15	18,55	5	18,55	9
		18,00	14					19,40	12	19,20	7		
		18,50	11					19,85	14				
		20,00	5										

Komponente geeignetste der in Tabelle 6/3 aufgeführten Impulsdichtepeaks zu verwenden. – Die Berechnung von $X_B \cdots X_N$ ist in gleicher Weise vorzunehmen.

Tab. 6/3 Charakteristische Impulsdichtepeaks der Harnsteinkomponenten, die zur quantitativen Auswertung und zur Ermittlung der Bezugsfaktoren zu verwenden sind (Cu-K_α-Strahlung, $\lambda = 0{,}15418$ nm, Ni-Filter)

Komponente	°ϑ	d (nm)
Whewellit	7,45	0,694
	12,20	0,365
	15,15	0,295
Weddellit	7,15	0,619
	16,15	0,277
Dahllit	13,00	0,342
	15,95	0,280
Brushit	5,85	0,755
Struvit	8,00	0,536
	10,95	0,406
	16,85	0,266
Calcit	14,85	0,301
Cystin	9,50	0,467
Xanthin	13,95	0,320
Harnsäure	6,80	0,651
	14,00	0,318
	14,40	0,310
Harnsäure-2-Wasser	5,05	0,875
	10,55	0,421
Monoammoniumurat	7,90	0,561
	12,95	0,344
Mononatriumurat-1-Wasser	14,70	0,304
Magnesiumoxid	21,40	0,212

Die Bezugsfaktoren der einzelnen Harnsteinkomponenten sind wie folgt zu ermitteln und nach jeder apparativen Veränderung sowie nach neuer Justierung, mindestens aber einmal jährlich, zu überprüfen:
Von den zentral bereitgestellten Bezugsgemischen (zu beziehen vom Laboratorium der Urologischen Klinik und Poliklinik der Friedrich-Schiller-Universität Jena, Lessingstr. 1, Jena 6900) aus

- 20, 40, 60, 80 Mol-% Magnesiumoxid und
- 80, 60, 40, 20 Mol-% Bezugssubstanz (Whewellit, Weddellit, Dahllit, Brushit, Struvit, Harnsäure, Harnsäure-2-Wasser, Monoammoniumurat, Mononatriumurat-1-Wasser)

werden jeweils drei Impulsdichteverteilungskurven aufgenommen und hieraus die Einzelwerte (*f*) zur Bildung des Bezugsfaktors berechnet:

$$f = \frac{X \cdot I_{MgO}}{X_{MgO} \cdot I}$$

X = Mol-% Bezugssubstanz,
X_{MgO} = Mol-% Magnesiumoxid,
I = Höhe des Impulsdichtepeaks der Bezugssubstanz (mm)
I_{MgO} = Höhe des Impulsdichtepeaks von Magnesiumoxid (mm)

Zur Ermittlung von I bzw. I_{MgO} ist einer der für die Bezugssubstanz bzw. für Magnesiumoxid in Tabelle 6/3 aufgeführten Impulsdichtepeaks zu verwenden. – Aus den 12 Einzelwerten f wird das arithmetische Mittel $\bar{f}$ berechnet und als Bezugsfaktor verwendet.

Hinweis

Zum Nachweis und zur Bestimmung der Komponenten von Harnsteinen durch Röntgendiffraktion können auch andere Gerätekombinationen verwendet werden unter der Voraussetzung, daß damit gleiche Impulsdichteverteilungskurven erhalten werden.
Ist die qualitative Auswertung der Impulsdichteverteilungskurve einer Probe mit Hilfe der Bezugssubstanzen nicht oder nur teilweise möglich, so werden für die nicht identifizierbaren Impulsdichtepeaks die Werte für den jeweiligen Netzebenenabstand d nach der Gleichung $n \cdot \lambda = 2\,d \cdot \sin \vartheta$ berechnet, wobei unter den vorgegebenen Aufnahmebedingungen für $n = 1$ und für $\lambda = 0{,}15418$ nm einzusetzen ist. Die Identifizierung der unbekannten Komponente erfolgt dann durch Vergleich der berechneten d (nm)-Werte mit den d (nm)-Werten der ASTM-Kartei.

7.2. Weitere physikochemische Verfahren der Harnsteinanalyse

Als einzige physikochemische Methode ist die mikroskopische Harnsteinanalyse in jedem klinischen Laboratorium durchführbar. Sie wird heute zweckmäßigerweise in Form des *Phasenkontrast-Farb-Immersionsverfahrens* vorgenommen. Hierbei handelt es sich um die kristalloptische Untersuchung mittels einer Kombination von Polarisations- und Phasenkontrastmikroskopie mit optischer Anfärbung der Mineralkörner durch Einbettung in Immersionsmedien mit vorgegebener Brechzahl („Lichtbrechungsflüssigkeiten"). Über dieses Untersuchungsverfahren wurde eine Reihe zusammenfassender Darstellungen veröffentlicht [*Seyfarth, H.-H.*, und *B. Hahne:* Jenaer Rundschau *23*, 182 (1978); *Berg, W., S. Schütt* und *H.-J. Schneider:* Jenaer Rundschau *23*, 188 (1978); *Eismann, D.:* Jenaer Rundschau *23*, 193 (1978); *Eismann, D., H. Rockstroh,* und *K. Hasselbacher:* Z. Urol. u. Nephrol. *71*, 473 (1978) und *Eismann, D.:* Dissertation A, Martin-Luther-Universität Halle, 1981).
Auch die in der chemischen Analytik vielfach angewendete *Infrarotspektroskopie* läßt sich zur Harnsteinanalyse einsetzen. Dieses Untersuchungsverfahren nutzt das eine Substanz charakterisierende Absorptionsspektrum im infraroten Spek-

tralbereich zu ihrem Nachweis aus. Voraussetzung zur Durchführung ist das Vorhandensein eines geeigneten Infrarotspektralphotometers, z. B. UR 20 oder Specord 75 IR (VEB Carl Zeiss Jena). Da Harnsteine in geeigneten Lösemitteln nicht löslich sind, müssen sie als Festsubstanz untersucht werden. Dazu werden Mengen von 1–2 mg der Steinsubstanz fein vermahlen und entweder als Suspension in einem geeigneten Paraffinöl oder – besser – in Kaliumbromid eingebettet; dann wird das Absorptionsspektrum über den Wellenzahlbereich von 400–3 800 cm^{-1} aufgenommen. Für die qualitative Analyse genügt es, mit Hilfe einer Spektrensammlung aller bekannten Harnsteinbestandteile die einzelnen Komponenten durch Vergleich von Zahl, Lage und Form der Absorptionsbanden zu ermitteln. Für die quantitative Bestimmung ist es erforderlich, Mischreihen aufzustellen und die zugehörigen Spektren als Standard zu verwenden. Mit Hilfe geeigneter Auswerteverfahren lassen sich genaue Aussagen für Zweikomponentengemische gewinnen. Eine Spektrensammlung findet sich bei *Schneider, H.-J.:* Technik der Harnsteinanalyse. VEB Georg Thieme, Leipzig 1974.
Die *Thermoanalyse* von Harnsteinen beruht schließlich auf der Tatsache, daß zahlreiche Substanzen durch Wärmezufuhr Veränderungen (Verlust des Kristallwassers, Umkristallisieren, Schmelzen, Zersetzung, Verbrennung) erfahren. Bei diesem Untersuchungsverfahren, das keine besondere Vorbereitung des Untersuchungsmaterials erfordert, bestimmt man bei konstanter Aufheizgeschwindigkeit den Masseverlust und die Veränderung des Wärmeinhalts einer Probe (10–60 mg) im Vergleich zu einer thermisch inerten Substanz. Aus der Lage der thermischen Prozesse auf der Temperaturskala kann auf die Natur der zugehörigen Verbindungen geschlossen werden. Da diese Reaktionen in Gemischen voneinander unabhängig verlaufen, lassen sich sogar die Komponenten aus drei kristallinen Bestandteilen zusammengesetzter Steine auf diese Weise relativ einfach qualitativ bestimmen; in Kenntnis der qualitativen Zusammensetzung kann dann die Menge der Hauptkomponenten berechnet werden. Eine genaue Darstellung der Arbeitsweise ist in dem bereits genannten Buch von *H.-J. Schneider* enthalten.

Literatur

Berg, W., H.-J. Schneider, und *E. Szabo-Földvari:* Das kristalline Harnsediment. Studienmaterial zur Weiterbildung medizinisch-technischer Laborassistenten, Heft 6/1980

Dutz, H.: Nierendiagnostik, 3. Aufl. VEB Gustav Fischer Verlag, Jena 1976

Ecke, M., A. Hesse, H. Kreutzmann: Spezielle Laboratoriumsdiagnostik in der Urologie; in „Allgemeine und spezielle Urologie", hrsg. von *G. W. Heise, E. Hienzsch, W. Krebs,* und *M. Mebel.* VEB Georg Thieme Verlag, Leipzig 1977

Hackel, F.: Diagnostische Methoden bei Erkrankungen der Nieren und der ableitenden Harnwege. Z. med. Labortechnik 6, 145 und 265 (1965)

Hesse, A., und *D. Bach:* Harnsteine. Georg Thieme Verlag, Stuttgart 1982

Klöcking, H.-P.: Über den klinisch-chemischen Nachweis von Medikamenten. Studienmaterial zur Weiterbildung medizinisch-technischer Assistentinnen, Heft 5/1965

Kutter, D.: Schnelltests in der klinischen Diagnostik, 2. Aufl. Urban & Schwarzenberg, München, Wien, Baltimore 1983

Lorenz, H. J.: Schnelltests im klinisch-chemischen Laboratorium. Studienmaterial zur Weiterbildung medizinisch-technischer Assistentinnen, Heft 2/1973

Ministerium für Gesundheitswesen der Deutschen Demokratischen Republik: Arzneibuch der Deutschen Demokratischen Republik – Diagnostische Laboratoriumsmethoden – in der ab 1. Januar 1985 verbindlichen Fassung. Akademie-Verlag, Berlin 1983

Naumann, G.: Probleme der bakteriologischen Urinuntersuchungen. Studienmaterial zur Weiterbildung medizinisch-technischer Assistentinnen, Heft 2/1971

Schneider, H.-J.: Technik der Harnsteinanalyse. VEB Georg Thieme Verlag, Leipzig 1974

Schneider, H.-J., und A. Hesse: Moderne Methoden der Harnsteinanalyse. Z. med. Labortechnik *14,* 3 (1973)

Thiele, H.-J.: Klinische Chemie. Praktikum, 3. Aufl. VEB Verlag Volk und Gesundheit, Berlin 1984

Quellennachweis der Abbildungen

Klinik für Innere Medizin der Wilhelm-Pieck-Universität Rostock (Direktor: OMR Prof. Dr. sc. med. Dr. h. c. *Klinkmann*): Abbildungen 6/1, 6/2, 6/3, 6/4, 6/5, 6/6, 6/7, 6/8, 6/9, 6/10, 6/11, 6/12, 6/13, 6/14, 6/16, 6/17, 6/18, 6/19, 6/21, 6/22, 6/25, 6/26, 6/27, 6/28.

Die Zeichnungen 1/1, 2/2 und 6/15 wurden von Frau Ingrid *Kriegel* angefertigt.

Arzneibuch der Deutschen Demokratischen Republik, Diagnostische Laboratoriumsmethoden: Abbildungen 1/2, 2/3, 3/1, 3/2, 3/3, 4/1, 4/2, 4/3.

Draeger und *Konrad*: Praktikum für med.-techn. Assistentinnen, 3. Band, 2. Auflage. VEB Verlag Volk und Gesundheit, Berlin: Abbildungen 6/20, 6/23, 6/24

VEB Carl Zeiss Jena: Abbildung 2/1.

Sachwortverzeichnis

Kolibri 360 GmbH
Ferdinand-Jühlke-Straße 7
99095 Erfurt, Deutschland
produktsicherheit@kolibri360.de